神经影像图解

第2版

〔日〕大村优慈 / 著

〔日〕酒向正春 / 主审

金银实 / 译

抓住诀窍 ｜ 精准判读 ｜ 预测康复

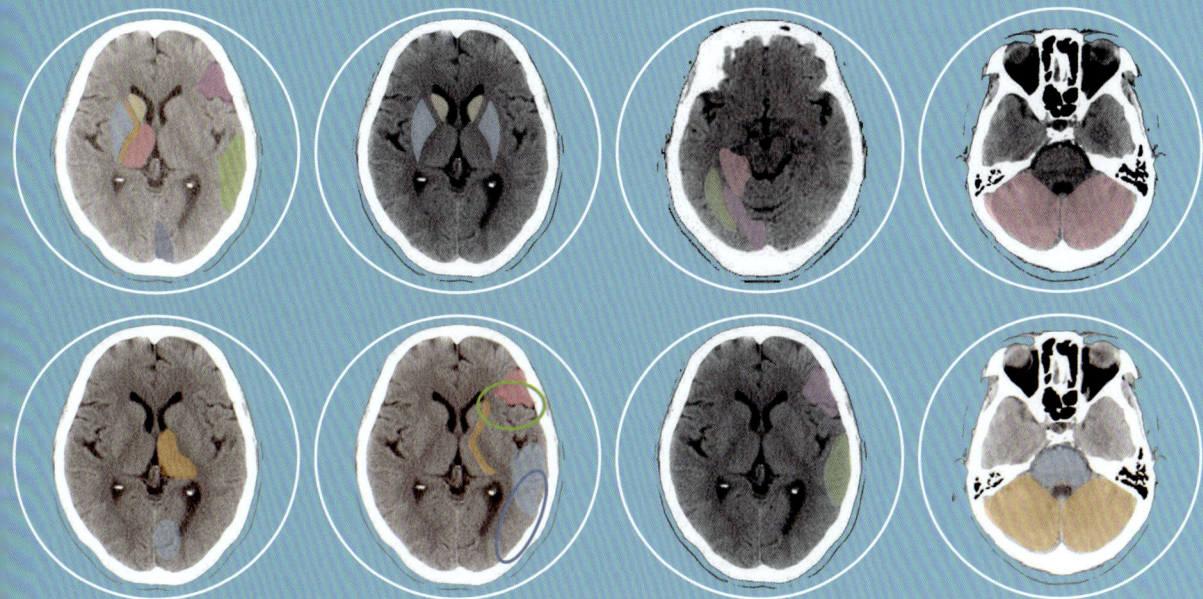

北京科学技术出版社

KOTSUSAEWAKAREBA ANATAMOYOMERU RIHA NI YAKUDATSU NOUGAZO KAITEIDAI2HAN

Chief Editor by Masaharu Sakoh

by Yuji Ohmura

Copyright © MEDICAL VIEW, 2020

All rights reserved.

Original Japanese edition published by Medical View Co., Ltd.

Simplified Chinese translation copyright © 2024 by Beijing Science and Technology Publishing Co., Ltd.

This Simplified Chinese edition published by arrangement with Medical View Co., Ltd., Tokyo, through HonnoKizuna, Inc., Tokyo, and Eric Yang Agency, Inc.

著作权合同登记号　图字：01-2024-6362

图书在版编目（CIP）数据

神经影像图解 /（日）大村优慈著 ； 金银实译. —
北京 ： 北京科学技术出版社，2025.4
　　ISBN 978-7-5714-3878-4

　　Ⅰ．①神… Ⅱ．①大… ②金… Ⅲ．①神经系统疾病
－影像诊断－图解 Ⅳ．①R741.04-64

中国国家版本馆CIP数据核字(2024)第083088号

策划编辑： 尤玉琢
责任编辑： 刘瑞敏
责任校对： 贾　荣
责任印制： 吕　越
封面设计： 申　彪
出 版 人： 曾庆宇
出版发行： 北京科学技术出版社
社　　址： 北京西直门南大街16号
邮政编码： 100035
电　　话： 0086-10-66135495（总编室）　　0086-10-66113227（发行部）
网　　址： www.bkydw.cn
印　　刷： 雅迪云印（天津）科技有限公司
开　　本： 787 mm×1092 mm　1/16
字　　数： 300千字
印　　张： 12.5
版　　次： 2025年4月第1版
印　　次： 2025年4月第1次印刷
ISBN 978-7-5714-3878-4

定　　价：180.00元

第 2 版序

2013年，日本广播协会（NHK）纪录片《职业人的作风》第200期《康复的希望，一起战斗的康复医师——酒向正春》播出后，"请教我脑部影像诊断""想要一本脑部影像诊断书"之类的委托蜂拥而至。2016年，我受到物理治疗师大村先生的热情邀请，主审并发行了这本脑影像"强化"书。

此后5年，我发现这本书对许多人有用，感到十分欣慰。2020年至今，新型冠状病毒在全球范围内肆虐，2020年东京奥运会和残奥会被推迟，超高龄老年人对新型冠状病毒肺炎感到恐惧。为了让本书能在受到新型冠状病毒肺炎影响的老龄化社会中发挥作用，我们对其进行了修订，以通俗易懂的方式添加了超高龄老年人脑萎缩和痴呆的影像诊断及病理生理等内容，并向全世界传播。

脑部受损的患者依靠什么来恢复身体的健康（人体康复）？答案是高质量的康复治疗。绝对卧床会导致患者出现废用综合征。如今，在脑卒中发生后24小时内开始急性康复治疗、从预防失用性肌萎缩到促进人体康复的团队医疗已成为常规诊疗模式，压疮的发生已经变得罕见。

那么，如何判断脑损伤后的功能预后呢？我常根据脑影像、年龄、发病前的认知功能和状态，以及发病后废用综合征的程度来评估残存功能。根据脑组织受损的具体情况来评估残存功能，才能设定康复治疗目标。为识别日常生活中经常遇到的超高龄患者的各类脑萎缩，此次修订增加了通俗易懂的脑萎缩和痴呆的影像诊断及病理生理等内容。

本书将通俗易懂的文字、简明易懂的插图、清晰的影像图片融为一体，即使是初学者也能把脑影像、脑解剖、脑功能等知识牢记于心。本书内容不仅易于被物理治疗师、作业治疗师和言语治疗师所理解和学习，同时也适合那些不擅长脑影像诊断的医师、护理人员、放射技师、注册营养师以及社会工作者等医学领域专业人士阅读。此外，医疗福利相关专业的学生、脑卒中患者的家属也能轻松地理解和学习本书内容。希望这本书对大家有用。

2020 年 10 月

练马康复医院院长/练马生命支持中心主任

酒向正春

第 2 版前言

本书的理念是：对脑部疾病患者来说，如果能通过脑影像准确识别脑部受损区域和非受损区域，就可以发现脑部功能障碍、确定残存功能并进行适当的康复治疗。

本书第1版出版时，我很担心这种以前所未有的理念创作的书能否被大家接受。幸运的是，第1版得到了广大读者的支持，我真的很高兴，这本书为脑部疾病患者的康复做出了贡献。

这次，根据读者对第1版的意见和我的临床经验，我决定对本书进行修订。此次修订的内容主要有以下3点。

1. 增加关于脑萎缩和痴呆的章节

随着人口老龄化的发展，阿尔茨海默病患者的数量也在不断增加，但痴呆的症状因类型不同而异，为了采取适当的干预，利用脑影像对痴呆进行分类很重要。因此，本书新增了这一章，丰富了内容。

2. 添加与康复治疗直接相关的专栏

· 不要武断地将不能说话的病例归类为失语症，而必须阅读脑影像。

· 行走时发生侧向偏离的偏侧空间忽略。

· 只阅读头部MRI而忽视阅读头部 CT 的危险性。

如果您是第1版的读者或临床医师，请从专栏开始阅读。

3. 添加说明、重新绘制插图等

为了加深读者对内容的理解，我对文字进行了修改，重新绘制了插图，更换了脑影像图片，增加了术语解释，也记录了各章节内容之间的相关性。特别是在 "Ⅲ脑区域的功能解剖与脑影像上的识别法"中，我重新绘制了插图并修改了文字，以便读者更容易掌握脑回和脑沟与Broca区的关系。

希望这次修订能为脑血管意外、痴呆、多系统萎缩等脑部疾病患者的康复做出更大的贡献。

2020 年 10 月

练马大泉学园复合设施生命支持部

大村优慈

脑部受损的患者依靠什么来恢复身体的健康（人体康复）？答案是高质量的康复治疗。绝对卧床会导致患者出现废用综合征。在日本昭和时代，急性脑卒中患者经历了卧床保守治疗的黑暗时代。毋庸置疑，预防废用综合征、促进人体康复的第一步就是由团队医疗提供的早期离床。

那么，如何判断脑损伤后的功能预后呢？我常根据脑影像、年龄、发病前的认知功能和状态，以及发病后废用综合征的程度来判断功能预后，并进行积极的康复治疗。也就是说，如果不判断大脑的哪个部位受损及大脑的哪个部位是健康的，就无法评估大脑的残存功能。2013年，日本广播协会（NHK）纪录片《职业人的作风》第200期《康复的希望，一起战斗的康复医师——酒向正春》播出后，"请教我脑部影像诊断""想要一本脑部影像诊断书"之类的委托蜂拥而至。遗憾的是，临床工作是第一要务，我没有多余的时间写书。

当时，物理治疗师大村先生委托我，说想写一本关于脑影像的书，希望我做主审。我回复他，如果是一本以通俗易懂的方式解释脑影像和脑功能之间的关系的书，我会协助他。我有动力去接受挑战，看自己是否可以用简单易懂的表述来解释脑影像和脑功能之间的关系。然而，一本将通俗易懂的文字、简明易懂的插图和清晰的影像图片融为一体的书是需要大量时间不断修改的。尽管如此，在大村先生和Medical View公司各位同人的努力下，这本将脑影像和脑功能联系起来的书还是完成了。接下来，我们还需要一本与康复治疗相关的专攻脑影像的实践书。

本书不仅适用于物理治疗师、作业治疗师和言语治疗师，也适用于那些不擅长脑影像诊断的医师、护理人员、放射技师、注册营养师、社会工作者、医疗福利相关专业的学生等。希望这本书对临床工作和临床研究有所帮助。

2016年3月

酒向正春

前　言

　　脑影像是了解脑血管意外患者功能障碍原因的重要信息来源，在康复治疗中的重要性已经得到广泛认可。但是，从"脑影像在康复治疗中的应用"的角度进行系统整理的书并不多。市面上已经有很多关于"疾病诊断"的书，但在康复治疗中，要关注的是"功能障碍"而不是"疾病"。即使疾病名称相同，功能障碍也因患者而异，康复医师必须具备从脑影像中读取这种差异的能力。因此，我写了这本对康复治疗有用的脑影像书。

　　人们常说"脑影像很难解读"，但人体只有一个大脑，却有大约200块骨头，这么一想，你不觉得研究脑影像相对容易吗？我们希望更多从事康复治疗的人可以通过这本书学会阅读脑影像。

　　最后，我想借此机会感谢所有提供帮助的人。感谢国际医疗福祉大学附属热海医院首席理疗师宫岛友主任在病例影像选择方面的协助。千里康复医院副院长吉尾雅春是我学生时代的老师，是他告诉我结合脑影像进行康复治疗的重要性。如果没有竹川医院院长助理/康复中心主任（出版时）酒向正春先生愿意作为主审，我就不可能写这本书。还要感谢Medical View公司的野口真一先生在本书的策划和编写过程中给予的大力配合。插画家田中博志先生和青木勉先生根据我的要求，精心绘制了本书的特色插图。没有写书经验的我之所以能写出这本书，是因为有很多人的支持，非常感谢你们。

2016 年 3 月

大村优慈

目　录

Ⅳ　脑萎缩和痴呆的影像阅读 ······························· 99

绪论：脑影像表现与
功能障碍的关系

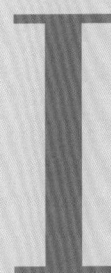

I

如何利用脑影像指导康复治疗

01

脑影像有利于非典型病例的康复治疗

在脑血管病患者的康复治疗中，医师、物理治疗师、作业治疗师、言语治疗师等都需要阅读脑影像并了解可能会产生什么样的症状，这非常重要。

同时，一些治疗师表示，当无法获取脑影像时，适当评估患者的功能障碍和残存功能也可以获取有价值的信息。在壳核出血或大脑中动脉区域脑梗死中，出现典型症状 ["右侧偏瘫+优势半球症状（失语等）"或者"左侧偏瘫+非优势半球症状（偏侧空间忽略、Pusher现象[*1]）"] 的患者较多，因此，即使不通过脑影像来推断症状，只通过一般评估项目就可以充分掌握功能障碍的情况。

然而，对大脑区域有病变并且表现出非典型症状的患者来说，情况并非如此。对此类患者进行评估时，需要推测功能障碍和残存功能，并且必须选择与典型病例不同的评估项目。如果无法从脑影像中读取病变且无法推断可能的功能障碍，就只能选择与其他典型病例相同的评估项目，而这有可能忽略患者的某些功能障碍和残存功能，无法解释的功能障碍也会用一句"痴呆"轻易诊断。例如，乍一看以为是运动障碍或肌无力，实际上是失用症所致；原以为是失语症，实际上是发声困难；原以为是痴呆，实际上可能是视觉失认症。

从脑影像中可识别受损的大脑区域，并从中推断功能障碍和残存功能，即使是症状不典型的患者，也可对其进行准确的评估。此外，脑影像对了解疾病的发病机制也很重要。本书把制订适当康复计划的具体示例放在了专栏中，请参考以下页码：5, 6, 7, 22, 127, 136, 152, 164。

术语解释

*1 Pusher 现象

所谓的 Pusher 现象，是指在每一个姿势中，非瘫痪侧上下肢伸展、外展时身体向瘫痪侧倾斜的症状。该现象在非优势半球损伤的患者中多见，但在优势半球损伤的患者中也时常发生，常因废用综合征的影响而变得严重。

让我们了解患者症状与脑影像所见之间的关系

我们可能会听到："脑影像对了解患者的症状没有帮助，因为脑影像所见与患者的症状不符。"当然，影像学表现和患者的症状并不完全相符，然而，毫无疑问，脑损伤状况是决定患者症状的重要因素。患者的症状取决于"发病前的功能""症状的影响"和"发病后的变化"3个因素。

> 患者的症状 = 发病前的功能 − 症状的影响 + 发病后的变化

发病前的功能

"发病前的功能"是一个重要因素。发病前已患有认知功能障碍或帕金森病的患者，其原有症状会加重。此外，健康人大脑中的神经细胞数量在 20 多岁时达到峰值，之后会随着年龄的增长而逐渐下降。因此，在老年人中，大脑功能在症状出现之前就会有所下降。

众所周知，男性和女性的大脑结构和功能有所不同，而且大脑的结构和功能本来就存在个体差异。

症状的影响

"症状的影响"是指疾病本身的影响，比如在脑血管意外中，是指由脑损伤引起的肢体瘫痪和高级脑功能障碍。脑影像有利于评估这种影响。

发病后的变化

"发病后的变化"是指发病后的自然恢复（脑出血的血肿吸收等）、康复治疗带来的功能恢复及失用引起的功能下降。老年人由于大脑的可塑性*2低，且不能确保足够的运动量，因此，与年轻人相比很难获得功能恢复。

了解以上内容，结合脑影像所见，再考虑年龄、性别、发病前的生活状况、既往史、现病史、康复史、个体差异的影响，就可以理解患者所表现的症状是如何产生的。

术语解释

*2 大脑的可塑性
大脑的神经回路若经常被使用，就会变得发达；若不使用就会退化，这种性质称为可塑性。康复治疗带来的脑功能恢复是由大脑的可塑性决定的。

在查看患者之前先阅读脑影像

经常会听到这样的观点："如果在查看患者之前先阅读脑影像会产生偏见，从而无法正确评估患者的症状。"当然，如上所述，脑影像所见与患者的症状不一定完全符合，脑影像可能无法始终提供正确的信息，因此，不能否认，如果先阅读脑影像，可能会对患者进行错误的评估。

那么，难道在不看脑影像的情况下就能不带偏见地评估患者吗？答案是否定的。首先，要彻底消除偏见并进行评估，就要检查所有症状，这需要大量的时间，而实际上这是不可能的。其次，没阅读脑影像的治疗师虽然也能根据典型的临床表现〔"右侧偏瘫+优势半球症状（失语等）"或者"左侧偏瘫+非优势半球症状（偏侧空间忽略、Pusher现象等）"〕进行评估，但是当评估非典型病例时就会出现很大的偏差。

需要牢记的是，患者的症状并非仅由脑损伤状况决定，而且在某种程度上症状有一定波动是正常的。为了通过脑影像来推测功能障碍和残存功能，我们首先要抓住评估要点。查看患者之前先阅读脑影像绝不是一件坏事。

预后预测的要点 👆

即使病变相同，也会因年龄和康复治疗实施情况不同而出现不同的功能预后。

图1-1是笔者调查的32例大脑中动脉起始部脑梗死患者在康复医院出院时白天如厕动作的恢复情况（到达厕所所需的方式、独立程度），大脑中动脉起始部脑梗死的脑影像请参考第11页和第131页。可以看出，即使患者大脑的受损区域没有显著差异，功能预后也会因年龄而异。此外，有5人需要轮椅以及2人辅助，这是因为他们存在意识障碍、谵妄和严重心力衰竭，导致难以进行充分的康复训练。即便是老年人、脑损伤严重的人，如果进行积极的康复治疗，白天的如厕动作往往会达到只需单人辅助的水平。

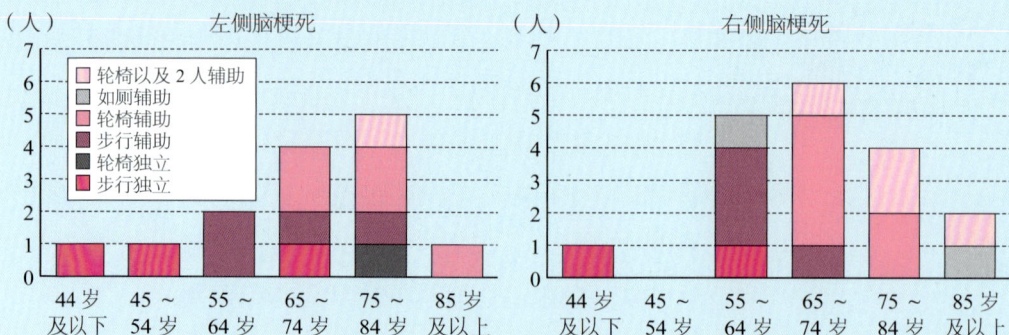

图1-1 大脑中动脉起始部脑梗死患者白天如厕动作的预后（到达厕所所需的方式、独立程度）

着眼于残存功能的康复训练

脑影像有助于推断患者的功能障碍并有利于选择合适的评估项目。此外，脑影像对预估患者的残存功能也非常有用。国际功能、残疾和健康分类（International Classification of Functioning, Disability and Health，ICF）强调，不仅要关注患者生活功能的消极方面，还应该关注积极方面。这有利于功能障碍严重、改善困难患者的康复。

下面具体给出两个例子。

影像的相关性　双侧顶叶与枕叶交界处的脑梗死引起立体视觉障碍，导致下楼梯出现问题

MRI显示双侧顶叶与枕叶交界处有梗死病灶（图1-2）。位于该区域的顶内沟区（CIP区）是参与立体视觉的区域。本病例运动障碍很轻微，不用辅助也可以安全地一层一层上楼梯，但在下楼梯时需要立体视觉来测量步数（图1-3），患者主诉"我不知道深度，不知道应该把脚放低多少，所以很害怕"，并且需要辅助。对于这种情况，若给予一根长拐杖，并指示"请借助拐杖下楼梯并测量距离"，患者便能够识别楼梯层的距离。刚开始的第1、2级台阶需要用拐杖测量距离，之后的台阶是一样的，所以不用拐杖、不用辅助，也可以放心地下楼梯。这是一个用残存的躯体感觉补偿视觉障碍的例子。

通过阅读脑影像，能够找出立体视觉障碍并推断出患者下楼梯困难的原因，而且脑影像还清楚地显示了未受损区域（躯体感觉），为之后的康复提供了线索（另见第45、48和54页）。

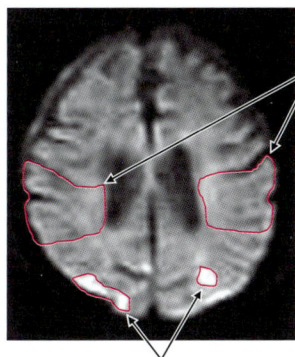

顶叶前部无病灶，推测可正常处理躯体感觉信息

顶叶与枕叶的交界处有梗死病灶，推测立体视觉受损

图1-2　双侧顶叶与枕叶交界处的脑梗死

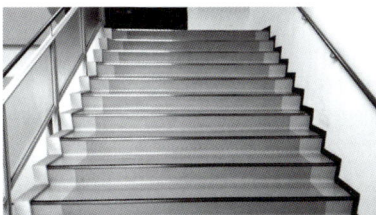

a. 上楼时从下方看到的楼梯。爬楼梯时从下面看，识别台阶不需要立体视觉

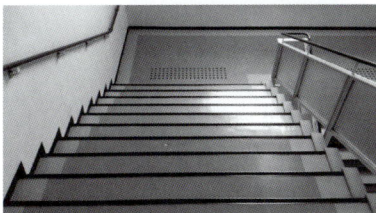

b. 下楼时从上方看到的楼梯。下楼梯时从上面看楼梯，需要立体视觉才能识别台阶

图1-3　从楼梯的不同角度看台阶，外观存在差异

影像的相关性 | 右侧大脑中动脉区域脑梗死引起运用功能障碍的病例，主要表现为不能佩戴短下肢装备中的松紧带

本例为由右侧大脑中动脉区域心源性脑栓塞导致大脑半球外侧部损伤的患者（图1-4）。顶叶外侧的顶下小叶是主要负责立体视觉功能、运用功能、辨别方向的脑叶。本病例重点检查运用功能，当使用带有金属扣的踝足装置时，常常弄错松紧带穿过金属扣的位置（图1-5a）。该患者顶叶的立体视觉功能（包括位置识别、运动感知和深度判断）出现明显障碍，但颞叶的物体视觉功能（形态识别和颜色识别）则保持正常。因此，可以通过物体视觉功能补偿受损的立体视觉功能。

例如，在装置的3根松紧带中贴上各种颜色，在松紧带通过的金属扣中也贴上相应的颜色，通过颜色而不是通过位置关系来判断松紧带通过金属扣的位置，患者就不会出现弄错松紧带

位置的情况（图1-5b）。这是通过残存的物体视觉功能来补偿受损的立体视觉功能的示例（参见第45、53和60页）。此时，3种颜色已对应。本病例是非优势半球损伤，理解文字的优势半球功能是保留的。从美学的角度来看，最理想的做法是在制作矫形器时为3根松紧带使用不同的颜色或将松紧带的数量减少到2根。若不想用3种颜色的松紧带，用标记"前""中""后"或"1""2""3"的松紧带也可以。

根据影像中的病灶推测功能障碍的同时，影像还显示了未受损的部分。应根据患者的影像表现识别未受损的部分，而不是仅仅识别受损的部分，这样更有利于指导康复治疗。

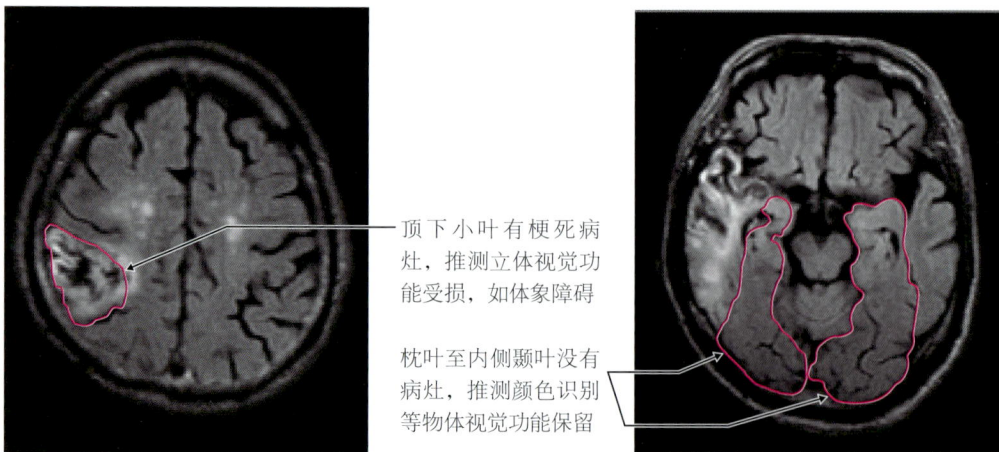

顶下小叶有梗死病灶，推测立体视觉功能受损，如体象障碍

枕叶至内侧颞叶没有病灶，推测颜色识别等物体视觉功能保留

图1-4 右侧大脑中动脉区域心源性脑栓塞

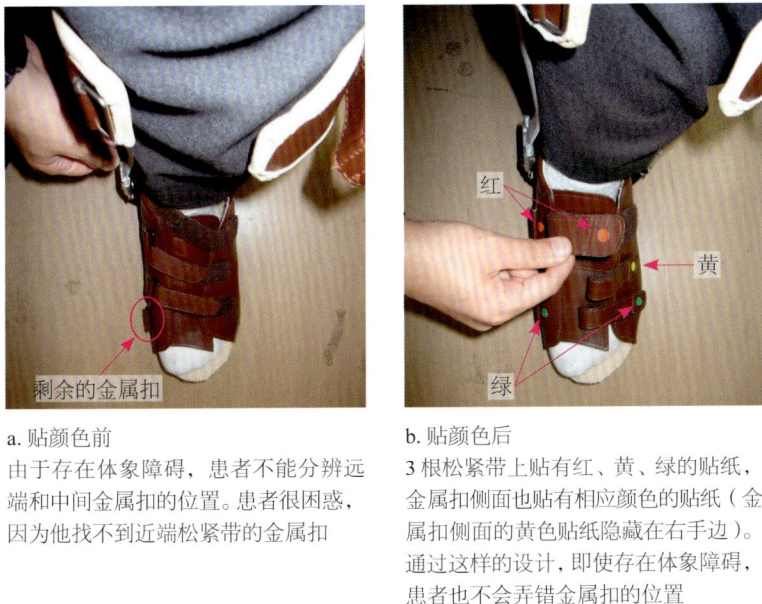

a. 贴颜色前
由于存在体象障碍，患者不能分辨远端和中间金属扣的位置。患者很困惑，因为他找不到近端松紧带的金属扣

b. 贴颜色后
3 根松紧带上贴有红、黄、绿的贴纸，金属扣侧面也贴有相应颜色的贴纸（金属扣侧面的黄色贴纸隐藏在右手边）。通过这样的设计，即使存在体象障碍，患者也不会弄错金属扣的位置

图 1-5　体象障碍患者配戴松紧带的巧妙构思

影像的相关性　　步行或驾驶轮椅时向左右偏移，但通过激活残存功能实现直行的病例

此病例与第6页的病例是同一位患者。在这种情况下，除了左侧偏瘫外，由于顶下小叶受损，患者还表现出左侧偏侧空间忽略。步行过程中行走路线明显向右侧偏移，即使有"请往前方标记（红色三角锥）方向前进"的指示，患者也无法注意标记和路线，很难直行。相反，在驾驶轮椅时，行走路线可能向左偏移而与左墙或障碍物发生碰撞，即使予以"请直行""请不要向左侧碰撞"等指示，也很难纠正。

Huitema 等敦促偏侧空间忽略患者向目标物直行时，对于那些步行能力强的患者，为了使向右侧偏移的身体形象与目标物相适应，人为地把路线设置成向左偏移。对于那些步行能力较低的患者，应首先避免跌倒，因为他们没有多余的精力关注空间目标，患者主观认为行走路线向右侧偏移[1]。此患者步行能力较低，行走时路线向右偏移，但在不怕摔倒的轮椅中，情况与 Huitema 等报道的步行能力强的情况相似，行走路线向左发生偏移。

此患者存在左侧空间识别问题，但我们注意到优势半球正常（图1-6），右侧的空间识别功能正常。对那些可以正常行走的患者说"与右侧墙壁保持一定的距离"，对自己驾驶轮椅的患者说"驾驶轮椅时请注意不要离开右侧墙壁"，患者就会尽量走直线。步行时提高左下肢的负荷，这样右侧的步伐就会变大。

当然，不能单纯依靠残存功能，从功能恢复的角度考虑，可能会有问题。然而，重要的是要牢记这种思维，作为扩展日常生活活动的一种方式，可以最大限度地激发潜能。

如上所述，通过利用残存功能，之前造成问题的行为可能会立即消失。如果功能障碍较轻且有望改善，治疗可能是重点，但对于难以改善的严重功能障碍患者，需要考虑残存功能代偿的问题。脑卒中是一种未受累的大脑区域远远大于受累区域的疾病，即使重症也是如此。还要记住，大多数患者为单侧脑损伤，对侧脑完好无损。脑影像是寻找残存功能的重要信息来源。

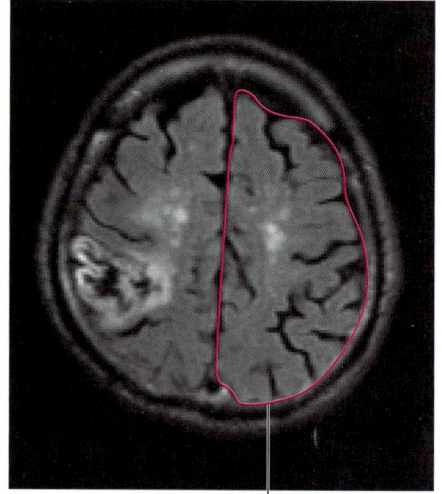

优势半球保留完整
非优势半球顶下小叶有梗死病灶，表现为左侧偏侧空间忽略。优势半球保留完整

图1-6 右侧大脑中动脉区域心源性脑栓塞

参考文献

[1]   Huitema R, et al: Walking trajectory in neglect patients. Gait Posture, 23; 200-205, 2006.

脑影像基础

II

脑梗死影像的基础知识
正确利用 CT 和各种 MRI

脑梗死的 CT 和 MRI 表现

CT：计算机体层成像
MRI: 磁共振成像
MRA: 磁共振血管成像
T1WI: T1 加权像
T2WI: T2 加权像
FLAIR: 液体衰减反转恢复
DWI: 弥散加权成像

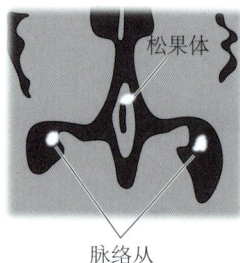

松果体

脉络丛

术语解释

＊1 FLAIR 像

　　检查脑室周围、大脑表面、脑脊髓病变时优于加权像，是头部 MRI 平扫的常规扫描项（引自土屋一洋监，扇和之编：『改訂版 MRI データブック』メジカルビュー社，p.98 より）

　　在CT影像中，白色部分称为高吸收区，黑色部分称为低吸收区。在MRI中，白色部分称为高信号区，黑色部分称为低信号区。

　　图2-1显示左侧大脑中动脉区域出血性脑梗死患者发病后3小时及发病后第3天的CT影像、4种类型的MRI及MRA。现将每个影像特征描述如下。

　　在CT中，脑脊液和梗死病灶处于低吸收区。T1加权像（T1WI）乍一看像一个CT图像，但它分辨率高，能清晰地显示脑回和脑沟，但缺点是梗死病灶显示不明显。CT图像中侧脑室三角部和第三脑室的点状高吸收区分别为脉络丛和松果体的生理钙化。

　　在T2加权像（T2WI）中，脑实质呈低信号，脑脊液和梗死病灶呈高信号，因此容易掌握梗死病灶。然而，在脑沟中，脑脊液和脑实质重叠的区域也呈高信号，因此，难以掌握脑回、脑沟的形状，也很难鉴别脑脊液和梗死病灶。

　　在FLAIR像[＊1]中，脑脊液呈低信号，急性期梗死病灶呈高信号，因此容易掌握脑回和脑沟的形状，也很容易鉴别脑脊液和梗死病灶。此外，陈旧性梗死病灶可分为脑损伤不完全的高信号区和脑组织坏死后形成的空洞化低信号软化灶（参见第105页）。

　　CT、T1WI、T2WI、FLAIR图像的缺点是对超急性期（发病6小时内）的脑梗死不敏感。相比之下，弥散加权成像（DWI）虽然分辨率低，但可以检查出发病后 1 小时的脑梗死，见图2-1。因为陈旧性梗死病灶在 DWI 上不明显，所以也可用于区分复发病例中的新旧梗死病灶。

MRA是一种利用特定磁共振技术显示血管和血流信号的检查方法，信号强度取决于血流速度。但穿支动脉等小动脉难以可视化，所以主要用于评估主干动脉。

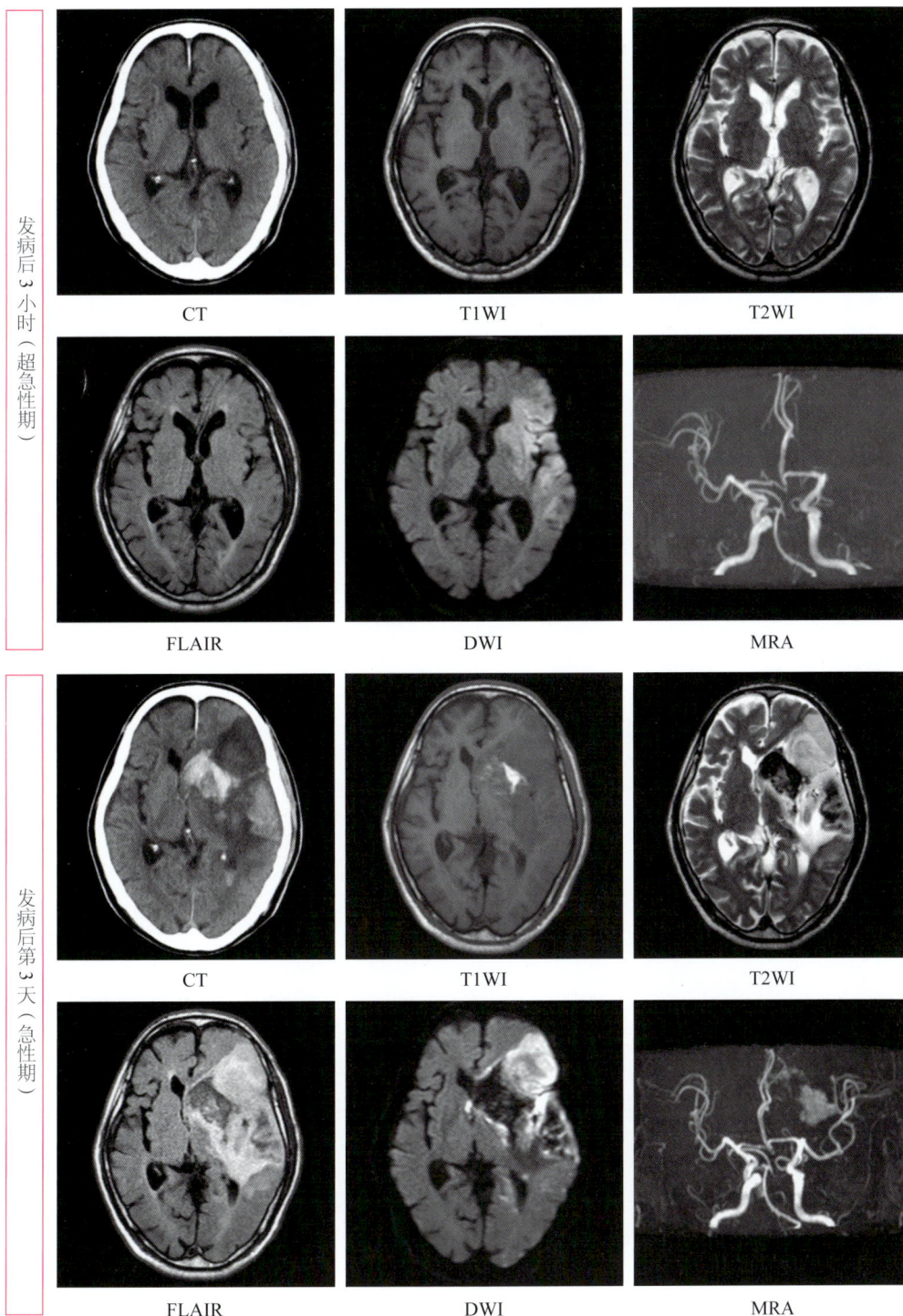

发病后3小时（超急性期）

CT　　T1WI　　T2WI

FLAIR　　DWI　　MRA

发病后第3天（急性期）

CT　　T1WI　　T2WI

FLAIR　　DWI　　MRA

发病后 3 小时，MRA 显示左侧大脑中动脉起始部闭塞，但除 DWI 外，CT 或 MRI 未有明确发现。
发病后第 3 天，MRA 显示左侧大脑中动脉再通，CT 和 MRI 显示出血性脑梗死

图 2-1　出血性脑梗死患者的 CT、MRI 和 MRA

梗死病灶随时间推移发生的变化
注意观察缺血性半暗带和模糊效应

＊1 半暗带

该词源自天文学中的概念，具体指的是日食、月食或太阳黑点现象中出现的半影部分。

脑梗死发病6小时内，梗死病灶在DWI中清晰可见。正如酒向正春等所描述的那样，在DWI图像中，急性期的表现反映了脑细胞内水分子的扩散运动发生了变化，而这种变化与脑细胞中的氧代谢和葡萄糖代谢状况密切相关[1]。然而，此时仅通过DWI评估最终的梗死病灶有一定缺陷，因为此时梗死病灶周围的区域存在缺血性半暗带＊1，也就是已经发生缺血的区域，虽然还没有发生梗死，但由于存在缺血，随着时间的推移有可能变成梗死[2,3]（图2-2）。为了尽量不让缺血性半暗带发展为梗死，可以采用溶栓治疗等急性期治疗，但急性期治疗也未能挽救的区域数天后有变成梗死病灶的可能。缺血性半暗带出现的时间据说是发病后48小时，严格来说，在此之前尚不能完全确定最终的梗死病灶的范围（图2-3）。

2000年，*Sakou*杂志在世界上首次报道，脑梗死超急性期的脑血流量可通过MRI灌注成像测量[4]。

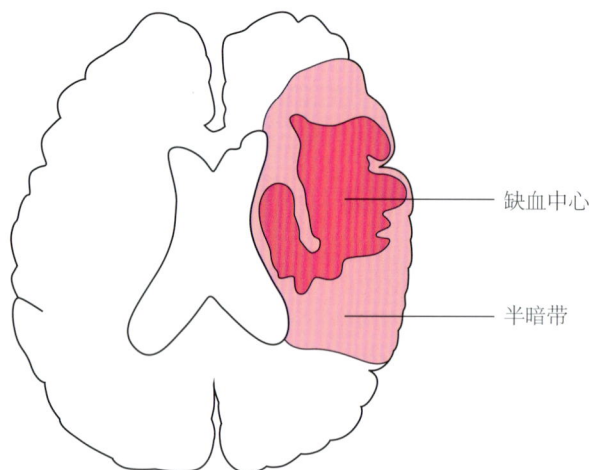

缺血中心

半暗带

图 2-2　缺血性半暗带

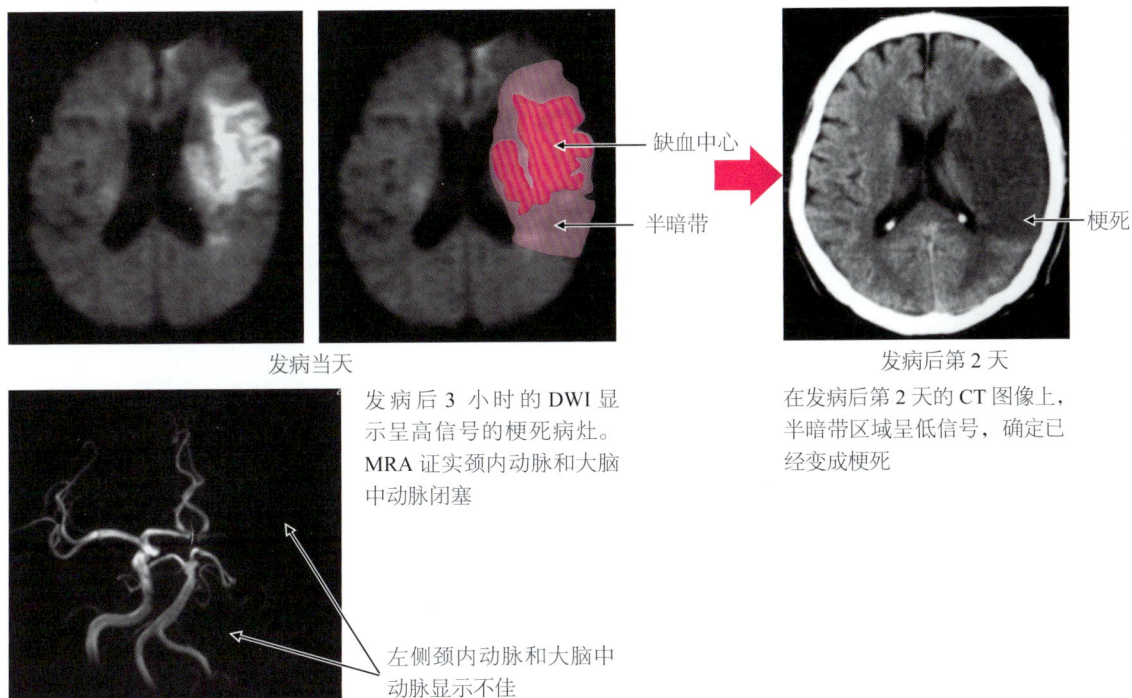

缺血中心

半暗带

梗死

发病当天

发病后3小时的DWI显示呈高信号的梗死病灶。MRA证实颈内动脉和大脑中动脉闭塞

发病后第2天

在发病后第2天的CT图像上，半暗带区域呈低信号，确定已经变成梗死

左侧颈内动脉和大脑中动脉显示不佳

图2-3　缺血性半暗带的梗死

模糊效应（fogging effect）

CT上的梗死病灶在发病后2～3周时会暂时模糊。这种现象类似于隐藏在雾中，故叫作模糊效应（图2-4）。为准确评估梗死病灶，应避免在此期间进行扫描。

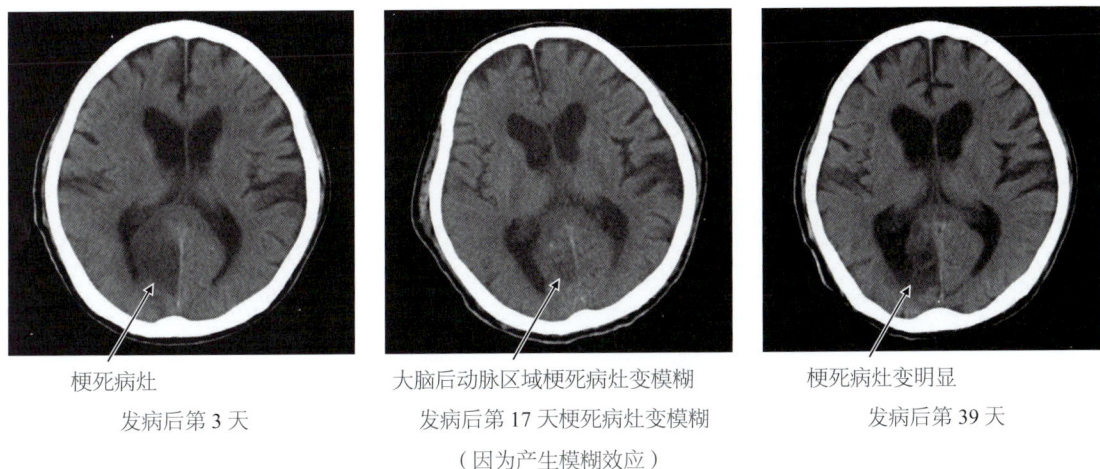

梗死病灶

发病后第3天

大脑后动脉区域梗死病灶变模糊

发病后第17天梗死病灶变模糊

（因为产生模糊效应）

梗死病灶变明显

发病后第39天

图2-4　模糊效应（CT）

有MRI就不需要看CT吗？

在繁忙的临床工作中，医师很难花大量时间阅读脑影像，似乎很多医师都不会阅读所有的影像，而是选择阅读优先级最高的影像。但是，如果没有充分的知识储备，就会掉入意想不到的陷阱中。比如表2-1，扫描7次，优先级最高的影像是哪一项？

MRI图像具有比CT图像更高的分辨率，可以准确捕捉大脑的形状和微小病变。因此，可能有一部分人认为，

表2-1 扫描时间与方式

扫描时间	方式
发病当天	MRI
发病后第2天	CT
发病后第5天	CT
发病后第6天	CT
发病后第3周	CT
发病后第7周（术前）	CT
发病后第7周（术后）	CT

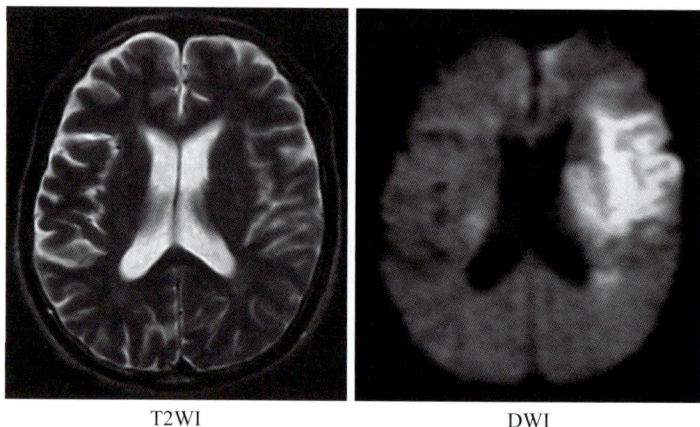

T2WI　　　　　　　　　　　　DWI

a. 入院时的 MRI

急性期康复

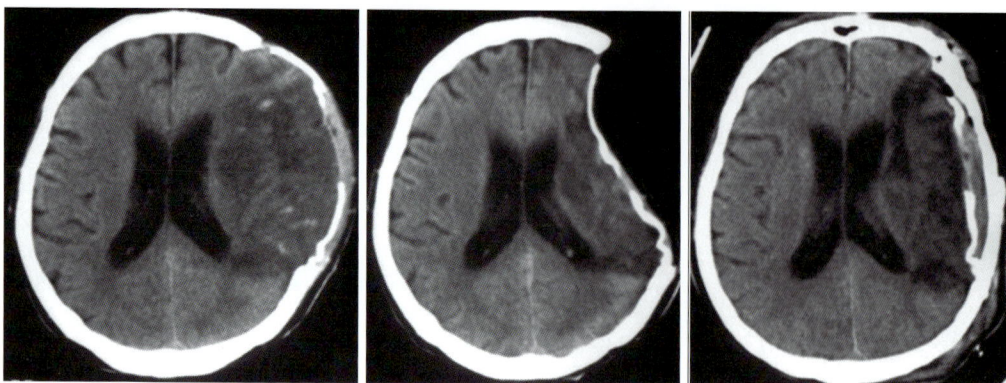

发病后第3周　　　　　发病后第7周（术前）　　　　　发病后第7周（术后）

恢复期康复

图2-5 脑梗死在影像中的变化

发病当天的MRI是优先级最高的影像，所以不用阅读发病后第2天以及之后扫描的CT影像。但这种判断是错误的。因为脑梗死发病当天，脑梗死的病理改变正在进行中，只阅读当时扫描的影像，无法判断脑梗死周围的缺血性半暗带会不会变成梗死病灶。另外，为了了解发病后第2天脑水肿加重和出血性梗死的发生情况，以及手术后脑疝和中线移位的改善情况，确认发病后第2天以及之后的影像也非常重要。

图2-5显示的是脑梗死病例发病当天的MRI（T2WI和DWI）和发病后第2天到发病后第7周的CT图像。发病后第2天，由于缺血性半暗带梗死化，梗死病灶变大，发病后第5天脑水肿加重，发病后第6天经去骨瓣减压术后中线移位改善，发病后第3周中线移位进一步改善，发病后第7周脑水肿改善。像此病例，如果在发病时没有进行 MRI扫描，则必须要确认发病后第2天以及之后的CT 影像。

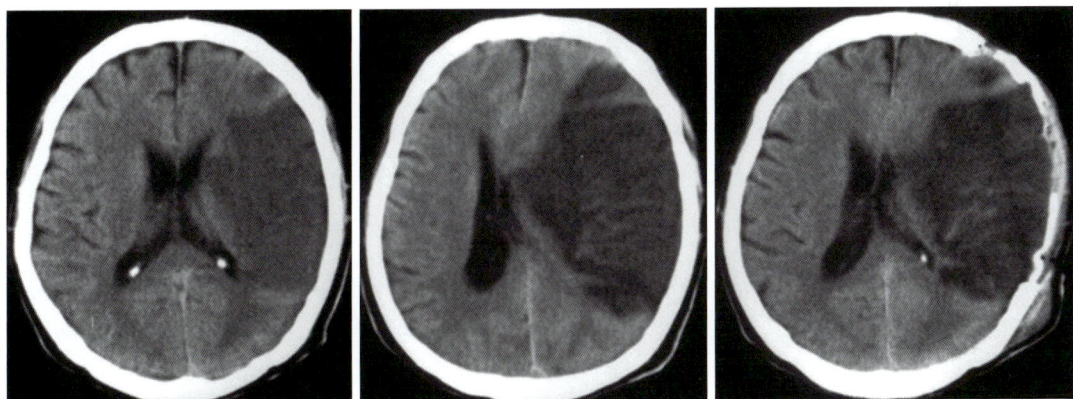

发病后第 2 天　　　　　发病后第 5 天　　　　　发病后第 6 天

b. 随后的 CT

图 2-5（续）　脑梗死在影像中的变化

入院时：通过 DWI 确认了呈高信号的脑缺血区域
发病后第 2 天：CT 影像证实梗死病灶扩大，考虑半暗带梗死
发病后第 5 天：确认脑水肿加重导致中线移位
发病后第 6 天：去骨瓣减压术后第 2 天，证实手术治疗改善了中线移位
发病后第 3 周：由于脑水肿减轻，中线位置恢复正常，可见脑梗死病灶内呈高密度的出血性梗死
发病后第 7 周：脑水肿改善，颅骨瓣修复术后由于压力变化塌陷的脑组织恢复正常

在上述治疗过程中，恢复期康复应于中线位置恢复正常后开始。

脑出血影像的基础知识
随时间推移发生的变化
03

脑出血的 CT 和 MRI 表现

1 T2 加权像

是一种采用梯度回波法进行成像的 MRI 技术，对磁场的不均匀性敏感，对脑出血具有极佳的检测能力。

脑出血的 CT、MRI 表现，因影像的种类和发病时间不同而表现不同，见表2-2、图2-6。在经常用于诊断脑出血的CT影像中，血肿在急性期呈高信号，发病后1～3周由于血肿边缘的红细胞崩解导致密度变低，渐渐变得不醒目。注意，不要误以为这种颜色的变化是血肿已经消失了。在MRI中，T2*加权像（T2*WI）*1可用于检测在 CT 上难以显示的轻微脑出血，见图2-7。

脑水肿在CT上表现为低信号，在T2WI中表现为高信号。脑梗死在发病后3～5天达到高峰，脑出血在发病后1～2周达到高峰，脑出血的高峰期出现得比脑梗死晚。请注意，在此期间，意识障碍等高颅压症状可能会加重。

表 2-2　CT 和 MRI 血肿表现与分期的关系

分期	CT	T1 WI	T2WI	FLAIR	DWI	T2*WI
12 小时以内	高密度	等信号	高信号	高信号	高信号	多种
3 天以内	高密度	等信号	低信号	低信号	低至高信号	低信号
1 周以内	高密度	高信号	低至等信号	低至等信号	低至高信号	低至等信号
1 个月以内	从边缘变低	高信号	高信号	高信号	高信号，周围低信号	等至高信号，周围低信号
1 个月以后	低密度	等至低信号	血肿若吸收，为低信号	多种	低信号	低信号

注：慢性血肿的边缘因含铁血黄素沉积，在 MRI 中呈低信号；表中所示为血肿内部的信号；在大多数影像中很难显示的微小出血，在 T2*WI 中呈低信号。

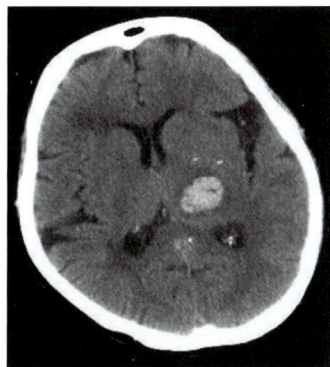

发病当天
呈高密度的血肿

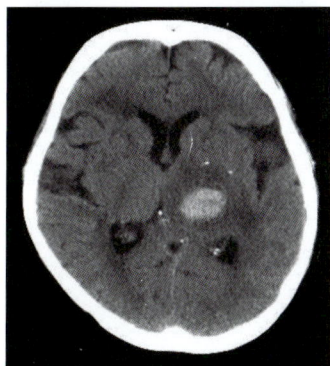

发病后第 7 天
血肿边缘可见低密度水肿带。在此期间，颅内压升高可能会加重意识障碍

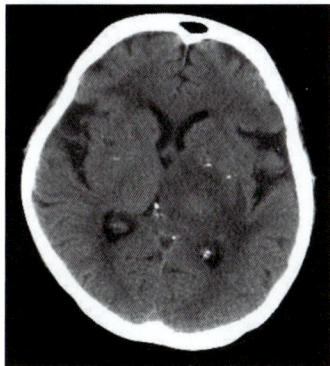

发病后第 18 天
血肿在 CT 上已经呈等密度，变得不醒目，但一直没有消失，脑水肿也很突出

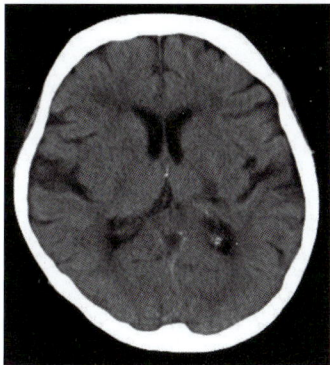

发病 3 个月后
血肿吸收，脑水肿消失

图 2-6 血肿随时间的变化

①正常影像

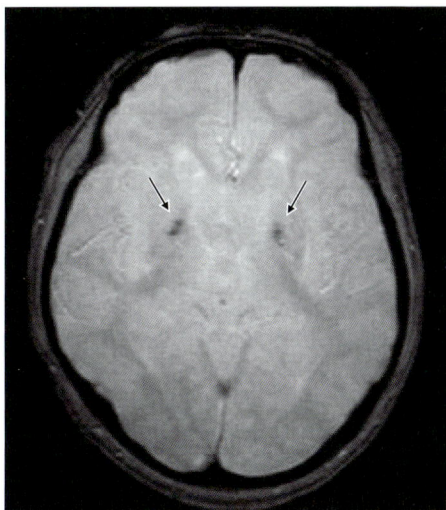

双侧豆状核因铁的沉积而呈低信号（→）

②微小出血

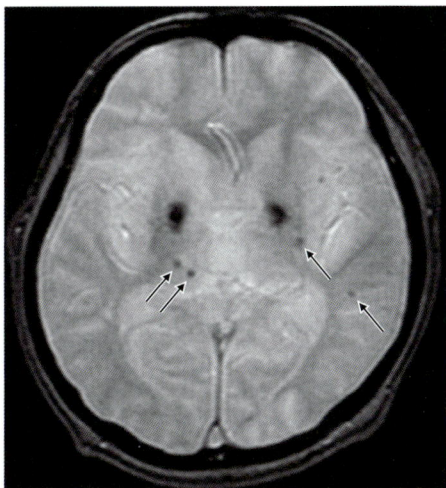

双侧豆状核因铁的沉积而呈低信号。右侧丘脑、左侧壳核和左侧颞叶皮质下微出血，呈低信号（→）（另请参见第 183 页，图 7-4）

图 2-7 T2*WI

横断面的基准线
了解横断面图像的参考线 OM 线和 AC-PC 线

OM 线和 AC-PC 线

获得头部CT和MRI断层图像的方向包括矢状面、冠状面和横断面。由于横断面影像是临床上使用最多的，所以现对横断面影像进行说明。大多数情况下，在头部轴向CT中，以眼眶中点与外耳道中点的连接线（orbitometal line，OM线）为基准线。OM线比水平面稍向后方倾斜，见图2-8。MRI的基准线是前交连（anterior commissure，AC）与后交连（posterior commissure，PC）的连接线（AC-PC），参见图2-8b和第23页。鼻根部与桥延沟的连接线（图2-8c）也经常使用。由于 AC-PC 线比OM 线向前倾斜约 4°，在与 CT进行比较时有所不利，但其优点是不受脑组织以外的头部结构的个体差异影响。鼻根部与桥延沟的连接线几乎平行于 OM 线，有利于与CT进行比较。在以OM线或者以鼻根部与桥延沟的连接线为基准线的影像中，手指运动区位于大脑半球附近，相较于以AC-PC 线为基准线的影像，其位置更靠后。

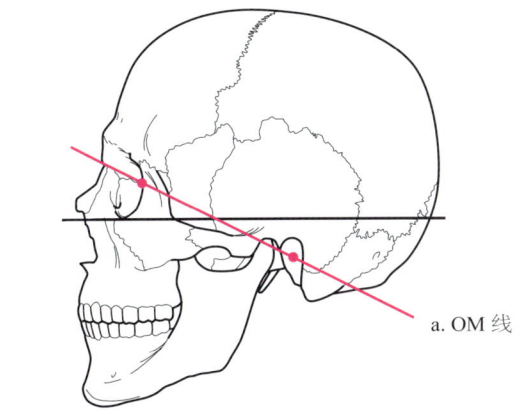

a. OM 线

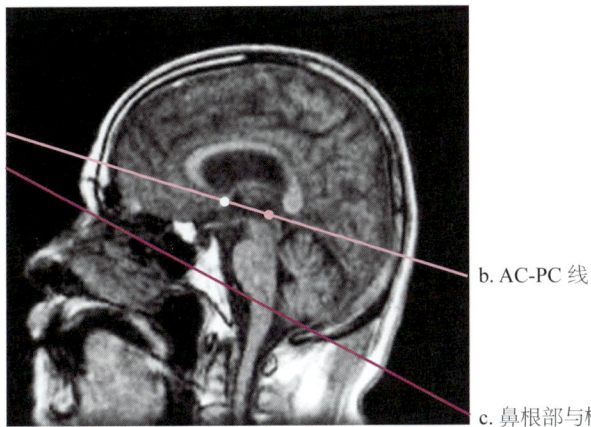

d. 以鼻根部与桥延沟的连接线为
基准线的轴位像

● 手指运动区

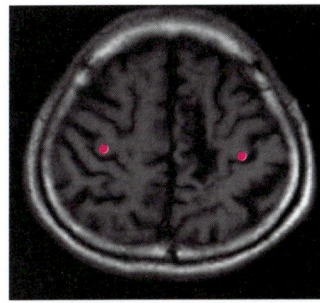

e. 以 AC-PC 线为基准线的轴位像

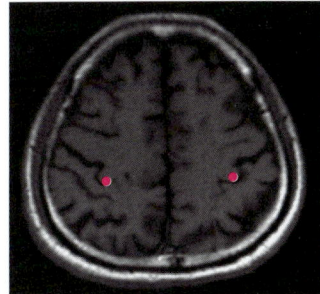

b. AC-PC 线

c. 鼻根部与桥延沟的连接线

图 2-8　轴位横断面的基准线

占位效应的评估
随时间推移发生的变化

通过中线移位和基底池评估占位效应

颅内占位性病变（颅内血肿、脑肿瘤、脑脓肿等）、脑实质和脑室容积扩张（脑水肿、脑积水等）常使颅内压增高。急性和慢性颅内压增高引起的症状有所不同。

急性：剧烈头痛、恶心、呕吐、库欣现象（脉搏缓慢、血压升高）、意识障碍、视网膜出血、抽搐。

慢性：头痛、恶心、呕吐、视力障碍、眩晕、记忆障碍、性格改变、尿失禁、步态障碍、认知能力下降。

占位效应（mass effect）是颅内压增高的一个标志。可通过门罗孔水平（相当于侧脑室前角水平）影像中的中线移位（midline shift）（图2-9左）、中脑水平影像中的基底池（环池）被挤压（图2-9右）来判断占位效应。中线移位小于 5 mm 为轻度，大于等于5 mm 且小于等于10 mm 为中度，大于10 mm 为重度（如果占

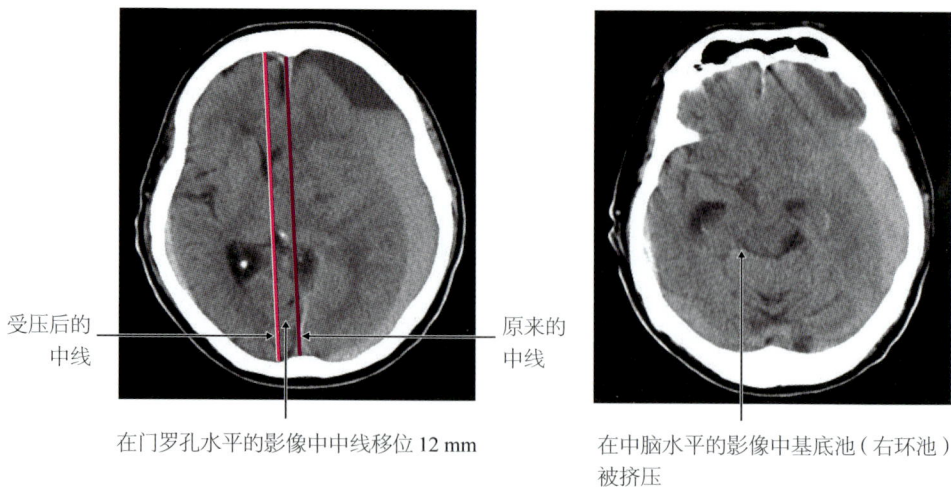

受压后的中线　　原来的中线

在门罗孔水平的影像中中线移位 12 mm

在中脑水平的影像中基底池（右环池）被挤压

图 2-9　占位效应的标志（慢性硬膜下血肿病例）

位效应很明显，应小心 Kernohan 切迹）。

占位效应明显时要注意 Kernohan 切迹

　　若占位效应明显，脑组织则会被推入相邻的空腔而发生脑疝。脑疝有多种类型，但最为重要的是颞叶钩回疝（又称小脑幕切迹疝）。颞叶钩回疝是指颞叶内侧突起的钩回陷入小脑幕的开口（图2-10）。当小脑幕切迹疝发生时，中脑大脑脚可能会被挤压至对侧小脑幕上而受损，由此产生的大脑脚损伤瘢痕称为Kernohan切迹。当Kernohan切迹出现时，就会发生对侧肢体的运动障碍。在大脑脚中锥体束支配的身体部位排列如图2-11所示，故下肢部位最容易受到损伤。此外，大脑后动脉可能被小脑幕压迫，从而导致枕叶梗死。

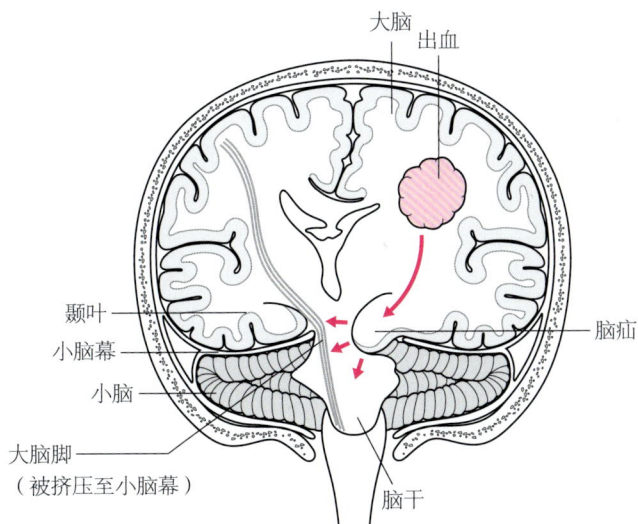

大脑

出血

颞叶

小脑幕

小脑

大脑脚
（被挤压至小脑幕）

脑疝

脑干

图 2-10　颞叶钩回疝

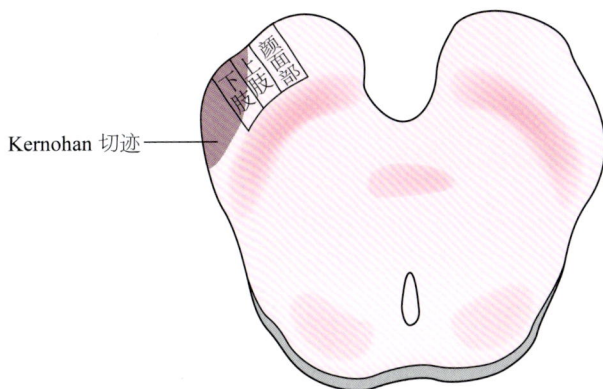

颜面部

上肢

下肢

Kernohan 切迹

图 2-11　在大脑脚中锥体束支配的身体部位和 Kernohan 切迹

影像的相关性

识别 Kernohan 切迹

在脑血管意外中，运动障碍通常出现在病灶的对侧。但本病例是在病灶的同侧即左侧出现运动障碍。发病当天的 CT 显示：左额前区皮质血肿，中线移位（8.5 mm），右环池受压（图2-12a）。

本病例出现病灶同侧运动障碍的原因，可能是左额叶肿瘤出血，血肿压迫引发了Kernohan切迹，从而导致中脑右侧大脑脚因被挤压而受损。

发病后1年6个月，通过MRI证实中脑右侧大脑脚外侧部受损。此外，在脑桥和延髓的锥体束走行区观察到由于沃勒变性[*1]而引起的信号变化（图2-12b）。

本病例左侧脑出血，但并未表现出右侧偏瘫，考虑是因为血肿仅限于额前区皮质，而左侧锥体束并未受损。

通常，上、下肢严重运动障碍的偏瘫患者多伴有感觉障碍和口轮匝肌麻痹，但在本例中未观察到这些情况。这是因为在中脑水平，感觉神经通过被

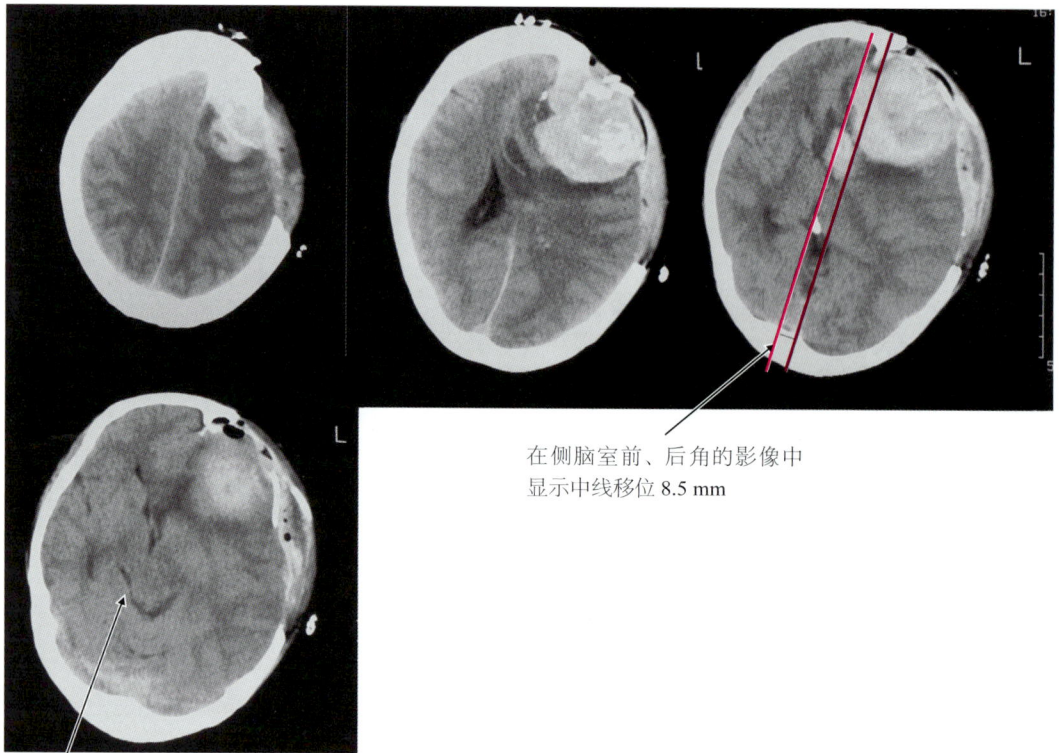

在侧脑室前、后角的影像中
显示中线移位 8.5 mm

在中脑水平的影像中基底池
（右环池）被挤压

a. 发病当天的 CT

图 2-12 　左额叶肿瘤出血

盖部，不受Kernohan切迹影响；而支配颜面部的皮质脊髓束通过中脑大脑脚的内侧部分，不容易受到Kernohan切迹（大脑脚外侧损伤）的影响。

另外，本病例是右利手，表现为左侧偏瘫，但并没有表现出左侧偏瘫患者常见的左侧偏侧空间忽略，以及右侧偏瘫患者常见的失语症。

通过脑影像了解疾病发生的机制，可以准确掌握病情，而不是将其视为"严重偏瘫患者"。

术语解释

*1 沃勒变性

当神经细胞发生轴突损伤时，远离损伤部位的轴突会发生变性。沃勒变性以 A. V. Waller 的名字命名。

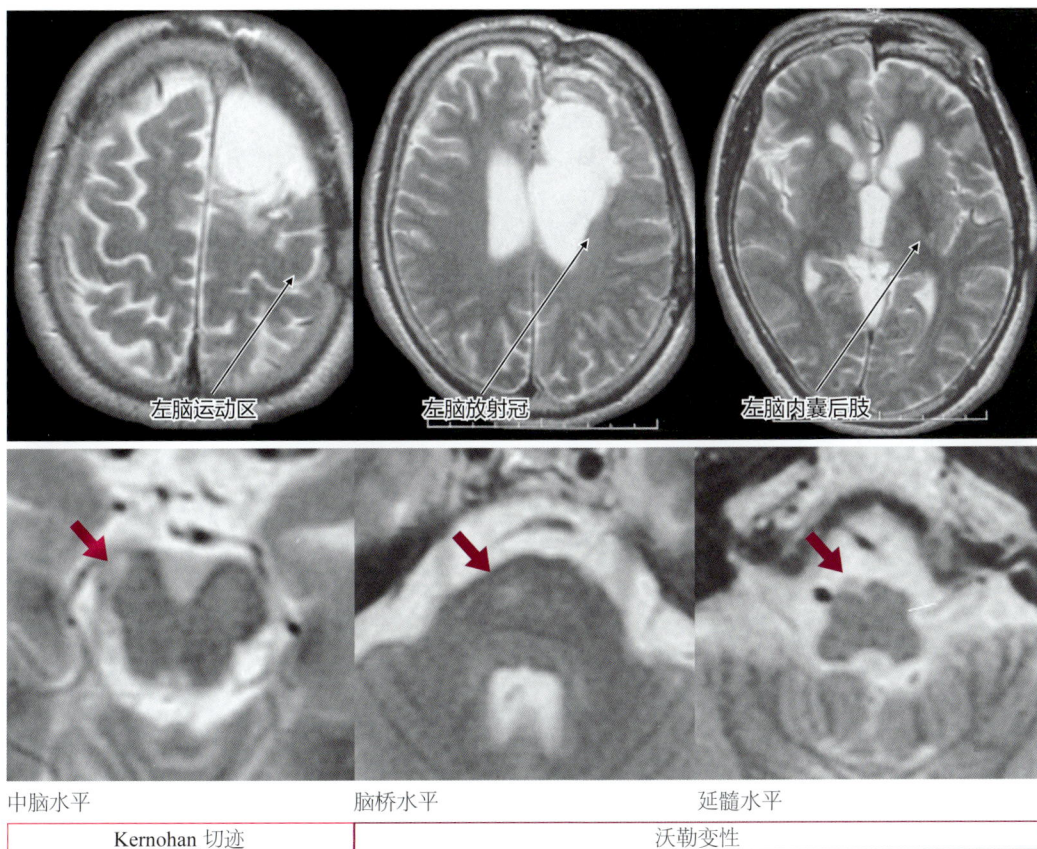

| 左脑运动区 | 左脑放射冠 | 左脑内囊后肢 |

| 中脑水平 | 脑桥水平 | 延髓水平 |

| Kernohan 切迹 | 沃勒变性 |

b. 发病后 1 年 6 个月的 T2WI*

* 由于断层图像是以 AC-PC 线为基准线，与使用鼻根部与桥延沟的连接线作为基准线相比，锥体束在影像中位于后方

图 2-12（续）　左额叶肿瘤出血

参考文献

[1] Sakoh M, Ostergaard L, Gjedde A et al- Prediction of tissue survival after middle cerebral artery occlusion based on changes in the apparent diffusion of water. J Neurosurg 95- 450458. 2001.

[2] Sakoh M, Ostergaard L, Rohl L et al-Relationship between residual cerebral blood flow and oxygen metabolism as predictive of ischemic tissue viability-sequential multitracer positron emission tomography scanning of middle cerebral artery occlusion during the critical first 6 hours after stroke in pigs. J Neurosurg 93:647-657, 2000,

[3] Rohl L, Sakoh M, Simonsen CZ et al: Time evolution of cerebral perfusion and apparent diffusion coefficient measured by magnetic resonance imaging in a porcine stroke model. J MRI 15* 123-129. 2002.

[4] Sakoh M, Rohl L, Gyldensted C et al: Cerebral Blood Flow and Blood Volume Measured by Magnetic Resonance Imaging Bolus Tracking After Acute Stroke in Pigs: Comparison with[^{15}O] H$_2$O Positron Emission Tomography. Stroke 31: 1958-1964, 2000,

脑区域的功能解剖
与脑影像上的识别法

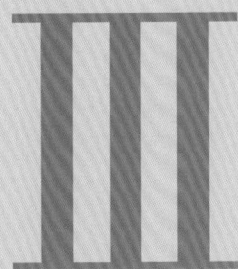

Ⅲ

脑区域的识别法与识别腕屈肌腱的方法一致

基于标记的识别方法

在脑影像上识别脑区域时经常使用"Broca区周围受损"或者"内囊周围受损"这样的表述。用"周围"来描述是因为没有确切的证据说明准确的位置。脑区域的识别如果按照适当的步骤进行，并不难。

事实上，在脑影像上识别脑区域的步骤与识别腕屈肌腱的步骤基本相同，物理治疗师和作业治疗师都很熟悉。只要掌握桡侧腕屈肌腱和尺侧腕屈肌腱与指浅屈肌腱、掌长肌腱、豌豆骨、桡动脉、尺动脉等常见结构的位置关系，就可容易地识别腕屈肌腱（图3-1）。在脑影像上，也应根据标志性结构来识别目标区域。例如，侧脑室就是一个重要的标志。

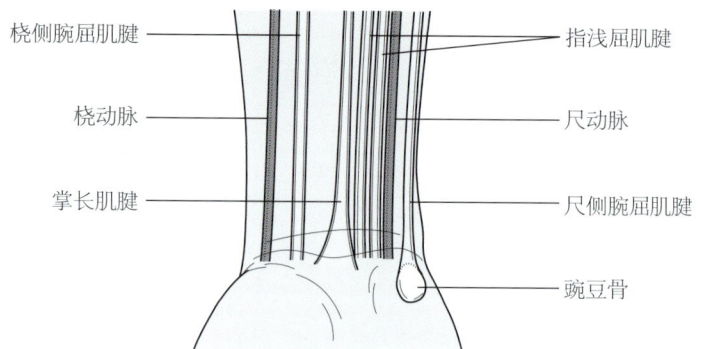

图 3-1　腕屈肌腱的标志

（青木隆明監修・林　典雄著：運動療法のための機能解剖学的触診技術　上肢．第2版．メジカルビュー社，p.262，図4-2，2011 より引用）

02 侧脑室是一个重要的标志

侧脑室很醒目

在CT、MRI图像上，最醒目的结构是侧脑室（图3-2）。由于侧脑室充满脑脊液，在头颅CT平扫、FLAIR图像等多数影像中呈黑色，看起来明显有别于其他脑结构，因此成为了重要的标志。如果掌握了侧脑室的形状（图3-3），看横断面影像时，在任何高度的位置（如侧脑室上方水平、侧脑室体部水平、侧脑室前角或后角水平、侧脑室下角水平），都可以很容易地判断脑区域。

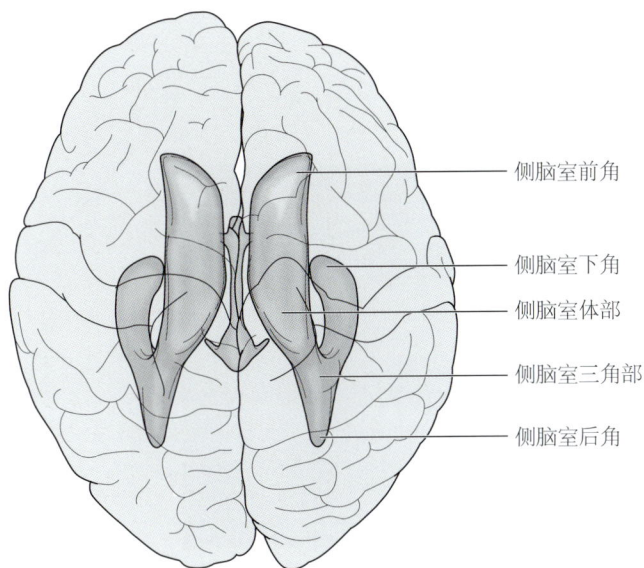

- 侧脑室前角
- 侧脑室下角
- 侧脑室体部
- 侧脑室三角部
- 侧脑室后角

图3-2 从上方看侧脑室

❶ 侧脑室上方水平

❷ 侧脑室体部水平

❹ 侧脑室下角水平

❸ 侧脑室前角和后角水平

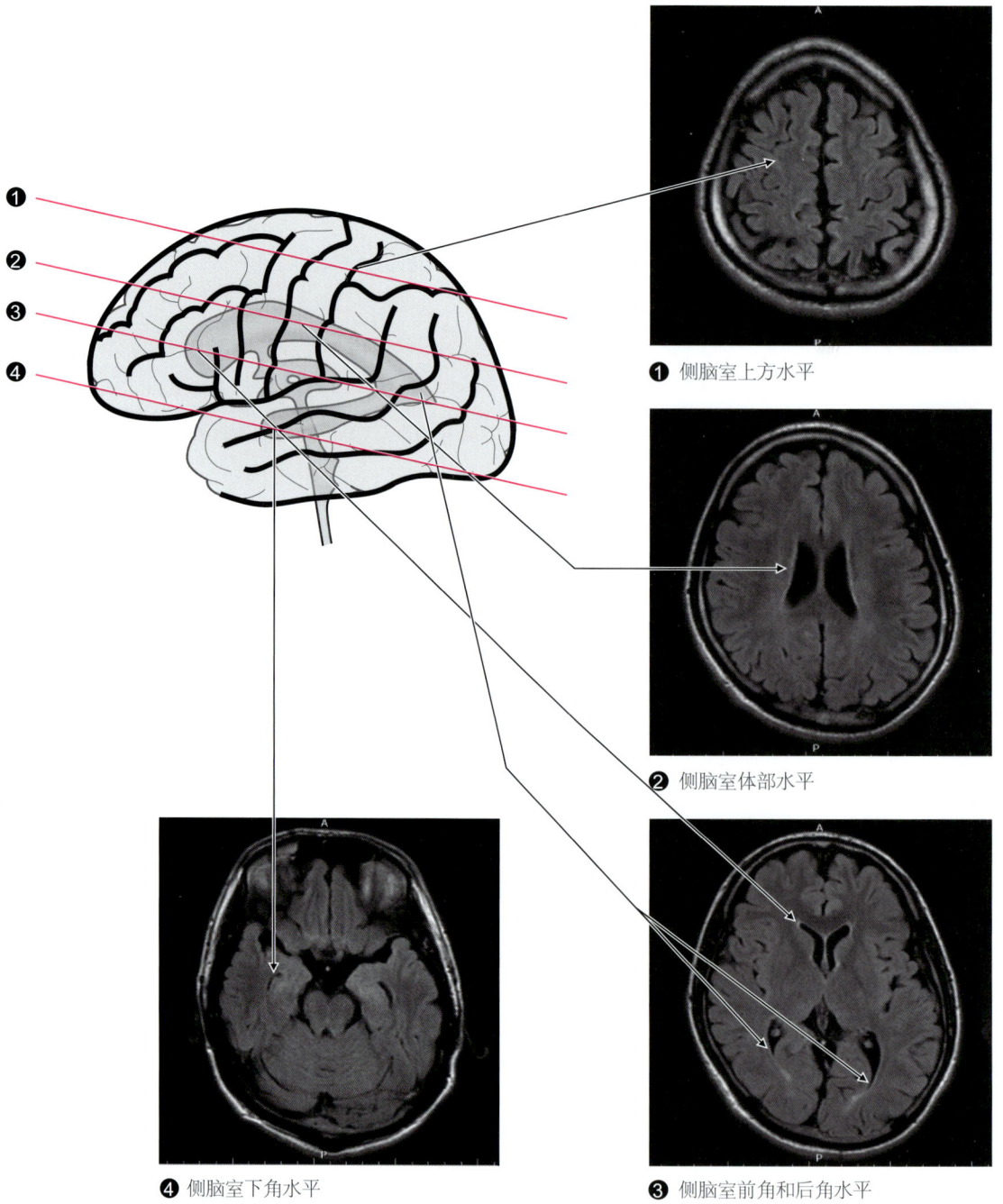

图 3-3　MRI 横断面影像与侧脑室的关系

比邻侧脑室的脑区域

侧脑室的壁由重要的脑区域构成。具体为：从侧脑室前方到上方是胼胝体，外侧为尾状核，体部的下方为丘脑，下角至后角的外侧为视辐射，下角的内下方为海马，下角的前方为杏仁核（图3-4～3-7）。结合MRI影像（图3-8～3-10）能够加深理解诸多脑区域。

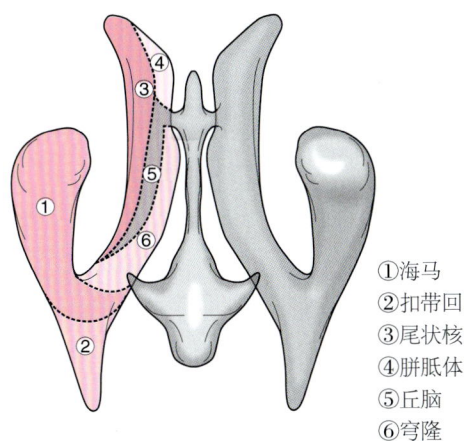

①海马
②扣带回
③尾状核
④胼胝体
⑤丘脑
⑥穹隆

图 3-4 比邻侧脑室下面的脑区域

（从侧脑室下方看的图）

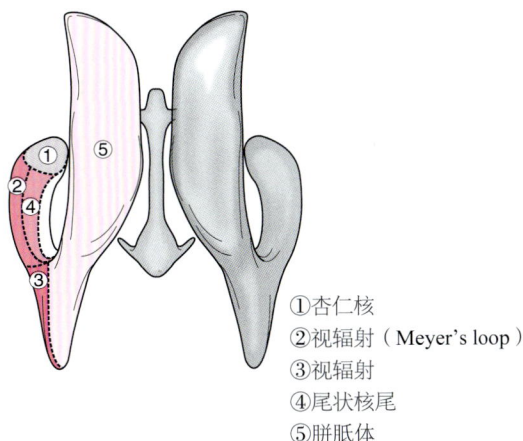

①杏仁核
②视辐射（Meyer's loop）
③视辐射
④尾状核尾
⑤胼胝体

图 3-5 比邻侧脑室上面的脑区域

（从侧脑室上方看的图）

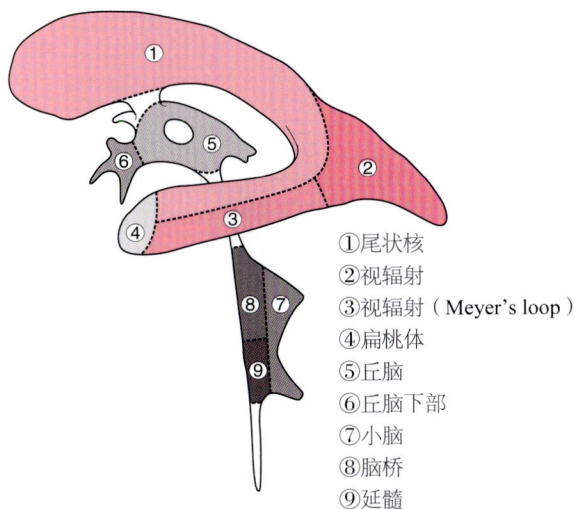

①尾状核
②视辐射
③视辐射（Meyer's loop）
④扁桃体
⑤丘脑
⑥丘脑下部
⑦小脑
⑧脑桥
⑨延髓

图 3-6 比邻脑室侧面的脑区域

（从侧脑室横断面看到的图）

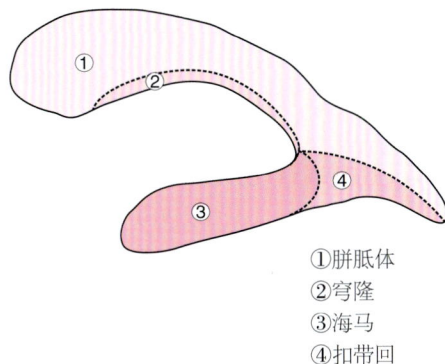

①胼胝体
②穹隆
③海马
④扣带回

图 3-7 比邻脑室侧面的脑区域

（从侧脑室横断面和内侧看到的图）

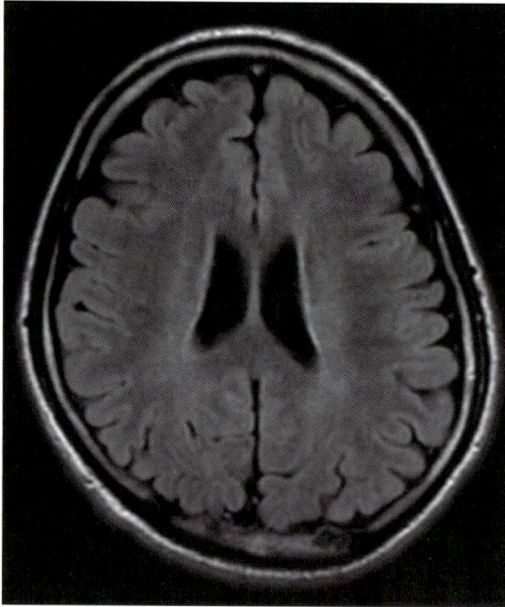

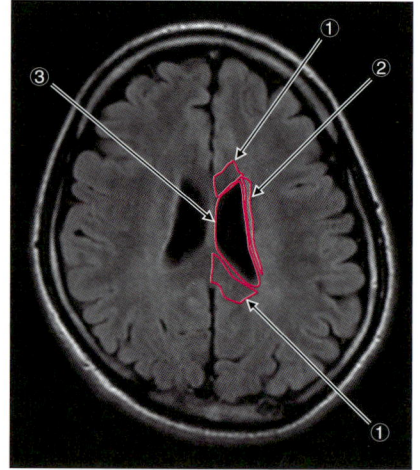

①胼胝体
②尾状核
③侧脑室体部

图 3-8　比邻脑室的区域：侧脑室体部水平

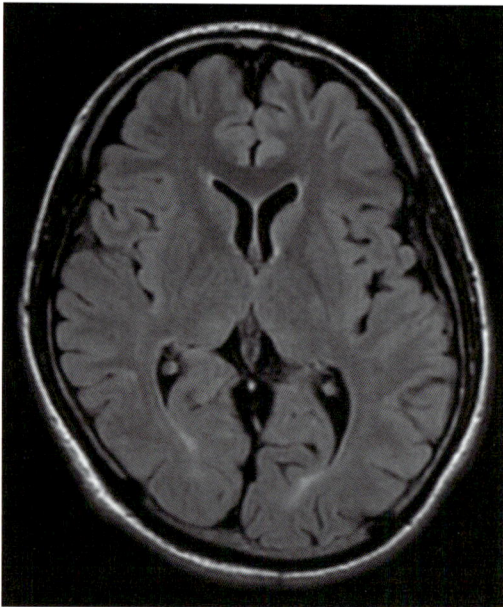

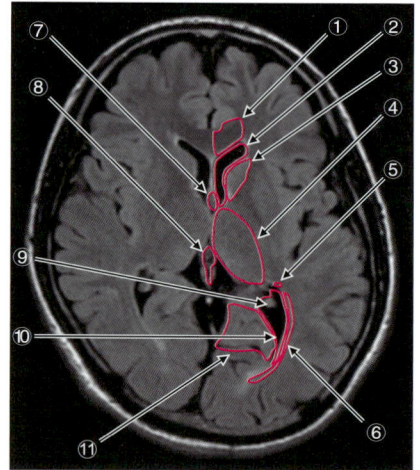

①胼胝体　　　⑦穹隆
②侧脑室前角　⑧第三脑室
③尾状核头　　⑨侧脑室三角部
④丘脑　　　　⑩侧脑室后角
⑤尾状核尾　　⑪扣带回
⑥视辐射

图 3-9　比邻脑室的区域：侧脑室前角和后角水平

①杏仁核
②侧脑室下角
③视辐射（Meyer's loop）
④海马
⑤脑桥（中脑和脑桥的移行部）
⑥小脑
⑦第四脑室

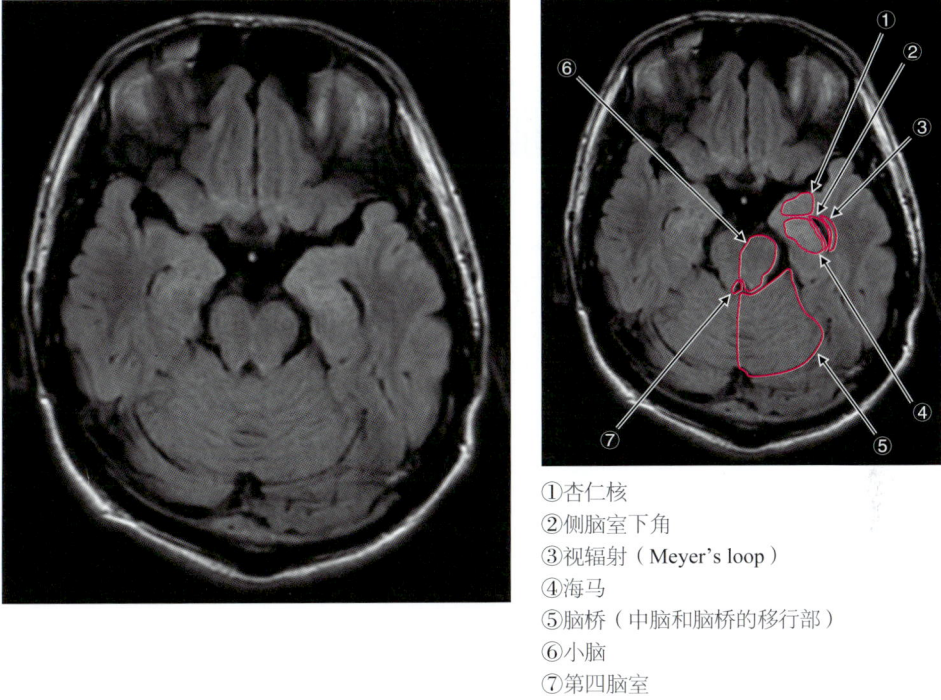

图 3-10　比邻脑室的区域：侧脑室下角水平

区分脑叶的标志

为了区分脑叶

大脑皮质可分为额叶、顶叶、枕叶、颞叶、岛叶和边缘叶（包括扣带回和海马旁回）6个叶。对区分脑叶很重要的脑沟见图3-11。①中央沟：区分额叶和顶叶；②外侧沟：区分额叶、顶叶和颞叶；③顶枕沟：区分顶叶和枕叶；④扣带沟、顶枕下沟：区分额叶、顶叶和扣带回；⑤侧副沟：区分海马旁回和颞叶。

中央沟也叫 Rolando 沟，外侧沟也叫 Sylvius 沟。

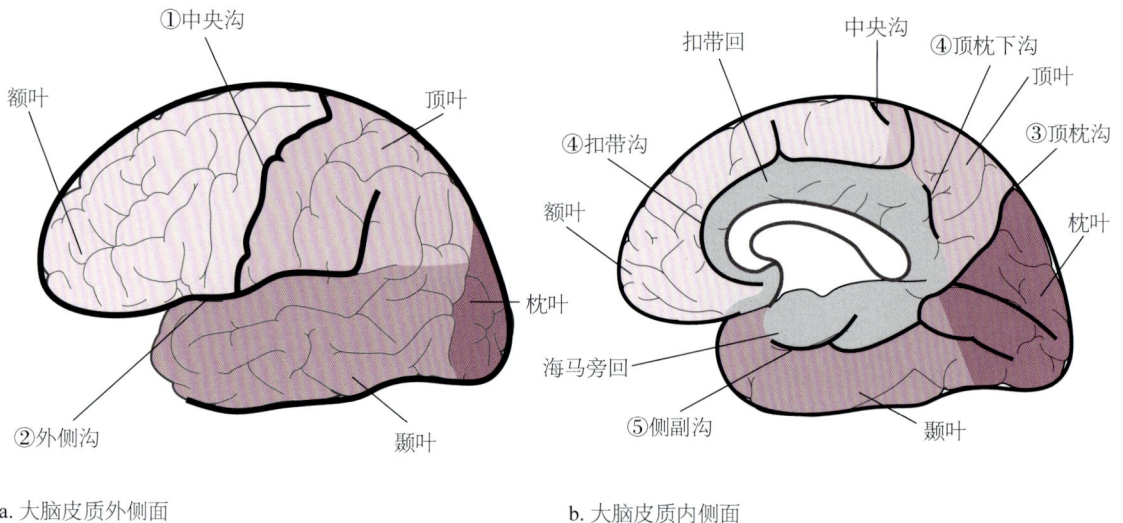

①中央沟 额叶 顶叶 枕叶 ②外侧沟 颞叶

a. 大脑皮质外侧面

扣带回 中央沟 ④顶枕下沟 顶叶 ④扣带沟 ③顶枕沟 额叶 枕叶 海马旁回 ⑤侧副沟 颞叶

b. 大脑皮质内侧面

图 3-11　区分脑叶的重要脑沟

04 外侧沟的识别
了解与岛叶之间的位置关系

识别外侧沟的理由

识别外侧沟对于脑区域的识别很重要。外侧沟的主要部分是将额叶和顶叶与颞叶分开的后支。外侧沟在额叶分出两个小支（前上行支和前水平支）。外侧沟后支是识别缘上回的重要标志，前上行支是识别Broca区的重要标志。

▶ 首先寻找岛叶

要在横断面影像中识别外侧沟，首先要识别岛叶。岛叶是位于外侧沟深部的大脑皮质，也是位于大脑外周区域非常醒目的波浪状结构，很容易被识别。从岛叶向外延伸的脑沟有2条：从岛叶的后方向外延伸的沟是外侧沟后支，从岛叶的前方向外延伸的沟是外侧沟前上行支（图3-12）。在横断面图像中很难识别外侧沟前水平支。

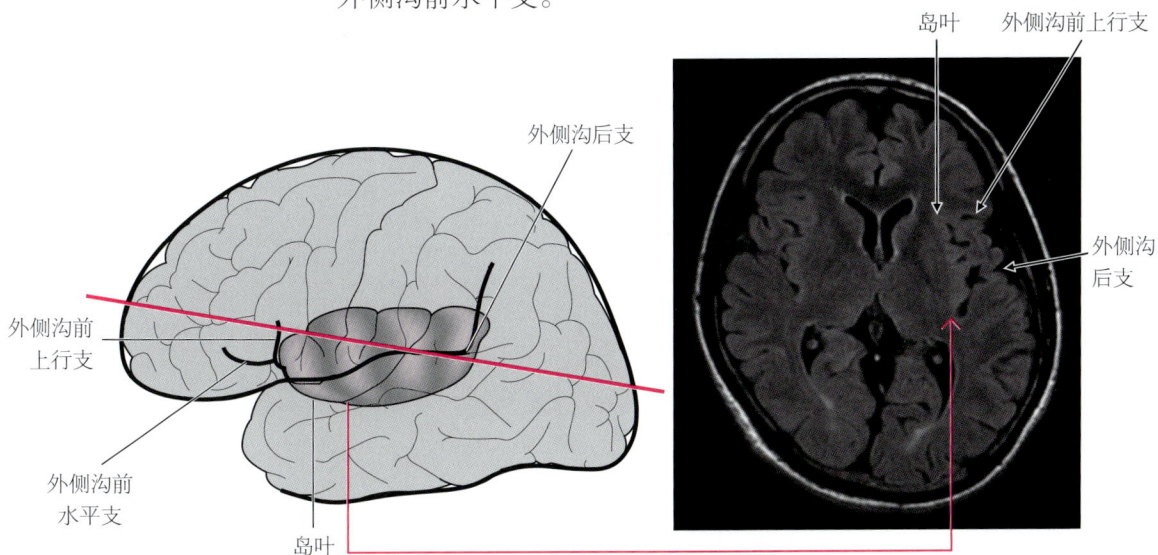

图 3-12 外侧沟与岛叶的位置关系

从大脑皮质手指运动区和扣带沟边缘支识别中央沟

区分第一躯体运动区与第一躯体感觉区

中央沟是一个重要的沟，是第一躯体运动区所在的中央前回与第一躯体感觉区所在的中央后回的分界线。中央沟的识别方法有多种，这里介绍一种从中央前回识别的方法和一种从扣带沟边缘支识别的方法。介绍这两种方法是因为大脑的结构存在个体差异，仅用一种方法可能难以识别。

▶ 以大脑皮质手指运动区为标志的方法

手指的皮质运动区域向后方突出，这个突出被称为大脑皮质手指运动区（precentral knob），它的后方就是中央沟（图3-13）。大脑皮质手指运动区在大多数情况下呈倒立的"Q"形，但有时也呈"W"形，存在个体差异。

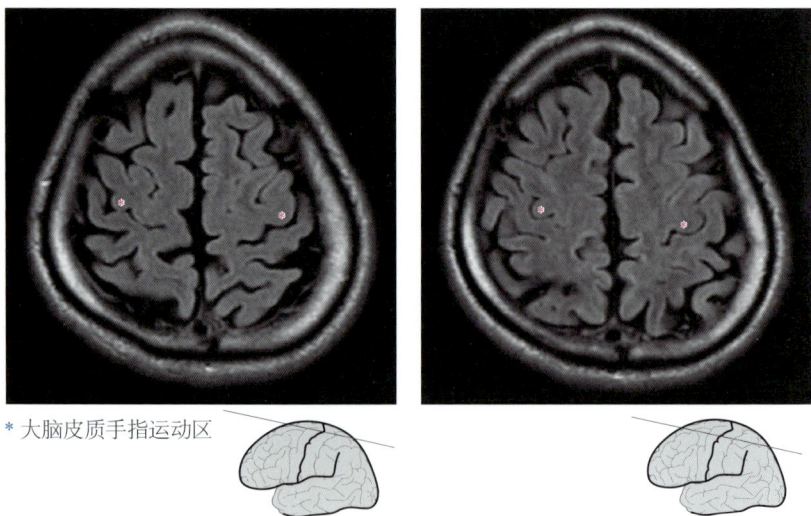

* 大脑皮质手指运动区

图 3-13 大脑皮质手指运动区

▶ **以扣带沟边缘支为标志的方法**

扣带沟从大脑半球内侧的前部围绕扣带回，在顶叶改变方向并向上延伸，这部分被称为扣带沟边缘支（图3-14）。扣带沟边缘支在脑室上方水平的影像中是大脑内侧面最深的脑沟，很容易识别。如果发现扣带沟边缘支，它的外侧端的前方就是中央沟内侧端。

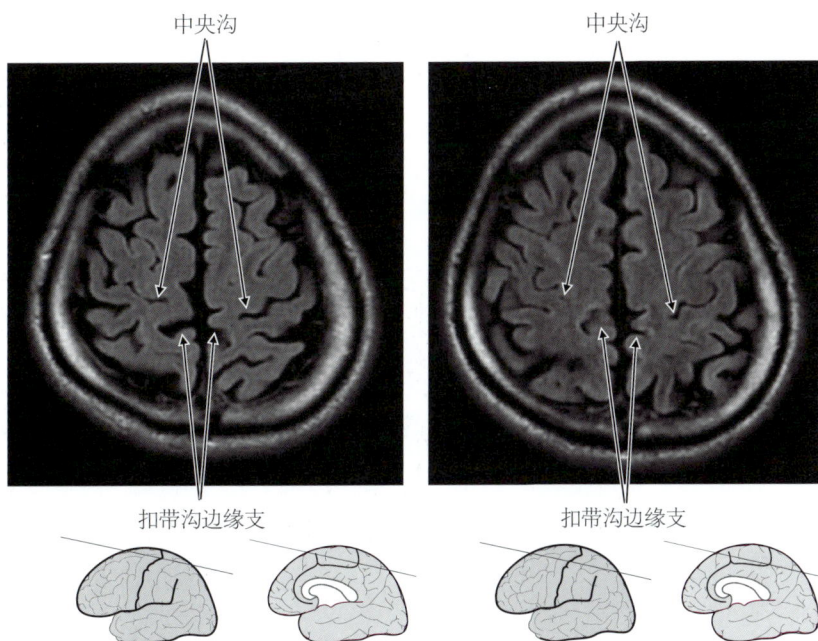

由于大脑结构的个体差异，可能难以识别扣带沟边缘支。在此影像中，左扣带沟边缘支较浅且难以识别

图 3-14　扣带沟边缘支

06 通过侧脑室体部水平识别顶枕沟

关注侧脑室体部的形态

在侧脑室体部水平很容易识别分隔顶叶和枕叶的顶枕沟。大脑内侧后部非常深的沟就是顶枕沟（图3-15）。

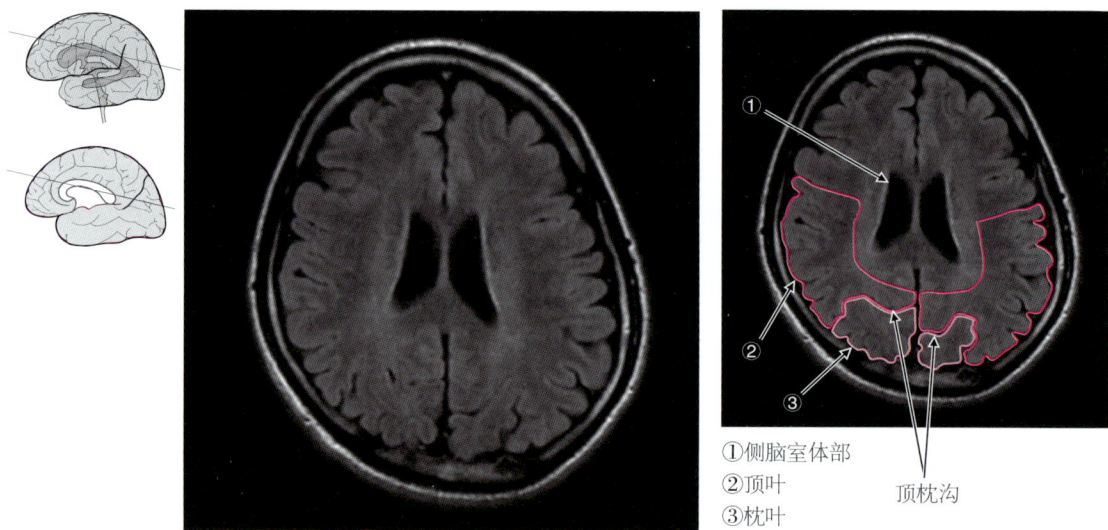

①侧脑室体部
②顶叶
③枕叶
顶枕沟

图 3-15　侧脑室体部水平的正常影像

通过岛叶来判断顶叶和颞叶的分界线

如何区分顶叶和颞叶

在脑影像中，外侧沟后支的后方包括可以看到顶叶的切面和可以看到颞叶的切面。在确定顶叶和颞叶的分界线时，最好以岛叶为标志（图3-16）。如果可以看见岛叶，则为颞叶切面；如果看不见岛叶，则为其上部（顶叶）切面；如果只能看见岛叶后上部，则为顶叶和颞叶交界处的切面（图3-17）。

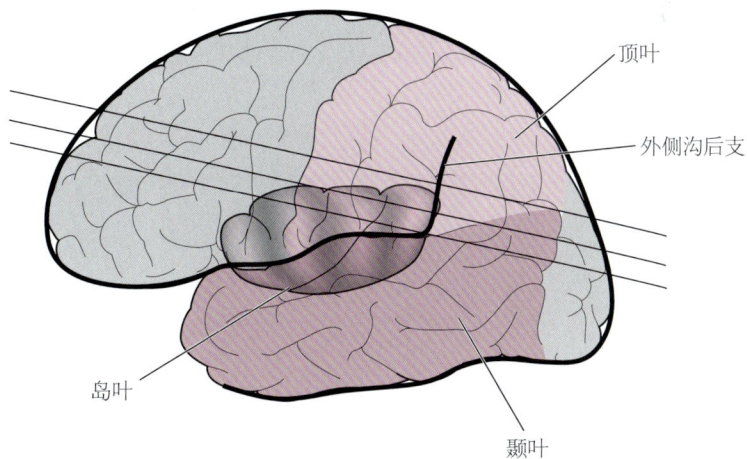

图 3-16　从侧面看岛叶的位置

a. 看不见岛叶的切面

看不见岛叶 ➡ 顶叶水平

外侧沟后支

顶叶

b. 能看见岛叶后上部的切面

能看见岛叶的后上部 ➡ 顶叶、颞叶交界水平

岛叶的后上部

外侧沟后支

顶叶、颞叶交界水平

c. 能看见岛叶的切面

能看见岛叶 ➡ 颞叶水平

岛叶

外侧沟后支

颞叶

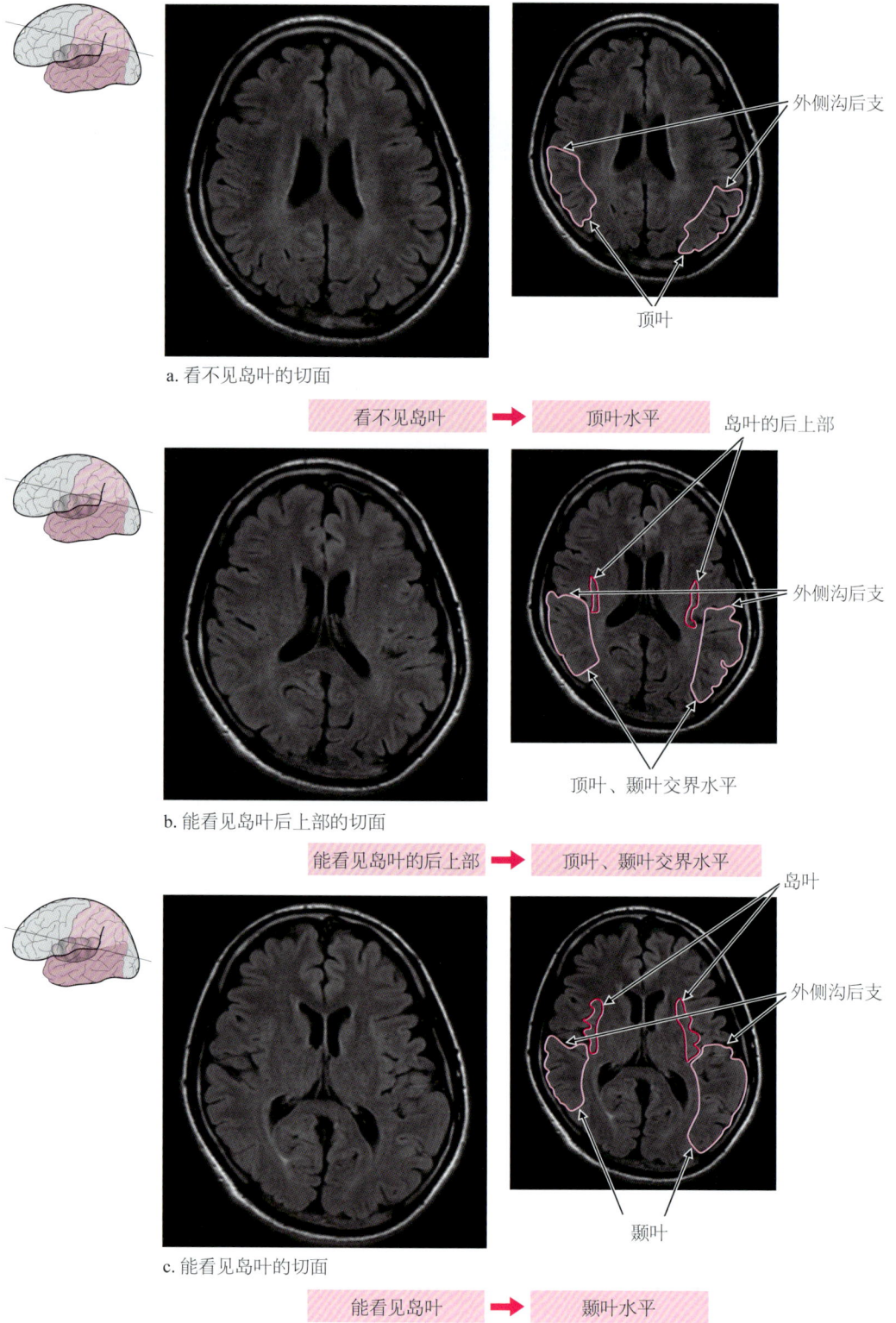

图 3-17 顶叶和颞叶水平

大脑皮质的结构呈"横竖3丁"

脑回和脑沟

大脑皮质可分为额叶、顶叶、枕叶、颞叶、岛叶、边缘叶。边缘叶的识别将在后面的部分详细描述。下面介绍构成各脑叶的脑回和脑沟。

▶ 大脑皮质外侧面的脑回、脑沟

存在于大脑皮质的沟称为"脑沟",被脑沟包围的凸起部分称为"脑回"。当我们看图3-18所示的大脑皮质时,我们如何知道哪个回在哪里?乍一看似乎错综复杂的沟,如果按照下面的方法,就可以看清整体结构。

笔者在札幌医科大学读研究生时,曾在札幌山上医院学习,神经内科的医师教我"大脑皮质外侧面的脑回、脑沟呈横竖3丁"。横竖3丁中"横"是外侧沟(后支)和大脑外周,"竖"是中央沟,"丁"指的是横卧汉字"丁"字的形态,其中"2丁"画在额叶,"1丁"画在顶叶。单凭"横竖3丁"并不能完全包含所有重要的脑沟,所以,在颞叶中用"=",在额叶中用"亅"描述。各脑沟和脑回的名称如图3-19所示。

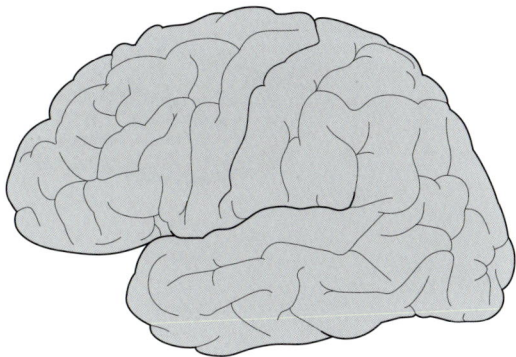

图 3-18　从侧面看到的大脑皮质

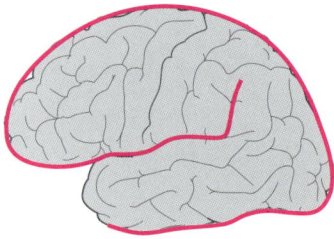

"横"是外侧沟（后支）和大脑外周

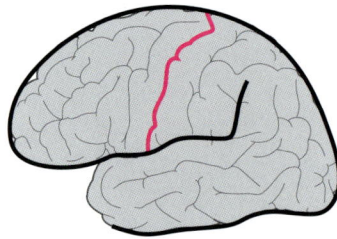

"竖"是中央沟

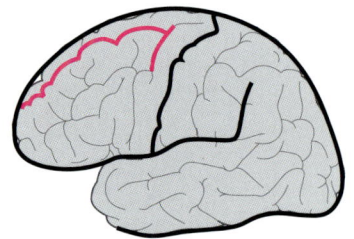

"1 丁"是中央前沟、额上沟

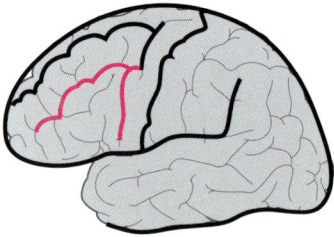

"2 丁"是中央前沟、额下沟

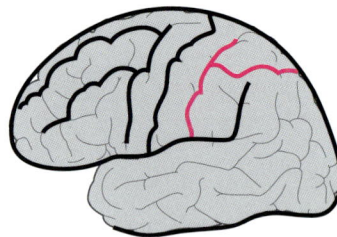

"3 丁"是中央后沟、顶内沟

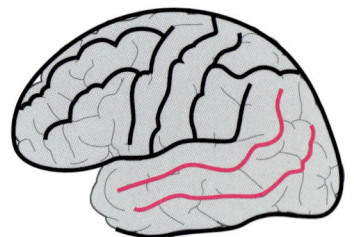

"="是颞上沟、颞下沟

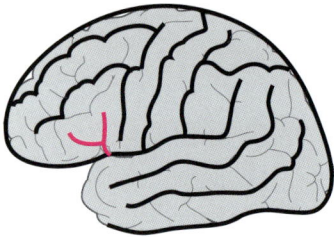

（札幌医科大学医学部解剖学教研室的脑沟、脑叶的记忆方法）

"亅"是外侧沟前上行支、前水平支

a. 用描绘歌加强记忆

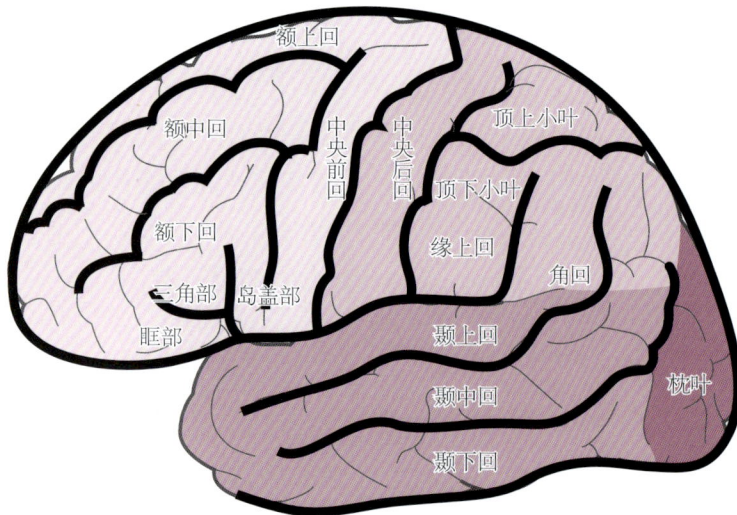

b. 各部的名称

图 3-19　通过脑沟记脑叶

从不同方向观察大脑

09

大脑皮质内侧面的脑回和脑沟

大脑皮质内侧面的脑回和脑沟如图3-20所示。下面列出大脑皮质内侧面结构的特点。

①胼胝体周围有一个扣带回

②扣带回周围的扣带沟向上方延伸至顶叶（扣带沟边缘支）

③顶叶和扣带回由顶下沟隔开

④海马旁回和梭状回由侧副沟隔开

⑤枕叶中有称为距状沟的脑沟

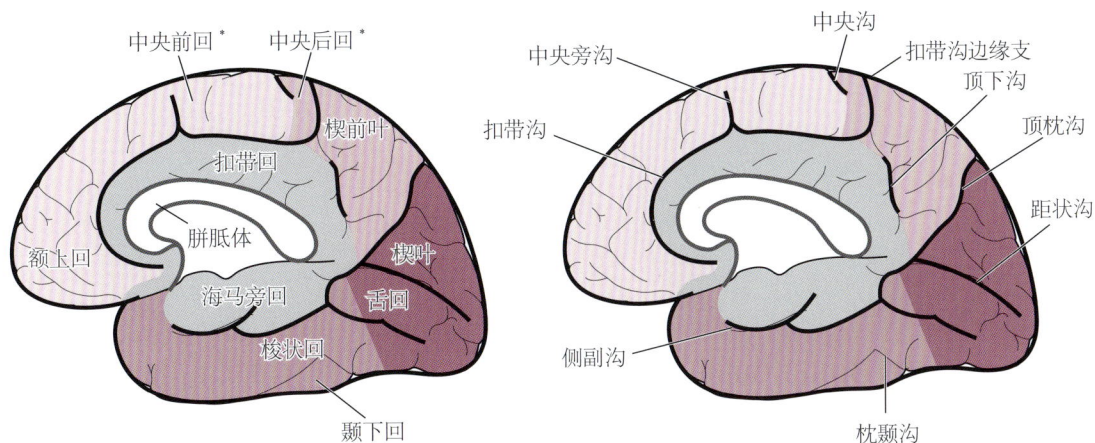

*中央前回和中央后回的内侧部分通常被称为旁中央小叶，但在本书中，为了避免解释复杂化，不使用旁中央小叶这一术语

图3-20　大脑皮质内侧面

从上方和下方看到的大脑皮质

从下方看大脑皮质，额叶外侧有眶回，内侧有直回。在边缘叶和颞叶，从内侧到外侧为海马旁回、舌回、梭状回、颞下回（图3-21a）。

从上方看大脑皮质，在额叶，从内侧到外侧为额上回、中央前回、额下回；在顶叶内侧有顶上小叶，外侧有顶下小叶。中央沟的后方有扣带沟边缘支，中央前沟的前方为外侧沟前上行支（图3-21b）。仔细看图3-21b，不是平面的半圆，而是立体的半球，解释为内侧高、外侧低，就容易理解了。

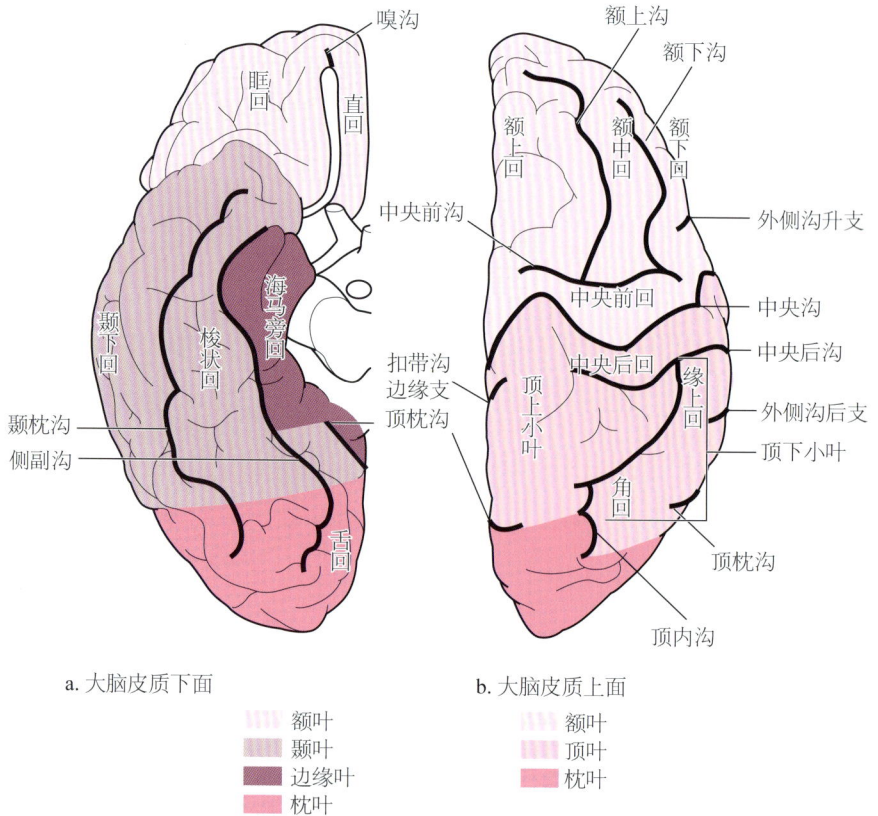

a. 大脑皮质下面

b. 大脑皮质上面

额叶
颞叶
边缘叶
枕叶

额叶
顶叶
枕叶

图 3-21　大脑皮质的上面和下面

理解大脑皮质的结构与分区功能之间的关系

布罗德曼分区功能和脑回、脑沟之间的关系

布罗德曼分区（Brodmann area，BA）常用于描述大脑皮质的功能定位。然而，这个分区的边界并不与通过CT或MRI确认的脑回和脑沟的位置完全重合。为了从CT、MRI中了解患者的功能，必须掌握BA与脑回、脑沟的关系。在BA图上用粗线标注脑沟，如图3-22所示，这样更容易掌握脑沟与脑回之间的关系。

▶ 额叶

额叶分为中央前回、额上回、额中回、额下回、眶回、直回。额下回由外侧沟前上行支和前水平支分为眶部、三角部、岛盖部。中央前回主要包括第一躯体运动区（BA4）、运动前区（BA6外侧）、补充运动区（BA6内侧），额上回主要包括运动前区（BA6外侧）、补充运动区（BA6内侧）、额眼区（BA8）、额前区背外侧部（BA9），额中回主要包括额叶联合区（BA9、BA10、BA46）。

有时会误认为中央前回全是第一躯体运动区，但实际上，运动前区和补充运动区也占据了相当大的部分。运动前区负责视觉诱发的运动控制，补充运动区负责记忆诱发的运动控制[1]。补充运动区功能障碍会导致大脑前动脉分布区梗死或帕金森病所表现的运动开始困难[2]。运动前区和补充运动区是皮质网状束（另见第65页）的起始部，在姿势控制中起着重要作用。额眼区，不仅仅与眼球运动有关，还通过与顶上小叶、顶内沟周围皮质的联系，对选择的对象进行反应，与自上而下的注意有关。此外，额眼区通过与额中回、额下回、顶下小叶、颞上回的联系，将注意转向新的刺激，与自下而上的注意有关[3,4]。额前区背外侧部在工作记忆和组装机器的转换等中也起着重要的作用。额前区背外侧部还参与目标设定、行动计划及负责有效行动的执行功能。

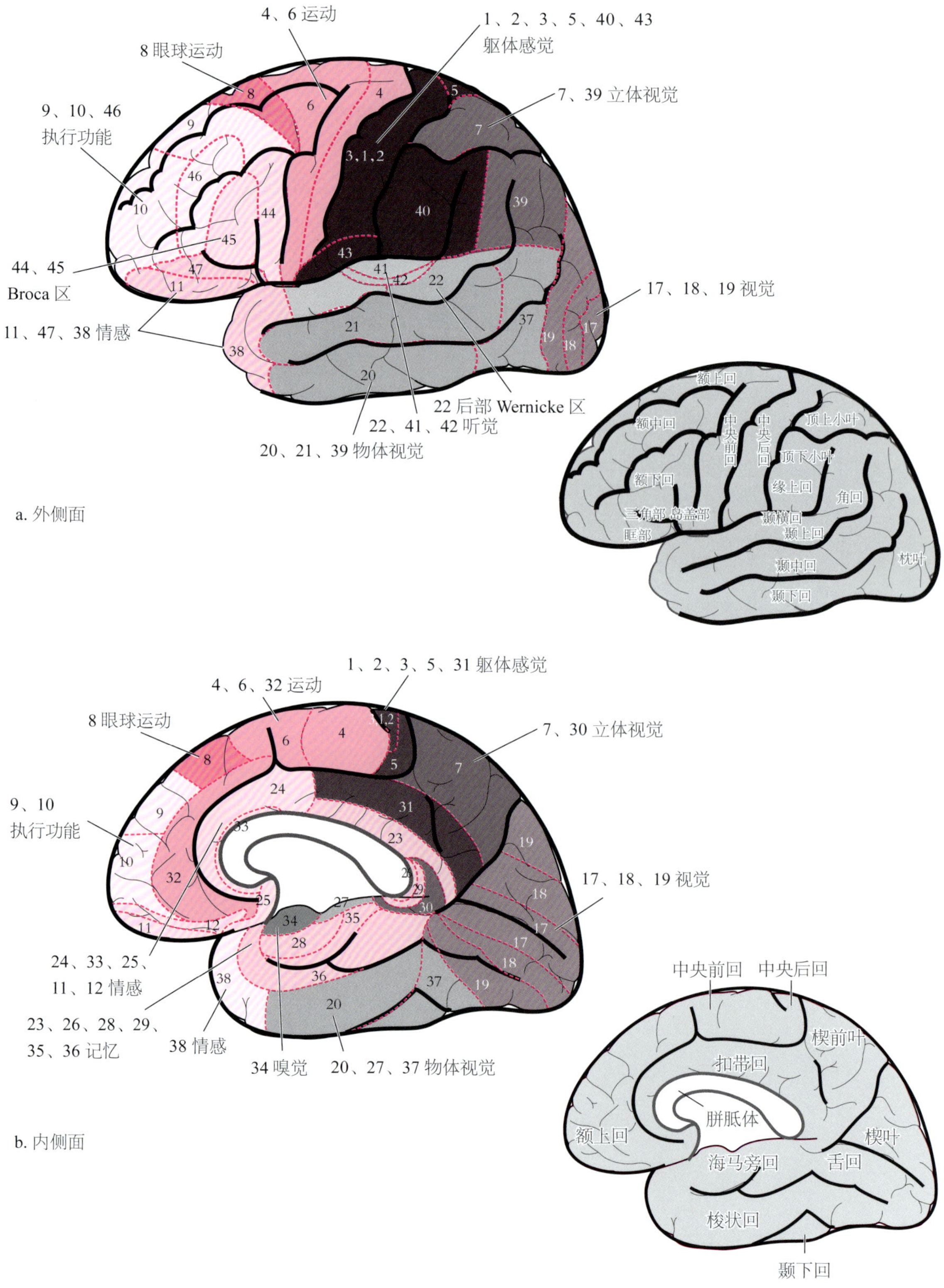

4、6 运动
8 眼球运动
1、2、3、5、40、43 躯体感觉
9、10、46 执行功能
7、39 立体视觉
3,1,2
44、45 Broca 区
17、18、19 视觉
11、47、38 情感
22 后部 Wernicke 区
22、41、42 听觉
20、21、39 物体视觉

a. 外侧面

额上回
额中回
额下回
三角部 岛盖部 眶部
中央前回
中央后回
顶上小叶
顶下小叶
缘上回
角回
颞横回
颞上回
颞中回
颞下回
枕叶

1、2、3、5、31 躯体感觉
4、6、32 运动
8 眼球运动
7、30 立体视觉
9、10 执行功能
17、18、19 视觉
24、33、25、11、12 情感
23、26、28、29、35、36 记忆
38 情感
34 嗅觉
20、27、37 物体视觉

b. 内侧面

中央前回
中央后回
楔前叶
扣带回
胼胝体
楔叶
额上回
海马旁回
舌回
梭状回
颞下回

图 3-22　布罗德曼分区功能和脑回、脑沟

44

在优势半球中，额下回的三角部后部和岛盖部有与语言表达有关的Broca区（BA44、BA45）。眶回和直回是位于额叶下表面的眶额皮质（BA11、BA12），负责情绪控制和社会行为。

▶ 顶叶

顶叶分为中央后回、顶上小叶、顶下小叶和楔前叶。中央后回包括躯体感觉区（BA3、BA1、BA2）和躯体感觉联合区（BA5、BA43）。顶上小叶和顶下小叶的前部是躯体感觉联合区（BA5、BA40），负责对自我身体的认知；后部是视觉联合区（BA7、BA39），在视觉认知中能识别对象的位置，具体感知倾斜的视空间功能。另外，还参与动作形象的形成，成为各种动作失误的责任病灶。顶下小叶的前部称为缘上回，后部称为角回，分别围绕外侧沟后支和颞上沟。缘上回也是从前庭系统接收平衡感觉信息的区域。此外，优势半球的角回也参与文字阅读。内侧面的楔前叶是阿尔茨海默病早期葡萄糖代谢和血流下降的区域，楔前叶还参与立体视觉功能和情景记忆[5]。顶叶与枕叶交界处，即顶内沟后部的皮质被称为顶内沟区（CIP区），负责立体视觉功能和深度感知。

▶ 枕叶

枕叶分为外侧和内侧（包括楔叶、舌回后部、梭状回后部）。视皮质（BA17）位于分隔楔回与舌回的距状沟周围。围绕视皮质的BA18、BA19是视觉联合区。在路易体痴呆中，由于枕叶中的葡萄糖代谢和血流下降，会出现幻觉。

▶ 颞叶

颞叶分为颞横回、颞上回、颞中回、颞下回、舌回前部和梭状回前部。颞横回有听觉区（BA41、BA42），颞上回有听觉联合区（BA22）。在优势半球中，颞上回后部是涉及语言理解的Wernicke区（BA22后部）。颞中回、颞下回和梭状回负责物体视觉功能，根据物体的形状和颜色识别、认识物体（BA20、BA21、BA37），是视觉失认的责任病灶。在优势半球中，BA37是负责文字读写的区域。颞极（BA38）位于颞叶的顶端，与情绪有关。

▶ 边缘叶和岛叶

扣带回位于大脑内侧，前部负责情绪、动机和注意力，后部负责记忆和空间认知[6]。海马旁回中的BA34与嗅觉有关。外侧沟深部的岛叶负责情绪、前庭功能和自我意识生成等[7]。

从内侧向外侧识别额叶的脑回 11

识别额叶的脑回

额上回、额中回、额下回在横断面影像中由内向外排列，所以应从内侧按顺序辨认。额中回应在precentral knob水平以下观察，额下回应在侧脑室体部水平以下观察。中央前回应在中央沟前方识别（图3-23）。

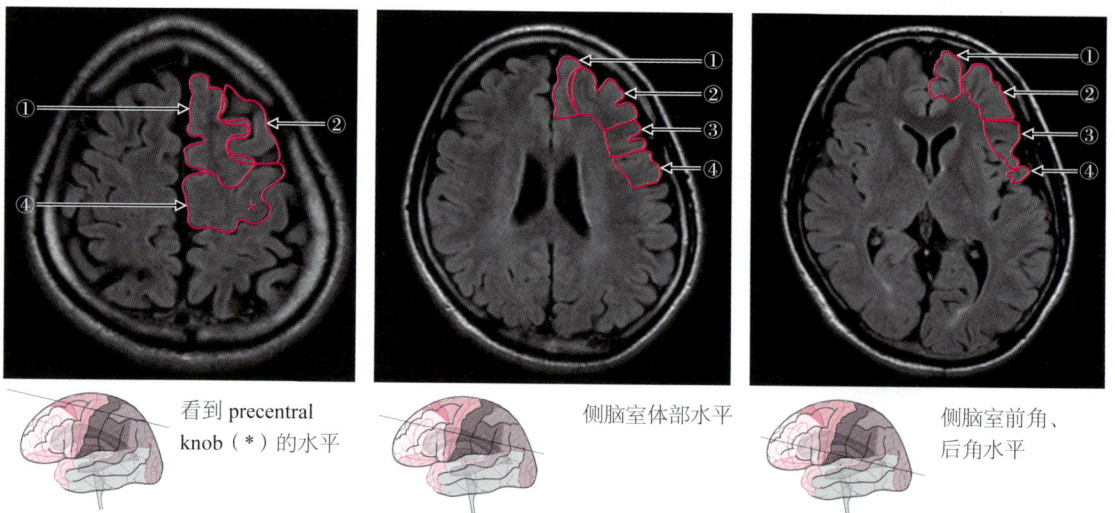

看到 precentral knob（＊）的水平

侧脑室体部水平

侧脑室前角、后角水平

术语解释

＊1 执行功能

有效完成一系列有目的的动作所必需的功能称为执行功能。执行功能受损影响目标设定、计划制订和目标实施。

解剖		功能
① 额上回	后部	记忆诱导性姿势和运动控制（补充运动区）
	中部	眼球运动（额眼区）
	前部	执行功能[*1]（额前区）
② 额中回		执行功能（额前区）
③ 额下回		执行功能（额前区）
	优势半球的后部	语言表达（Broca 区）
④ 中央前回	前内侧部	记忆诱导性姿势和运动控制（补充运动区）
	前外侧部	视觉诱导性运动控制（运动前区）
	后部	随意运动（运动区）

图 3-23　额上回、额中回、额下回、中央前回

运动区在中央前回的后部，补充运动区和运动前区在其前方，额眼区更靠前。位于额眼区前方的是额前区（图3-24）。

在侧脑室下角水平可以识别眶回和直回（图3-25）。

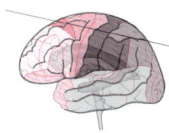

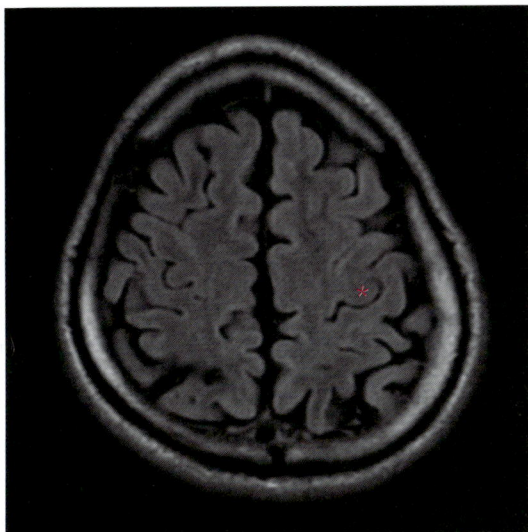

能看到 precentral knob（＊）的水平

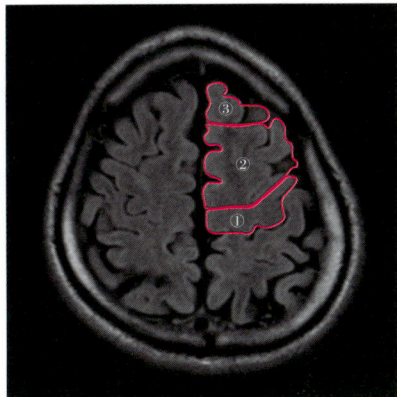

①运动区；②运动前区、补充运动区；③额眼区

解剖	功能
① 运动区	随意运动
② 运动前区（外侧）	视觉诱导性姿势和运动控制（运动前区）
补充运动区（内侧）	记忆诱导性姿势和运动控制（补充运动区）
③ 额眼区	眼球运动

图 3-24　运动区、运动前区和补充运动区、额眼区

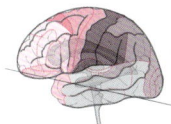

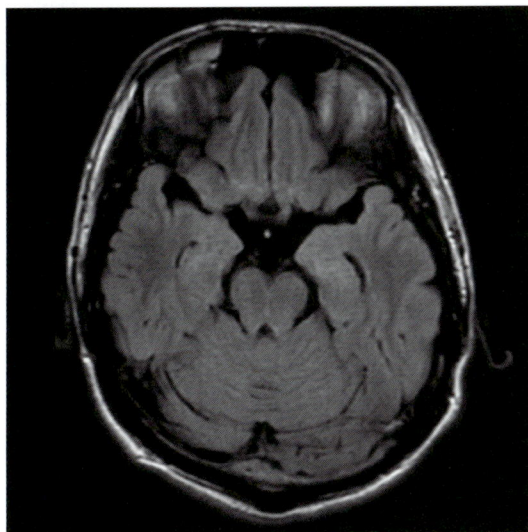

侧脑室下角水平

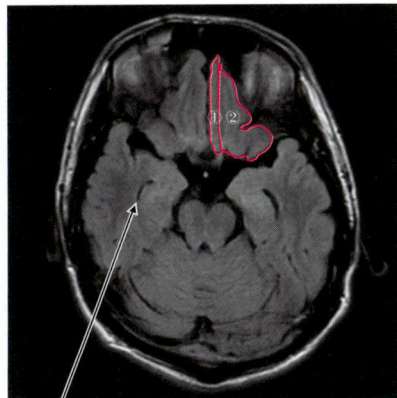

侧脑室下角

①直回
②眶回

解剖	功能
① 直回	情感控制，社会行动
② 眶回	

图 3-25　直回、眶回

47

锥体束和躯体感觉传导束中身体部位的定位

运动和感觉的局部定位

Penfield等绘制的Homunculus图是著名的运动区及躯体感觉传导束中身体部位的定位图，内侧对应的是脚，上部对应的是脚、躯干、手臂，上外侧对应的是手，外侧对应的是面部。手运动区主要位于precentral knob中，拇指运动区位于precentral knob外侧。

▶ 锥体束

从运动区（图3-26①）发出的锥体束，在侧脑室的体部水平（图3-26②）汇聚，在侧脑室前角、后角水平通过内囊后肢的中央（图3-26③）。经过中脑大脑脚中央部（图3-26④）、脑桥基底部之后，在延髓约90%的锥体束交叉至对侧，组成皮质脊髓侧束支配对侧的躯干和上下肢，尤其是手、脚的远端肌肉（参见第66页）。约10%的皮质脊髓前束支配躯干、双侧上下肢近端肌肉。控制面部肌肉的锥体束称为皮质核束，它穿过内囊后肢之后，没有向下延伸至脊髓，而是在脑干形成三叉神经或面神经，与脑干的脑神经运动核形成突触。

*由于脊髓丘脑前束和脊髓丘脑侧束在脑干中相互靠近，因此在本文中统称为脊髓丘脑束。

▶ 躯体感觉传导束

由于躯体感觉传导束在丘脑处有突触连接，所以分为丘脑以下和丘脑以上的水平。在丘脑以下水平（脑干），分为传递深感觉和识别性触压觉的内侧丘系、传递粗略触压觉和痛温觉的脊髓丘脑前束、传递痛觉的脊髓丘脑侧束*（图3-27④）。在丘脑以上水平，作为丘脑前辐射的一部分被传导至躯体感觉区。此外，在侧脑室体部水平，锥体束支配上肢的纤维位于支配下肢的纤维的前方；然而，在躯体感觉传导束中，支配上肢的纤维位于支配下肢的纤维的后方[8]。这意味着与下肢相比，上肢有单独的锥体束和躯体感觉传导束，且同时发生损坏的可能性小（图3-27①~③）。另外，在颜面部触觉从脑干的三叉神经输入后，交叉至对侧，汇入内侧丘系和脊髓丘脑束，而面部痛温觉传导束的特征是在交叉之前经过三叉神经脊髓束到达第2颈髓。

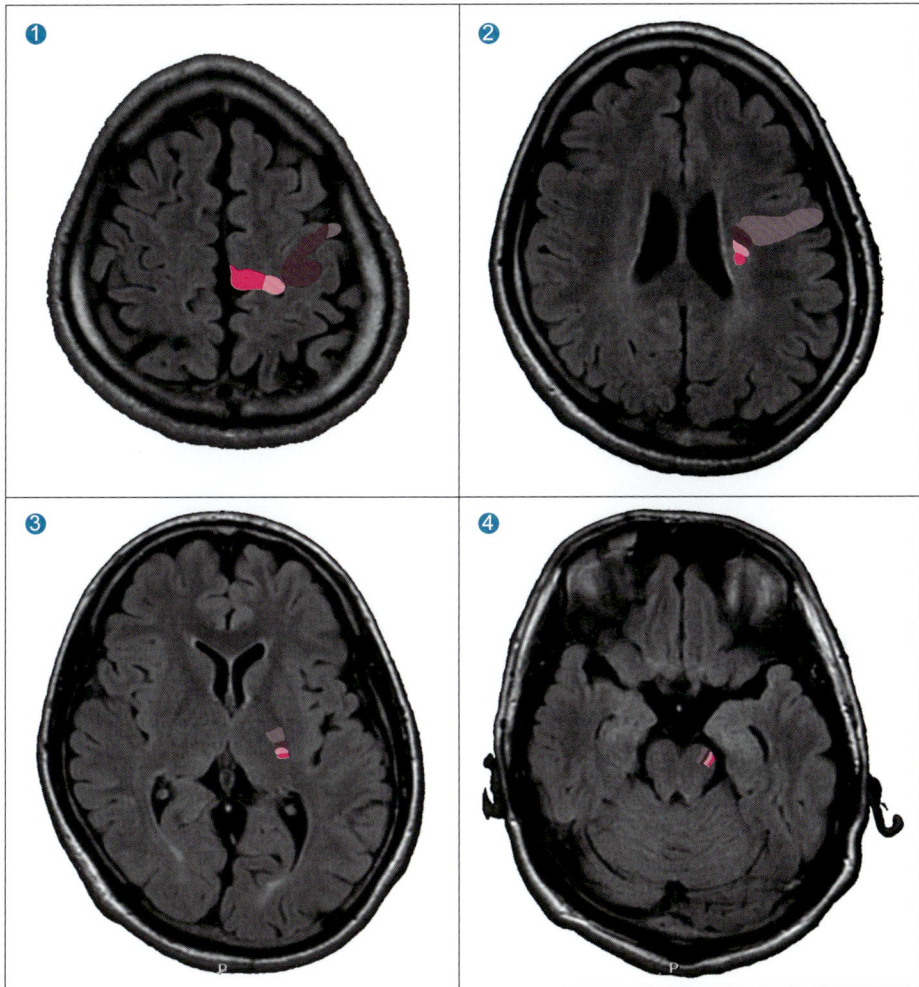

大脑脚中的身体局部定位请参见第 21 页图 2-11

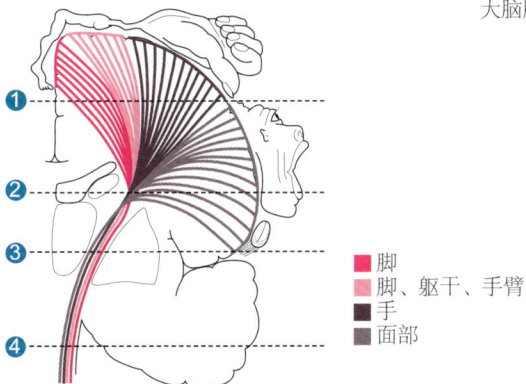

■ 脚
■ 脚、躯干、手臂
■ 手
■ 面部

图 3-26　影像和 Homunculus 图中锥体束的大致位置

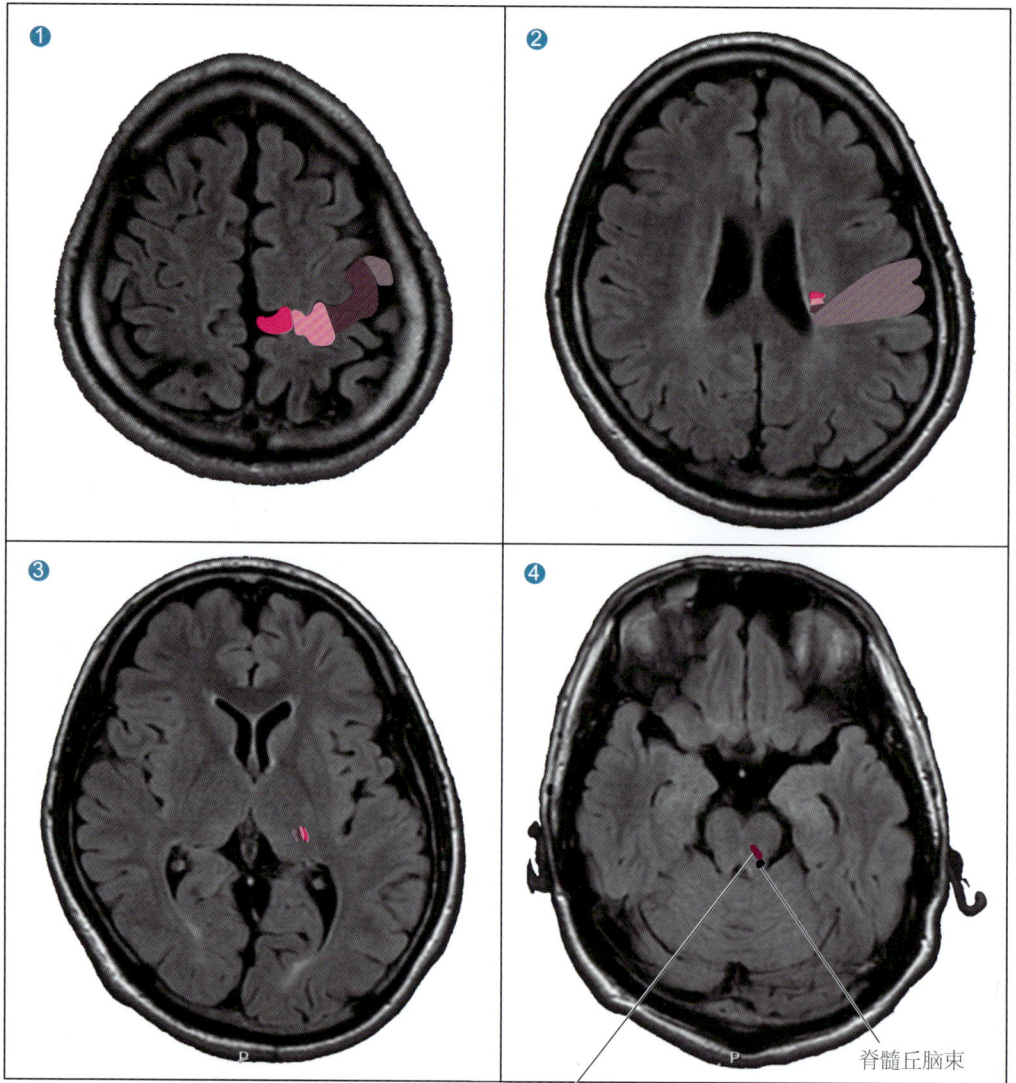

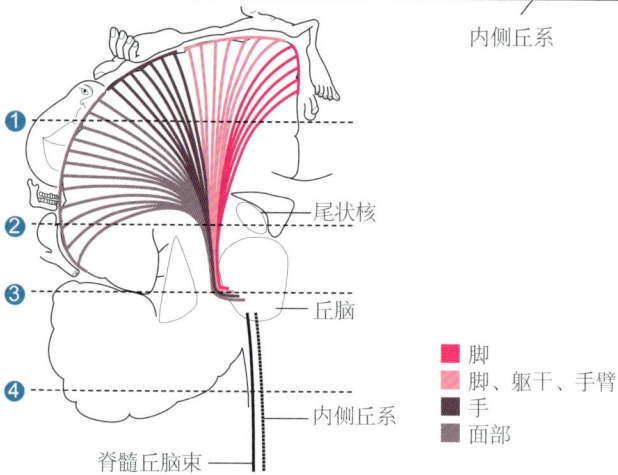

图 3-27　影像和 Homunculus 图中躯体感觉传导束的大致位置

Broca 区的识别
了解与外侧沟前上行支之间的位置关系

从可以看到岛叶的水平开始

Broca区位于优势半球（通常为左半球）额下回的后部（岛盖部和三角部后部），包围外侧沟前上行支。因此，若能识别外侧沟前上行支，则其周围区域即为Broca区。外侧沟前上行支是一条从岛叶前部向外侧延伸的脑沟，很容易识别（图3-28）。

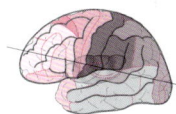

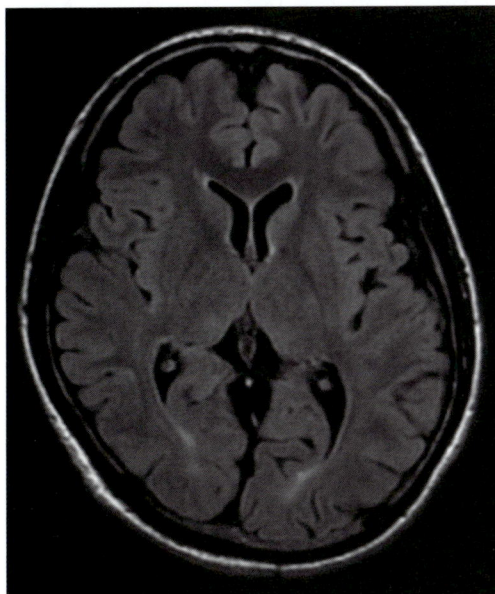

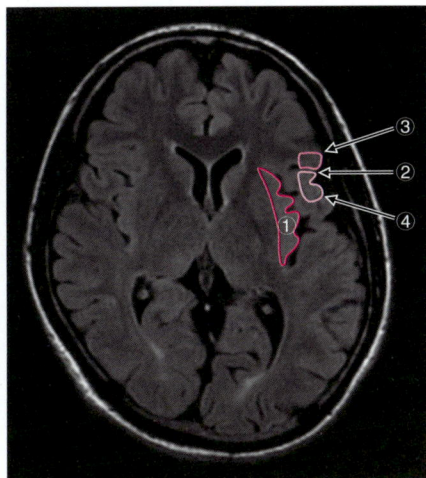

① 岛叶
② 外侧沟前上行支
③ Broca 区（额下回三角部后部）
④ Broca 区（额下回岛盖部）

解剖	功能
① 岛叶	情感，自我认知，前庭功能
③④ Broca 区（额下回三角部后部、岛盖部）	语言表达

图 3-28 Broca 区

Wernicke 区的识别
了解与外侧沟后支之间的位置关系

着眼于外侧沟后支的后方

Wernicke 区位于优势半球的颞上回后部。由于颞上回位于外侧沟后支的后下方，因此在横断面影像中，可在外侧沟后支的后方识别 Wernicke 区（图 3-29）。

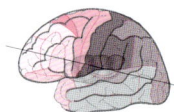

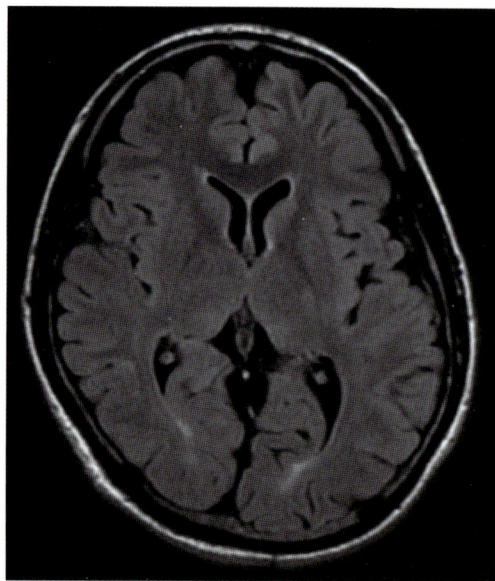

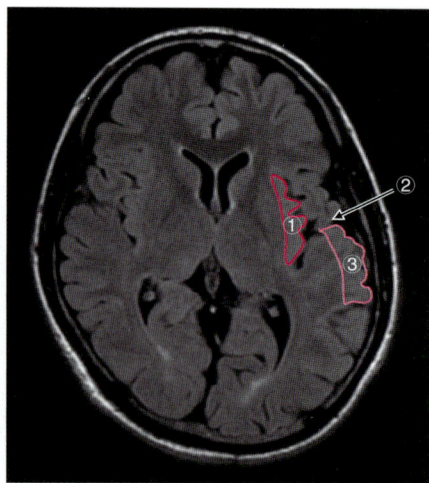

① 岛叶
② 外侧沟后支
③ Wernicke 区

解剖	功能
① 岛叶	情感，自我认知，前庭功能
③ Wernicke 区	语言理解

图 3-29　Wernicke 区

顶叶的区分：以丁字形沟为标志

丁字形沟

顶叶由丁字形沟（中央后沟以及向后方延伸的顶内沟）分为中央后回、顶上小叶和顶下小叶（图3-30）。

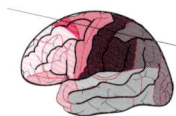

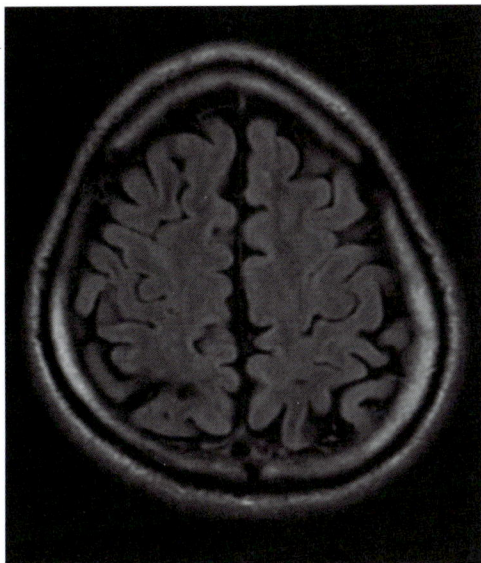

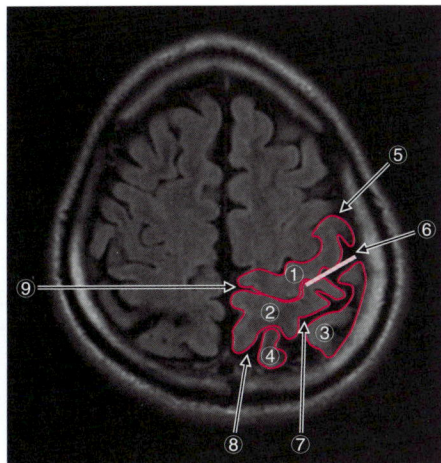

①中央后回　　　　　　⑥中央后沟
②顶上小叶、楔前叶　　⑦顶内沟
③顶下小叶　　　　　　⑧顶枕沟
④枕叶　　　　　　　　⑨扣带沟边缘支
⑤中央沟

解剖	功能
①中央后回	躯体感觉
②顶上小叶、楔前叶 ③顶下小叶	身体认知，空间认知，行为
④枕叶	视觉认知

图 3-30　影像上顶叶的区分

从外侧沟后支和颞上沟识别缘上回和角回

从岛叶水平追踪脑沟

顶下小叶可分为缘上回和角回。由于缘上回围绕外侧沟后支，角回围绕颞上沟，因此，通过识别这些脑沟也可以识别缘上回和角回。

标志性的外侧沟后支和颞上沟难以在顶下小叶水平的切面中识别。因此，我们首先应在可见岛叶的颞叶水平切面识别外侧沟后支和其后方的颞上沟，然后沿着沟追踪到顶下小叶水平以识别缘上回和角回（图3-31）。

另外，在顶内沟后部有顶内沟区（CIP区）。

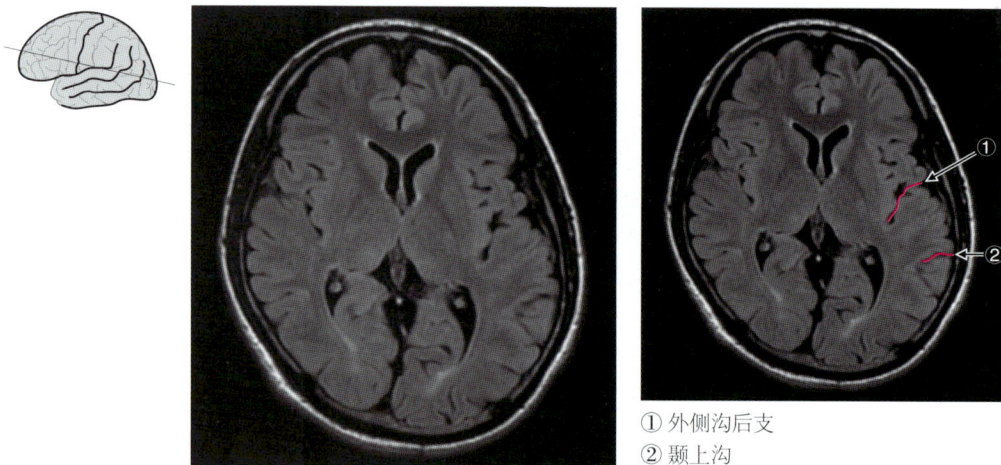

① 外侧沟后支
② 颞上沟

图 3-31　从外侧沟后支和颞上沟识别缘上回和角回

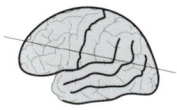

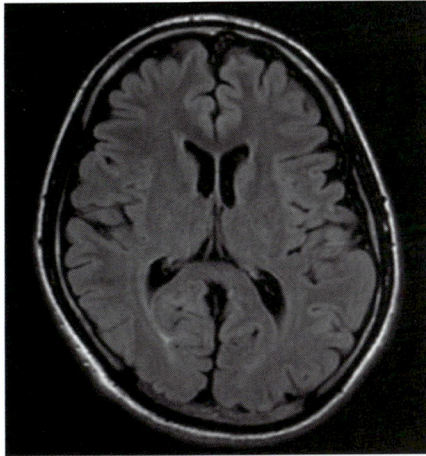

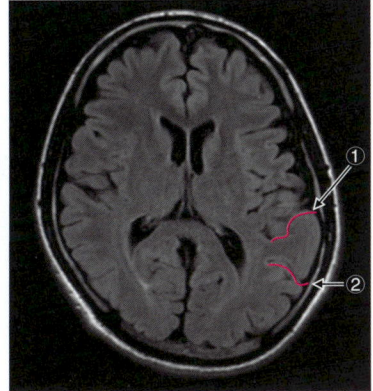

① 外侧沟后支
② 颞上沟

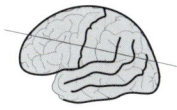

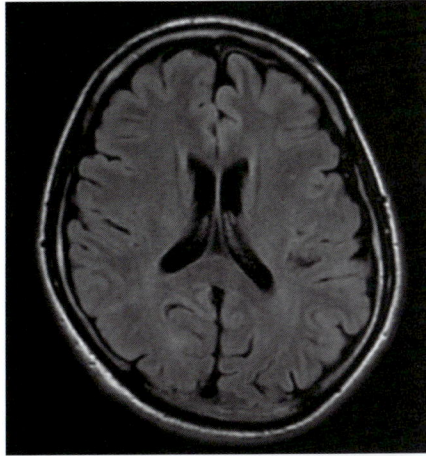

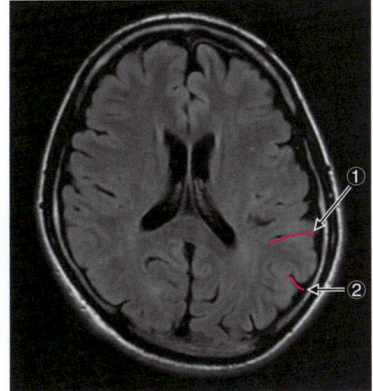

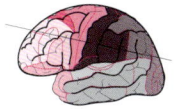

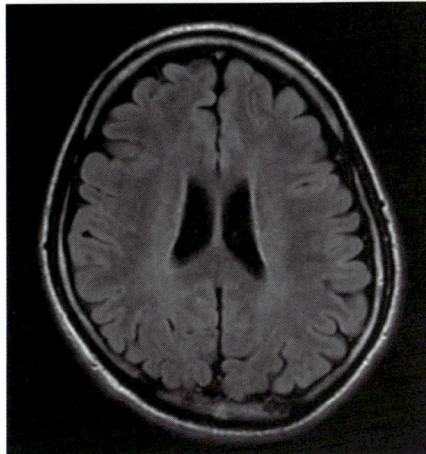

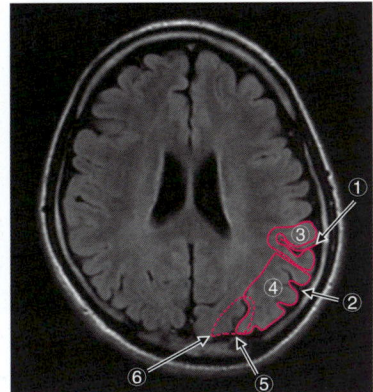

① 外侧沟后支
② 颞上沟

| ① 外侧沟后支 | ③ 缘上回 | ⑤ 顶内沟 |
| ② 颞上沟 | ④ 角回 | ⑥ CIP 区 |

解剖	功能
③ 缘上回	身体认知，行为（时间和空间认知）
④ 角回	空间认知，行为（优势半球：工具的使用）
⑥ CIP 区	立体视觉功能，深度感知

图 3-31（续） 从外侧沟后支和颞上沟识别缘上回和角回

视皮质的识别
了解与胼胝体压部之间的位置关系

在横断面影像中识别距状沟，有点难……

视皮质位于枕叶的距状沟周围。虽然从横断面影像上难以识别距状沟，但由于距状沟位于胼胝体的后下方，所以在能看见胼胝体压部的切面上，枕叶内侧即为视皮质（图3-32）。

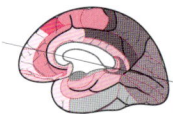

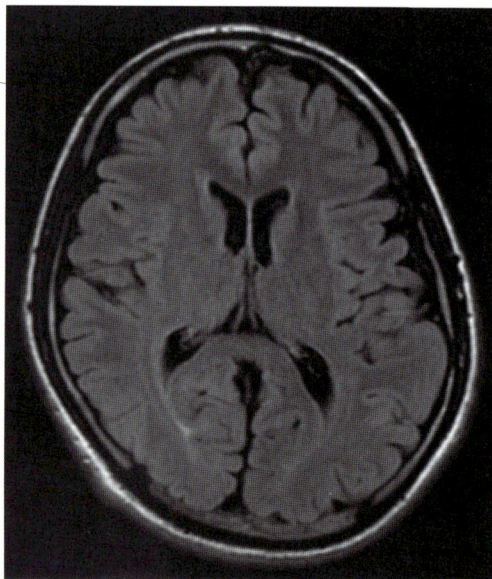

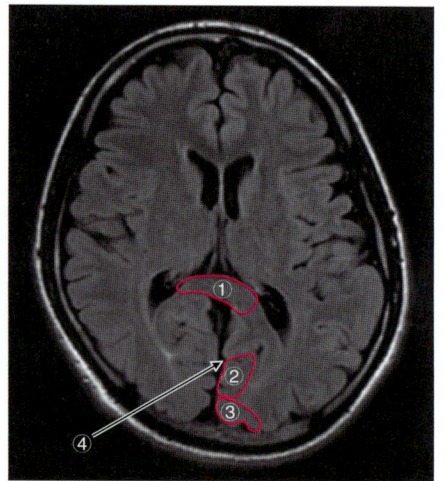

① 胼胝体压部
② 视皮质前部
③ 视皮质后部
④ 顶枕沟

解剖	功能
① 胼胝体压部	连接左右枕叶
② 视皮质前部	周边视野
③ 视皮质后部	中心视野

图 3-32　能看见胼胝体压部的切面

视野缺损发生在哪里？

了解视野与传导通路之间的关系

视野缺损的推测

脑损伤引起的视野缺损不仅限于简单的同向性偏盲。根据脑损伤部位的不同，可表现为上象限盲、下象限盲、有黄斑回避的同向性偏盲（中心视野保留的同向性偏盲）、管状视野（仅有中心视野的同向性偏盲）等。如果能够掌握哪个视野的信息通过哪个通路传递到视皮质的哪个部分，并利用脑影像确认损伤，就可以推测出患者受损的视野（图3-33）。

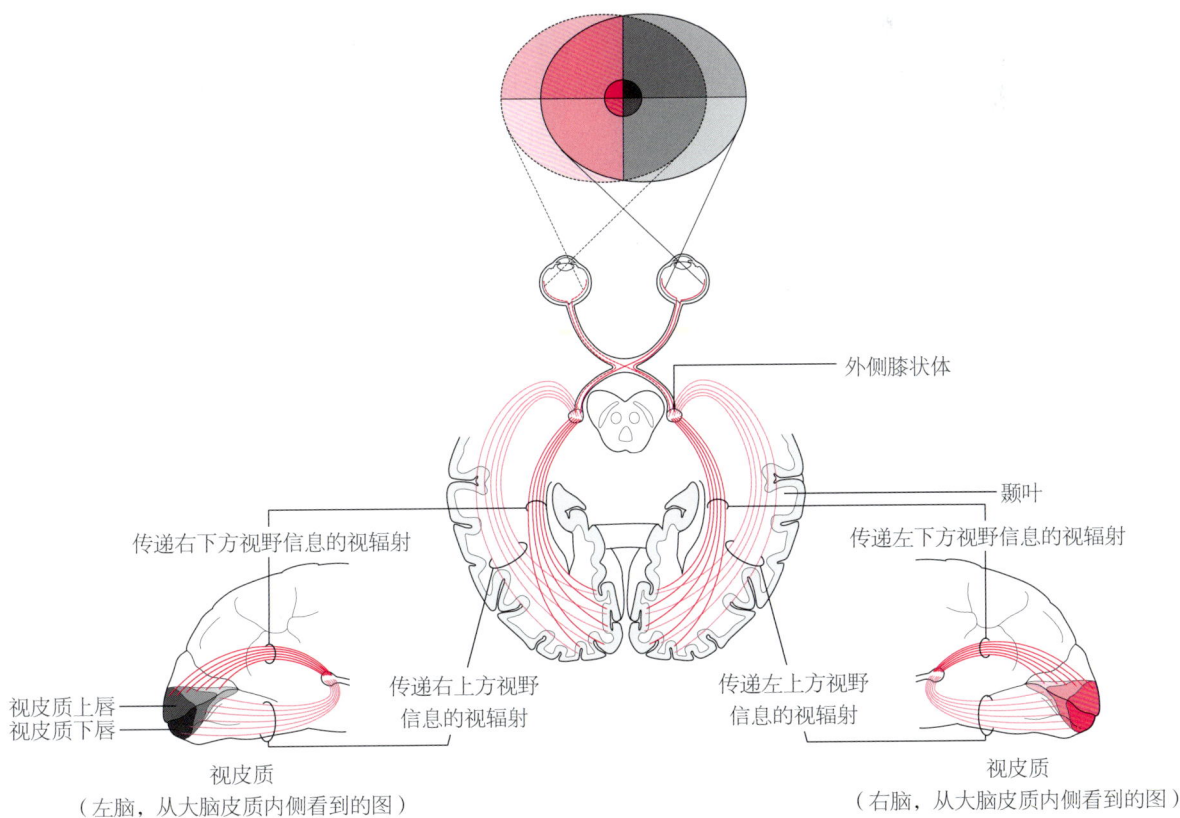

外侧膝状体

颞叶

传递右下方视野信息的视辐射

传递左下方视野信息的视辐射

视皮质上唇
视皮质下唇

传递右上方视野信息的视辐射

传递左上方视野信息的视辐射

视皮质
（左脑，从大脑皮质内侧看到的图）

视皮质
（右脑，从大脑皮质内侧看到的图）

图3-33 视野、视辐射、视皮质的损伤

▶ **识别视辐射损伤**

　　在视觉传导通路中，从丘脑外侧膝状体到枕叶视皮质的视辐射分为走行向后和先转向颞叶前部再向后折返两种。向后延伸到达视皮质上唇的纤维传递下方视野信息，而从颞叶前部折回到达视皮质下唇的纤维则传递上方视野信息（图3-33）。哪种视辐射受损决定了上下哪部分的视野缺损。

▶ **枕极的血液供应**

　　在视皮质中，枕极接收中心视野的信息，而其前方接收周边视野的信息。枕极是大脑中动脉和大脑后动脉的分界区，即使大脑后动脉闭塞，大脑中动脉的血流也能维持枕极的血供，因此往往可以避免损伤（图3-34）。另请参阅第135页。

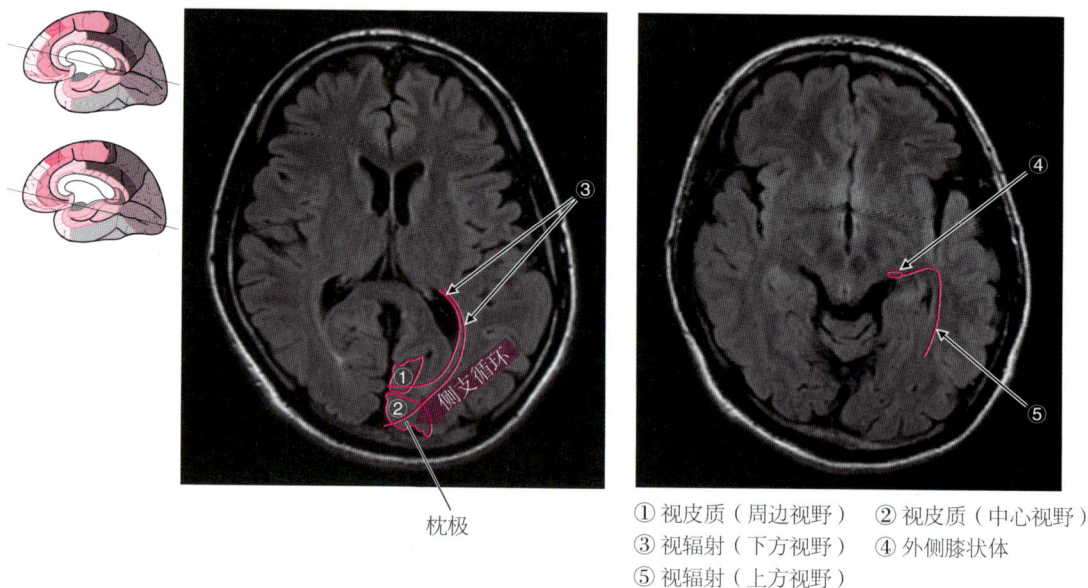

枕极

① 视皮质（周边视野）　② 视皮质（中心视野）
③ 视辐射（下方视野）　④ 外侧膝状体
⑤ 视辐射（上方视野）

图 3-34　影像中的视皮质

诊断陷阱

不同损伤部位视野缺损的差异

　　在大脑后动脉区域脑梗死中，经常因发生枕叶损伤而导致视野缺损。然而，视野缺损的部位通常因患者而异。接收中心视野信息的枕极同时还接收来自大脑中动脉的血流，因此，在这种情况下，中心视野会被保留。这是很难通过对坐法视野测试检测到的，因此脑影像中的信息很有用（参见第135页）。此外，负责下方视野的视皮质上唇，也接受来自大脑前动脉的血流，因此往往比负责上方视野的视皮质下唇能够得到更多的保护。在这种情况下，会表现为象限盲，需要分别检查上、下方视野才能正确评估。

海马和杏仁核的识别
了解与侧脑室下角之间的位置关系

先识别侧脑室下角

在边缘系统中，负责记忆的海马从侧脑室的三角区延伸到下角，与脑室的内下方比邻（参见第29页图3-4和3-7）。因此，在横断面影像中，可在侧脑室下角的内后方识别海马。可在海马的前方识别负责情感的杏仁核（图3-35）。在大脑后动脉区域梗死中，海马可能受损；在脉络丛前动脉区域梗死中，杏仁核可能受损（参见第134、135、141和142页）。阿尔茨海默病的海马萎缩请参见第100页。

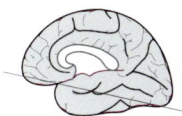

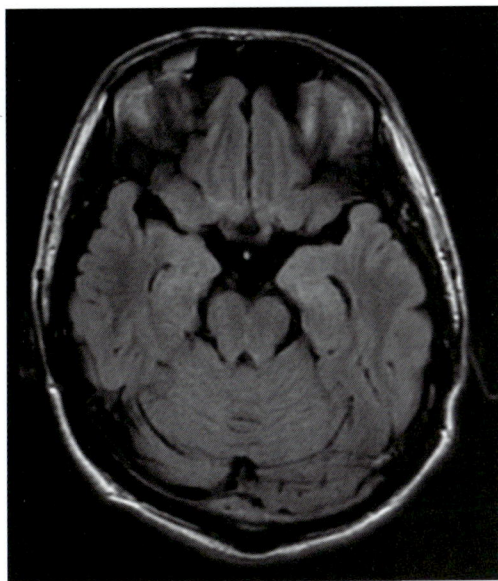

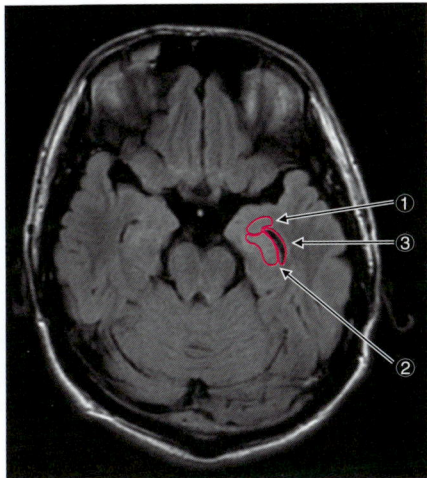

① 杏仁核
② 海马
③ 侧脑室下角

解剖	功能
① 杏仁核	情感
② 海马	记忆

图 3-35 能看见侧脑室下角水平的切面

通过手指记住颞叶前部的 4 个回

颞叶的识别

颞叶前部可分为4个回。在侧脑室下角水平识别颞叶的脑回时，从外侧前方开始依次可识别出颞上回和颞中回，在后端可识别出颞下回。从内侧前方可识别出围绕海马和杏仁核的海马旁回，以及后方的梭状回（图3-36）。可以通过手指形象地记住包括海马旁回的5个回。

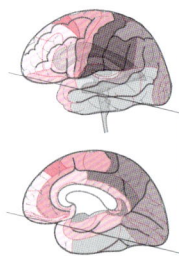

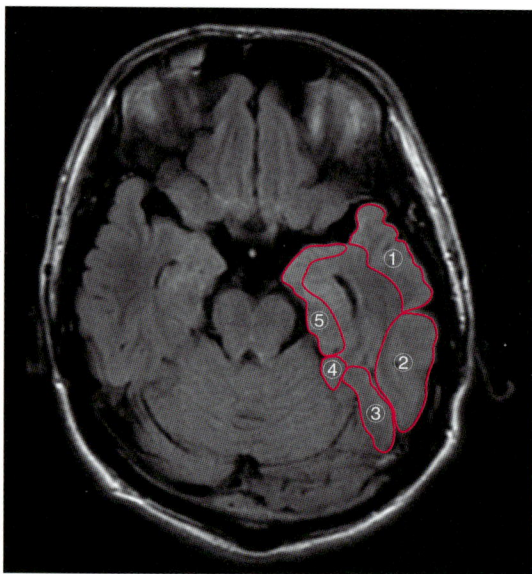

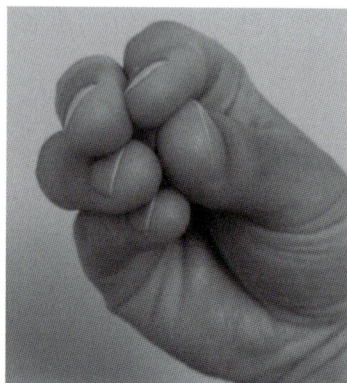

① 颞上回（颞极）
② 颞中回
③ 颞下回
④ 梭状回
⑤ 海马旁回

解剖	功能
① 颞上回（颞极）	情感
② 颞中回 ③ 颞下回 ④ 梭状回 ⑤ 海马旁回	物体视觉

图 3-36　颞叶的区分

尾状核的识别
了解与侧脑室之间的位置关系

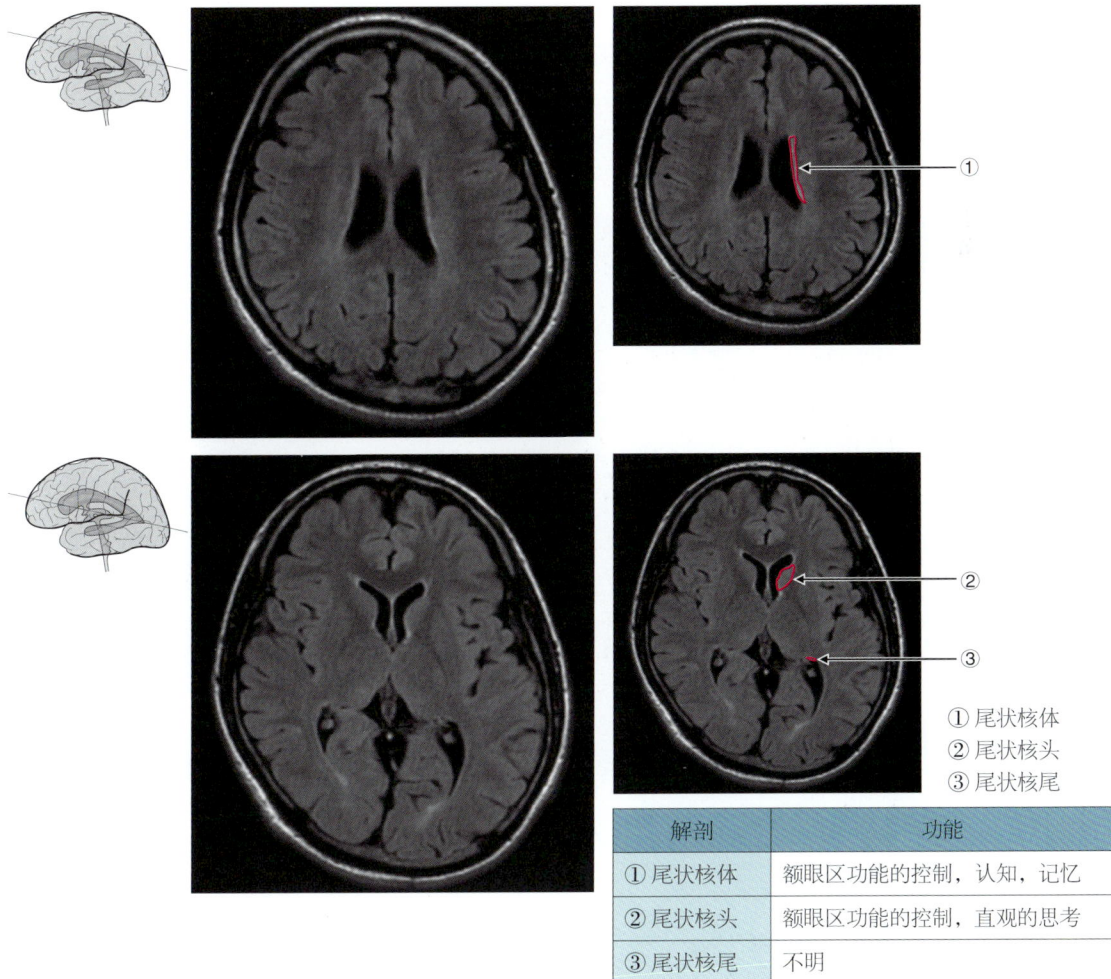

沿侧脑室的部位

尾状核是基底神经节之一，从前至后分为头、体和尾3个部分，从侧脑室的前角到下角，与侧脑室外侧比邻（图3-37，参见第29页图3-4 ~ 3-6）。

① 尾状核体
② 尾状核头
③ 尾状核尾

解剖	功能
①尾状核体	额眼区功能的控制，认知，记忆
②尾状核头	额眼区功能的控制，直观的思考
③尾状核尾	不明

图 3-37　影像中的尾状核

豆状核的识别
了解苍白球在 CT 和 MRI 上的表现差异

MRI 信号强度的差异

基底神经节的豆状核（壳核、苍白球）在岛叶的内侧呈三角形断面。在CT中，壳核和苍白球的信号比周围稍高，但往往两者难以区分（图3-38）。在MRI上，从12岁左右开始，由于铁沉积的影响，苍白球显示出与壳核不同的信号强度，因此很容易区分两者（图3-39）。另请参阅第 162 页。

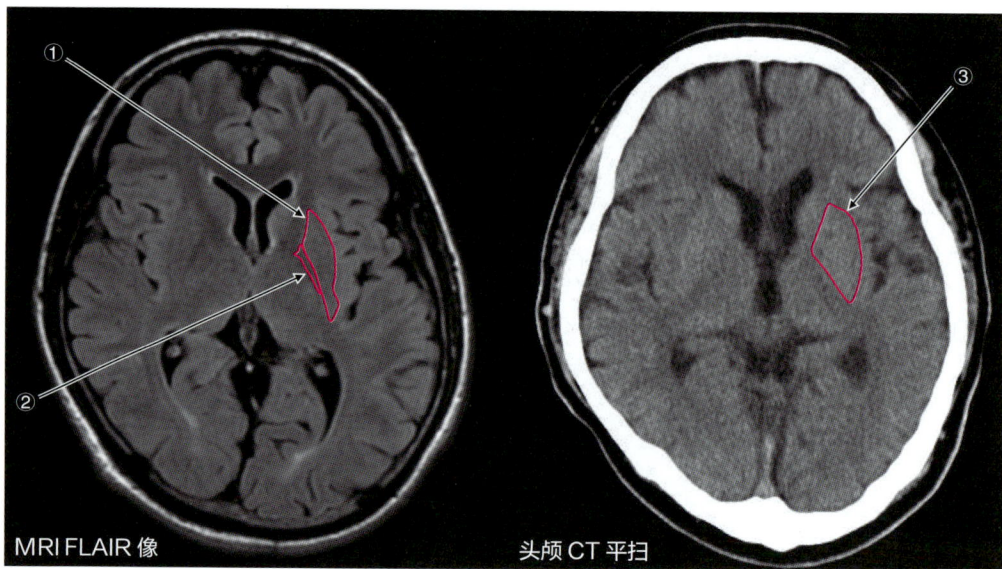

MRI FLAIR 像   头颅 CT 平扫

① 壳核 ② 苍白球   ③ 豆状核（壳核＋苍白球）：壳核和苍白球难以区分

在 FLAIR 像中，苍白球显示出低信号；在 CT 中，壳核和苍白球的信号高于周围环境

图 3-38　影像中的苍白球和壳核

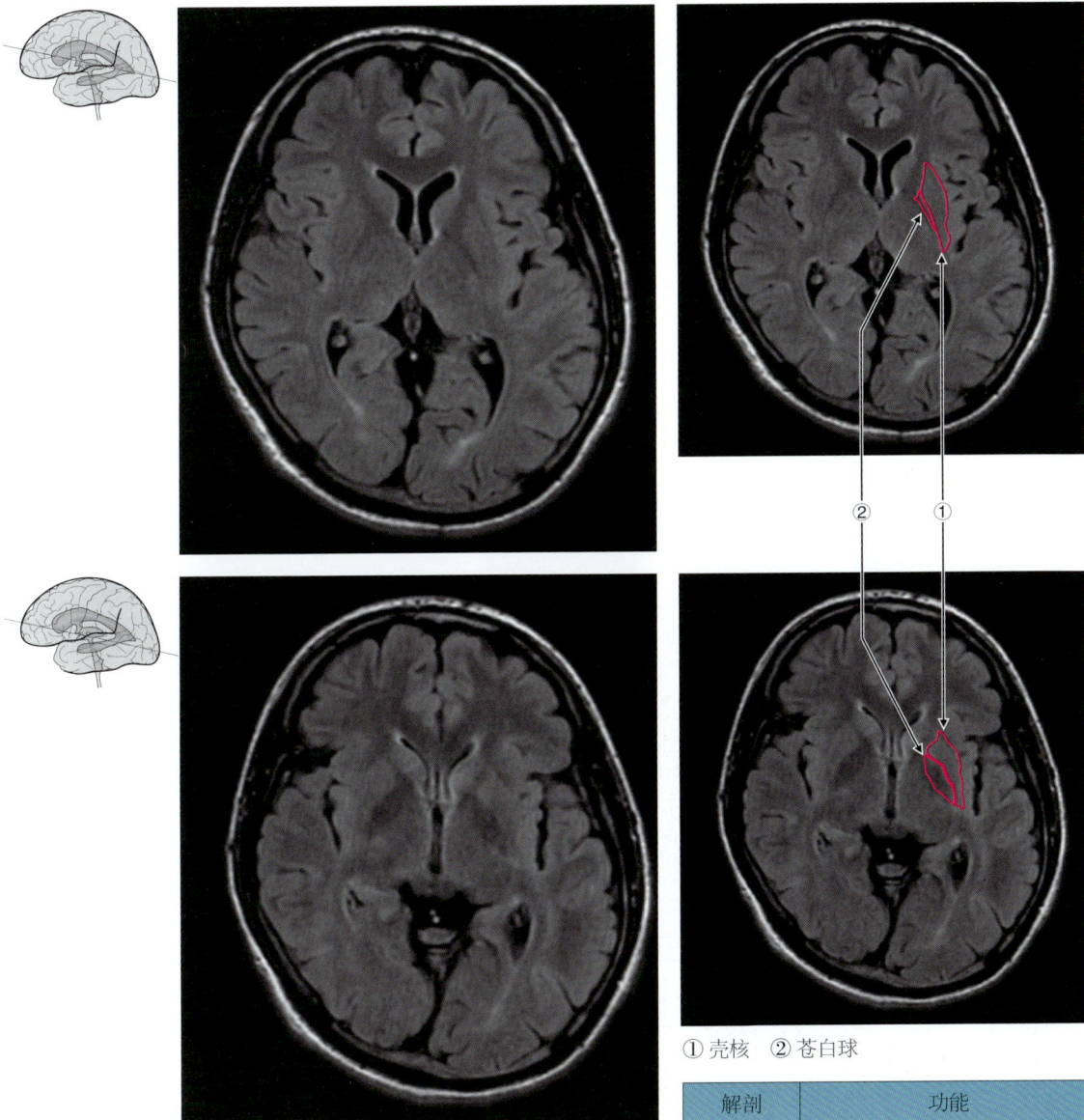

① 壳核　② 苍白球

解剖	功能
壳核	补充运动区的功能控制，肌张力的控制，学习
苍白球	额叶功能的控制，肌张力的控制，决策

图 3-39　MRI（FLAIR 像）中的苍白球和壳核

内囊的识别
了解内囊在 CT 和 MRI 上的表现差异

神经纤维的走行路线

内囊位于豆状核的内侧、尾状核头的后外侧、丘脑的前外侧，呈"く"形，是锥体束、丘脑束等纤维的通路。内囊从前方起分为内囊前肢、内囊膝和内囊后肢（图3-40）。

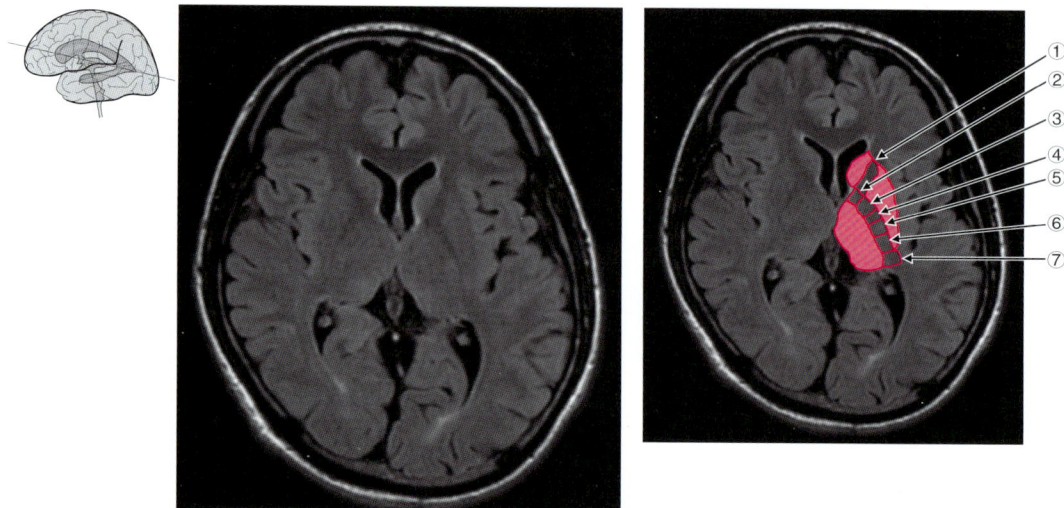

解剖	功能
① 内囊前肢：额前区与丘脑、脑桥的联系纤维	执行功能
② 内囊膝：额前区与丘脑、脑桥的联系纤维	执行功能
从乳头体到丘脑的联系纤维	记忆
从杏仁核到丘脑的联系纤维	情感
③ 内囊后肢前部：运动前区、补充运动区与丘脑、脑干（脑桥核、网状结构）的联系纤维	运动控制
④ 皮质核束	面部肌肉的随意运动
⑤ 皮质脊髓束	上下肢和躯干的随意运动
⑥ 内囊后肢后部：顶叶（包括感觉皮质）、颞叶（包括听皮质）与丘脑、脑桥的联系纤维	躯体感觉，听觉，空间认知，行为
⑦ 内囊豆状核后部：枕叶与丘脑、脑桥的联系纤维	视觉

图 3-40　影像中的内囊

▶ 纤维从什么地方穿过内囊

内囊前肢包括从丘脑到额前区皮质的纤维和从额前区皮质到脑桥的纤维（额桥束）。此外，传统上认为参与面部肌肉运动的皮质核束经过内囊膝部，但最近的研究发现，皮质核束经过内囊后肢，且位于皮质脊髓束的前方[9]（图3-41）。穿过内囊膝部的神经纤维包括乳头丘脑束、丘脑前辐射和丘脑后辐射，与记忆、额前区皮质功能有关。内囊后肢有锥体束（发自运动区的皮质脊髓束、皮质核束）、锥体外系（发自运动前区、补充运动区的皮质网状束）、丘脑中央辐射（躯体感觉传导束等）、丘脑后辐射（顶叶后部、枕叶联合区和丘脑之间的联系纤维）穿过。锥体束从内囊后肢的中央穿过（第49页）。皮质脊髓束在T1加权像上呈稍低信号，在T2加权像、FLAIR像上呈略高信号。锥体束前方有来自运动前区和补充运动区的锥体外系，后方有来自丘脑的传导躯体感觉的躯体感觉传导束[10]（第50页）。

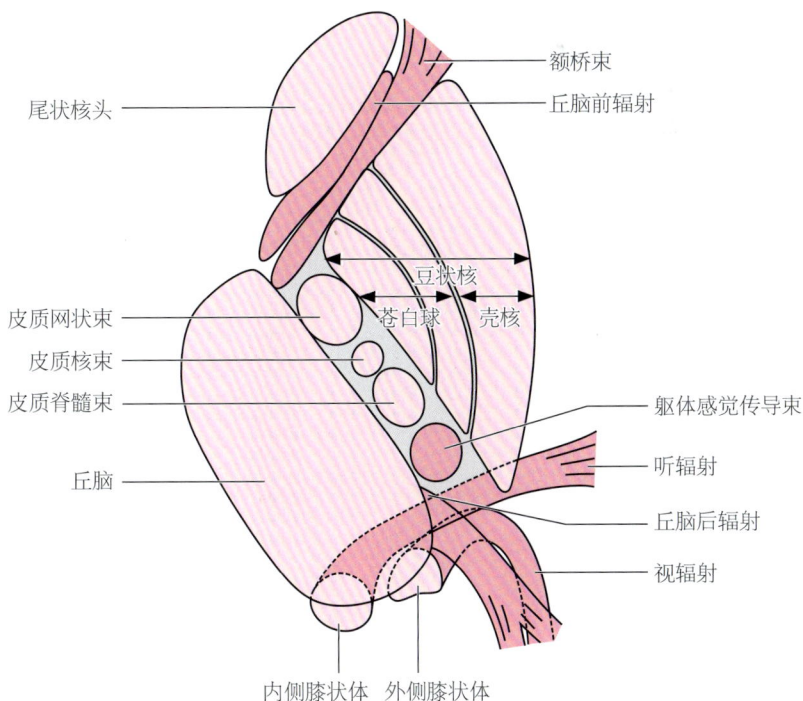

图 3-41　内囊的示意图

▶ 内囊在 MRI 和 CT 上的表现差异

在FLAIR像中，内囊前肢呈稍低信号，但内囊后肢大部分呈等信号。在内囊后肢中，皮质脊髓束呈稍高信号。在CT图像中，内囊后肢呈低信号，其中皮质脊髓束呈更低信号（图3-42）。如果你不了解这个区别，在FLAIR像中会把苍白球误认为内囊后肢。图3-43显示的是通过内囊的皮质脊髓束的全貌。

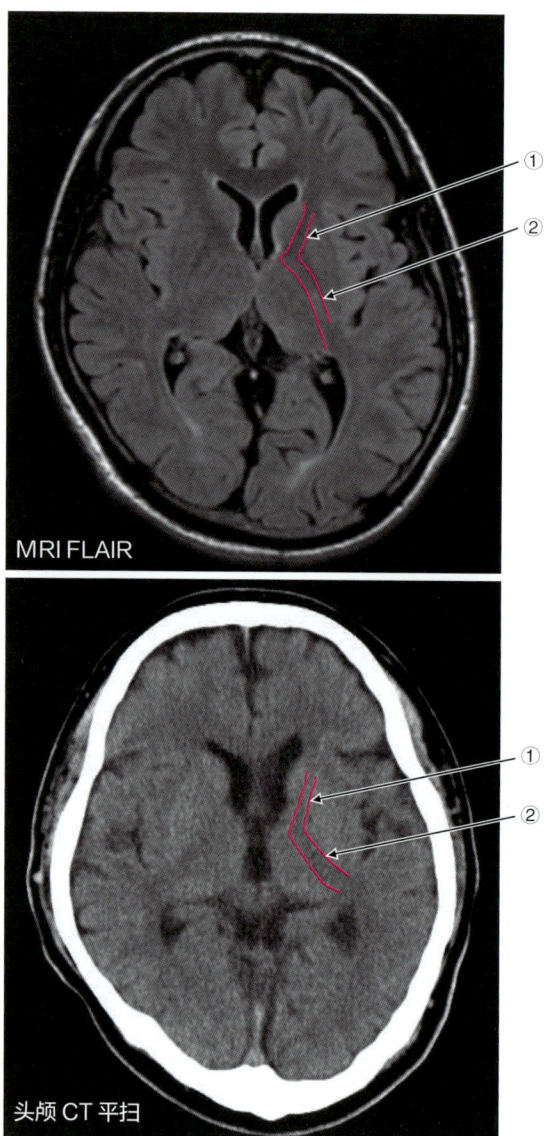

MRI FLAIR

头颅 CT 平扫

①内囊前肢　②内囊后肢
内囊后肢中央的皮质脊髓束在 FLAIR 像中稍微偏白，
在头颅 CT 平扫图像中稍黑

图 3-42　MRI 和 CT 中的内囊

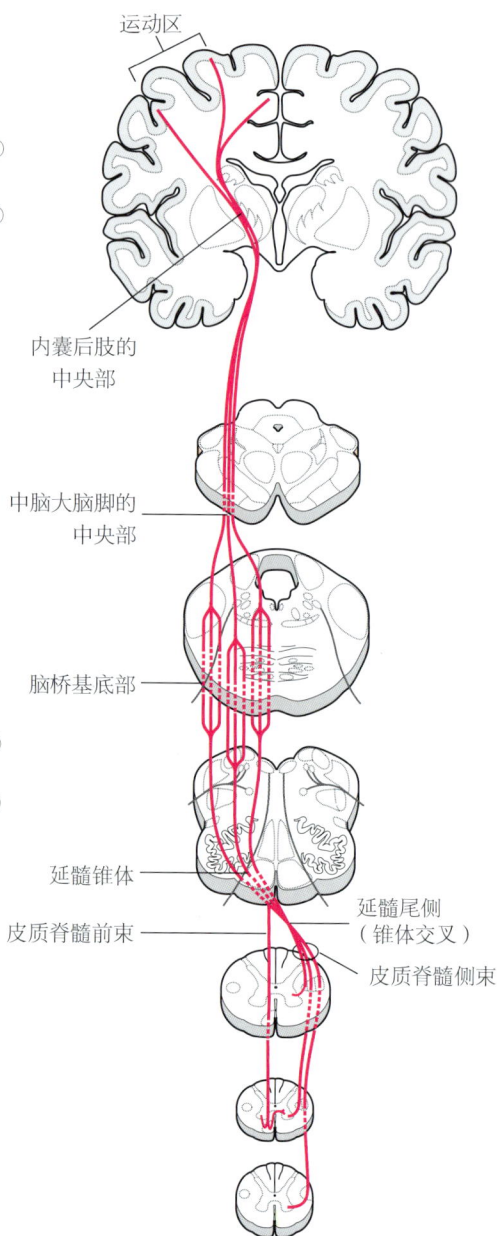

运动区

内囊后肢的
中央部

中脑大脑脚的
中央部

脑桥基底部

延髓锥体

延髓尾侧
（锥体交叉）

皮质脊髓前束

皮质脊髓侧束

图 3-43　皮质脊髓束的全貌

丘脑的功能定位
了解丘脑亚核的功能

丘脑的功能

可在内囊后肢的后内侧识别丘脑。众所周知，丘脑是躯体感觉的中继核，但这只是丘脑功能的一部分。丘脑由各种亚核组成，每个亚核与大脑的不同区域相联系（图3-44、3-45）。参考第132和166页。

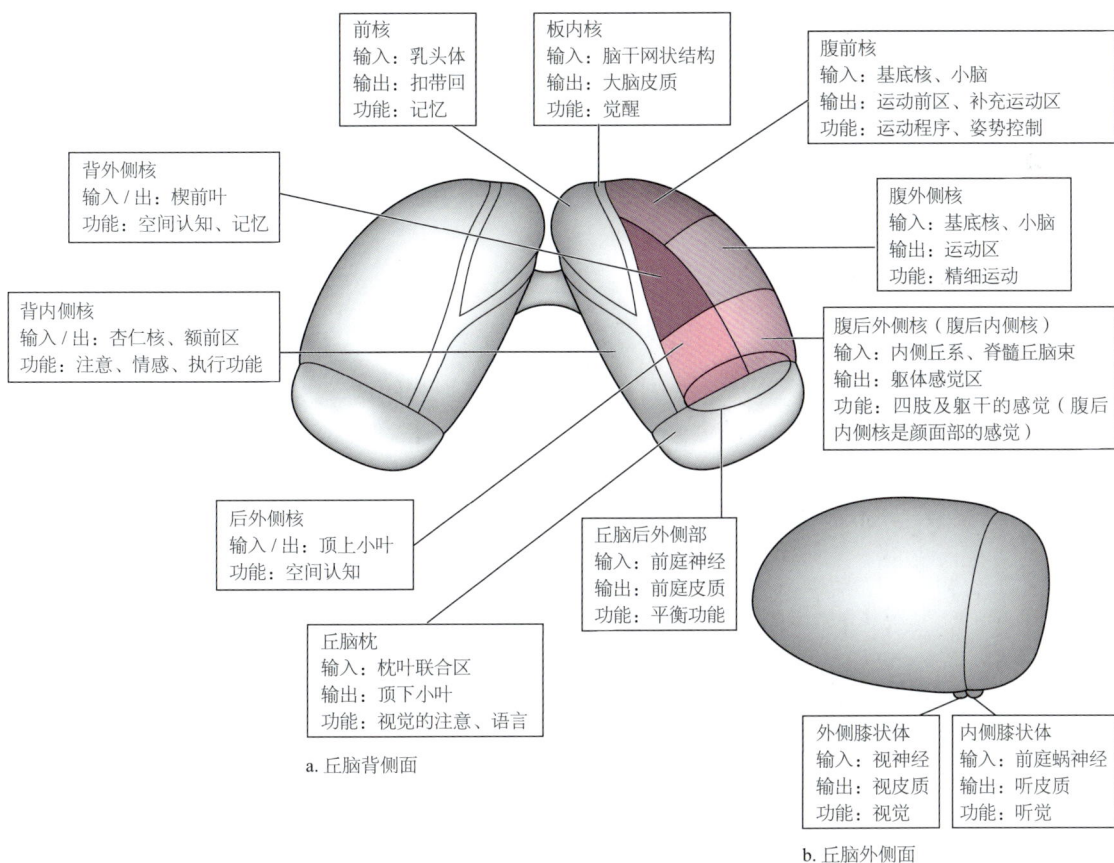

前核
输入：乳头体
输出：扣带回
功能：记忆

板内核
输入：脑干网状结构
输出：大脑皮质
功能：觉醒

腹前核
输入：基底核、小脑
输出：运动前区、补充运动区
功能：运动程序、姿势控制

背外侧核
输入/出：楔前叶
功能：空间认知、记忆

腹外侧核
输入：基底核、小脑
输出：运动区
功能：精细运动

背内侧核
输入/出：杏仁核、额前区
功能：注意、情感、执行功能

腹后外侧核（腹后内侧核）
输入：内侧丘系、脊髓丘脑束
输出：躯体感觉区
功能：四肢及躯干的感觉（腹后内侧核是颜面部的感觉）

后外侧核
输入/出：顶上小叶
功能：空间认知

丘脑后外侧部
输入：前庭神经
输出：前庭皮质
功能：平衡功能

丘脑枕
输入：枕叶联合区
输出：顶下小叶
功能：视觉的注意、语言

a. 丘脑背侧面

外侧膝状体
输入：视神经
输出：视皮质
功能：视觉

内侧膝状体
输入：前庭蜗神经
输出：听皮质
功能：听觉

b. 丘脑外侧面

图3-44 丘脑亚核与其他区域之间的主要联系

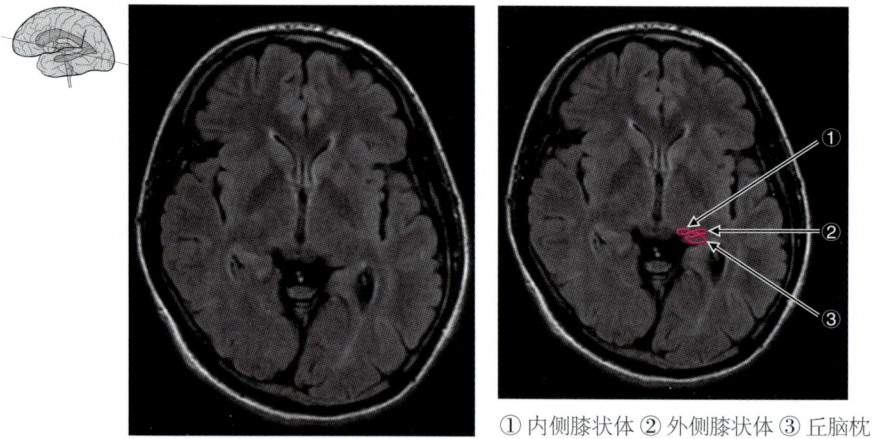

① 内侧膝状体 ② 外侧膝状体 ③ 丘脑枕

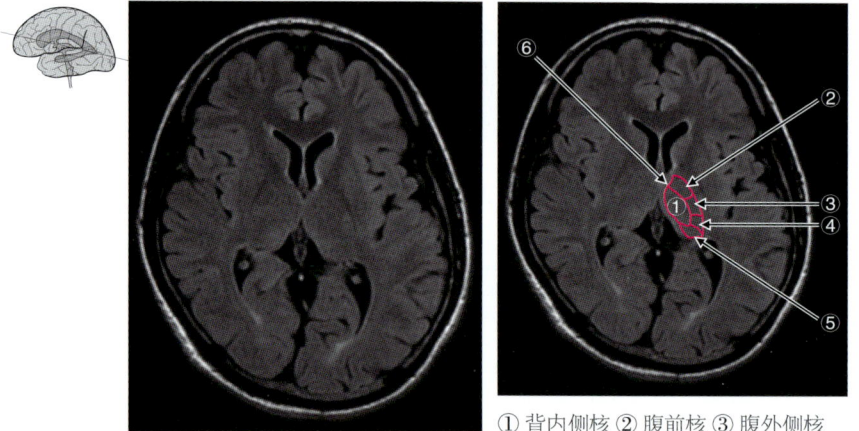

① 背内侧核 ② 腹前核 ③ 腹外侧核
④ 腹后外侧核、腹后内侧核 ⑤ 丘脑枕
⑥ 板内核

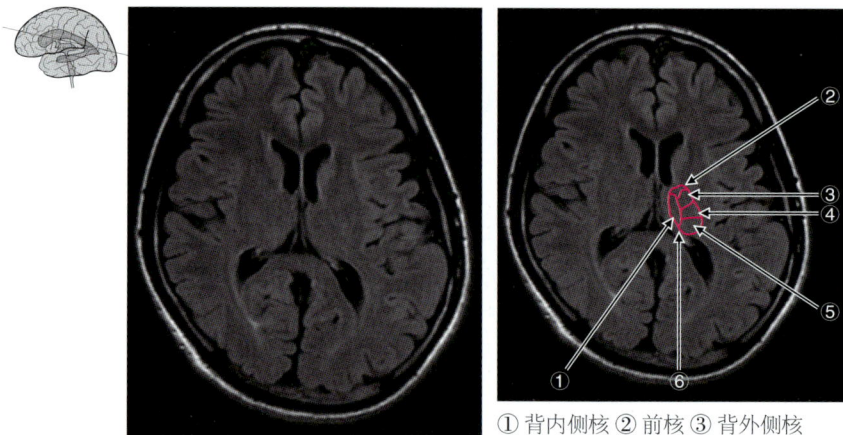

① 背内侧核 ② 前核 ③ 背外侧核
④ 后外侧核 ⑤ 丘脑枕 ⑥ 板内核

解剖	功能
内侧膝状体	听觉
外侧膝状体	视觉
背内侧核	注意，情感，执行功能
腹前核	运动程序，控制姿势
腹外侧核	精细运动
腹后外侧核	四肢及躯干的感觉，平衡功能
腹后内侧核	颜面部的感觉
丘脑枕	视觉的注意，言语功能，平衡功能
前核	记忆
背外侧核	空间认知，记忆
后外侧核	空间认知，平衡功能
板内核	觉醒

图 3-45　影像中的丘脑

胼胝体的识别
了解与侧脑室之间的位置关系

胼胝体的区分

胼胝体是连接左右大脑半球的神经纤维束，从后向前可分为胼胝体压部、胼胝体体部、胼胝体膝、胼胝体嘴（图3-46）。胼胝体压部有连接左右枕叶、颞叶后部的纤维，胼胝体体部从后向前有连接左右顶叶联合区、躯体感觉区、运动前区的纤维，胼胝体膝有连接左右额前区的纤维，胼胝体嘴有连接左右眶回、额前区的纤维。胼胝体从前角到三角部覆盖侧脑室，在前角前方可识别胼胝体膝，在三角部内侧可识别胼胝体压部（图3-47）。

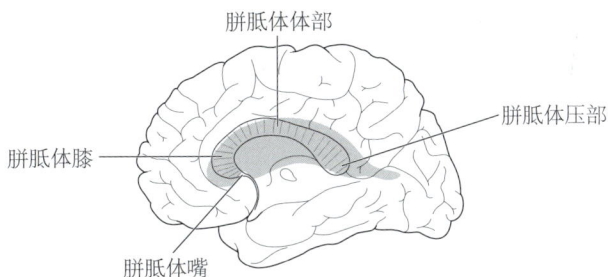

图 3-46　胼胝体侧面的解剖

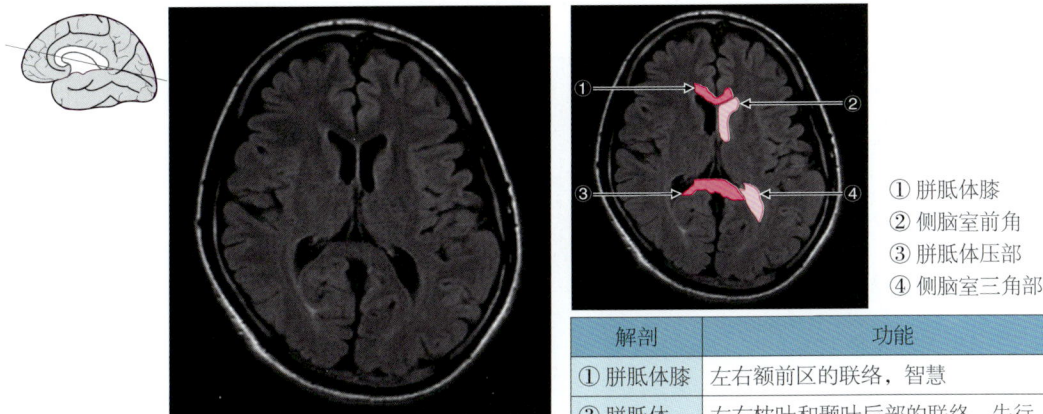

① 胼胝体膝
② 侧脑室前角
③ 胼胝体压部
④ 侧脑室三角部

解剖	功能
① 胼胝体膝	左右额前区的联络，智慧
③ 胼胝体压部	左右枕叶和颞叶后部的联络，失行，失调

图 3-47　能看到胼胝体膝和胼胝体压部的切面

69

扣带回的识别
了解与胼胝体之间的位置关系

围绕胼胝体的脑回

扣带回围绕着胼胝体，因此，在胼胝体膝的前方可识别扣带回前部，在胼胝体压部的后方可识别扣带回后部。此外，在半卵圆中心水平，也可以在左右大脑半球内侧确认扣带回（图3-48）。

扣带回的前部与情感、动机、注意力有关，后部与记忆、空间认知有关。

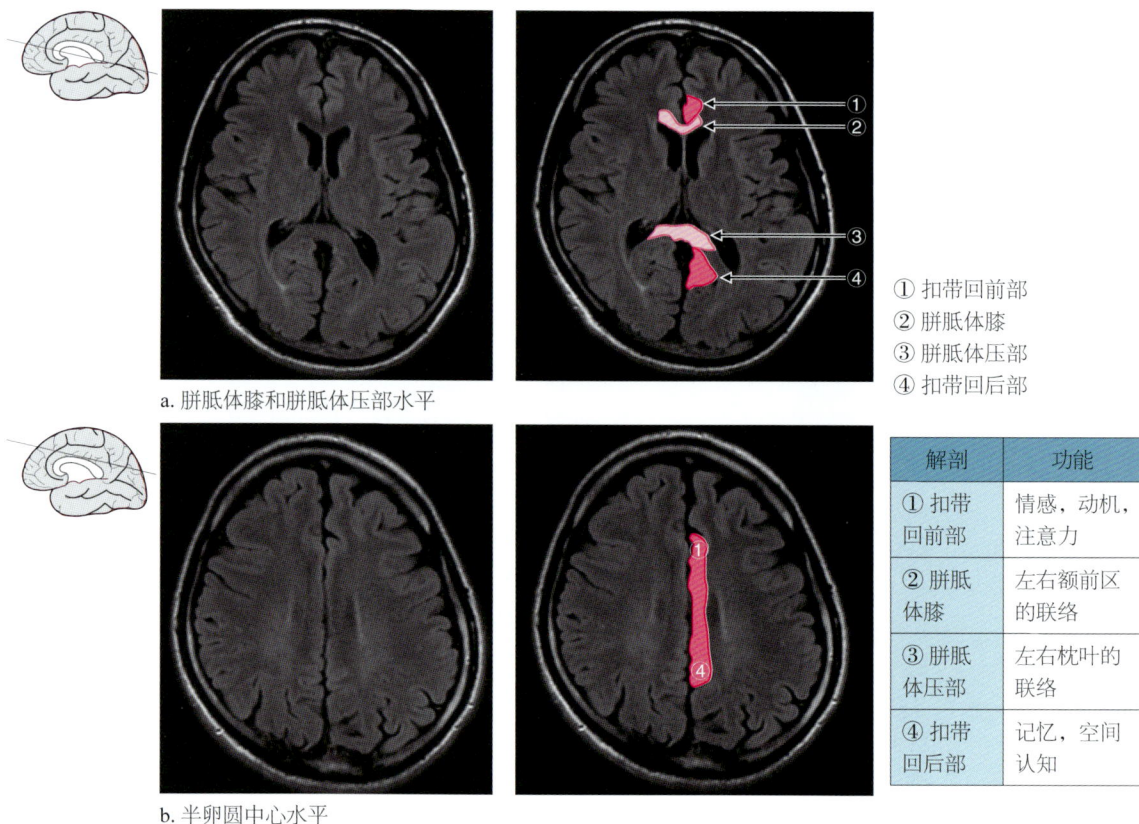

① 扣带回前部
② 胼胝体膝
③ 胼胝体压部
④ 扣带回后部

a. 胼胝体膝和胼胝体压部水平

b. 半卵圆中心水平

解剖	功能
① 扣带回前部	情感，动机，注意力
② 胼胝体膝	左右额前区的联络
③ 胼胝体压部	左右枕叶的联络
④ 扣带回后部	记忆，空间认知

图 3-48　能看见扣带回的切面

上纵束的识别

了解与壳核之间的位置关系

大脑皮质的前后部联络束

上纵束是连接大脑皮质前部（额叶）和后部（顶叶、枕叶和颞叶）的重要神经纤维。从前到后的纤维，根据额叶判断的应该注意的感觉为基本信息，调节顶叶、枕叶和颞叶的活动，参与躯体感觉、视觉和听觉注意的调控。从后到前的纤维，可向额叶传递躯体感觉、视觉和听觉信息。若上纵束受到损伤，那么在优势半球，颞叶Wernicke区的语言信息和枕叶的视觉信息将无法传递到产生运动程序的额叶运动前区，从而导致观念运动性失用（参见第164页）。另外，在非优势半球，枕叶的视觉信息将无法传递到产生动作的额叶，从而导致偏身空间失认。图3-49显示了脑冠状面上纵束通过的部位。上纵束位于壳核的上外侧，当壳核出血量超过30 ml时容易受损（参见第162页）。在横断面影像中，在侧脑室体部水平，上纵束位于岛叶上方（图3-50）。

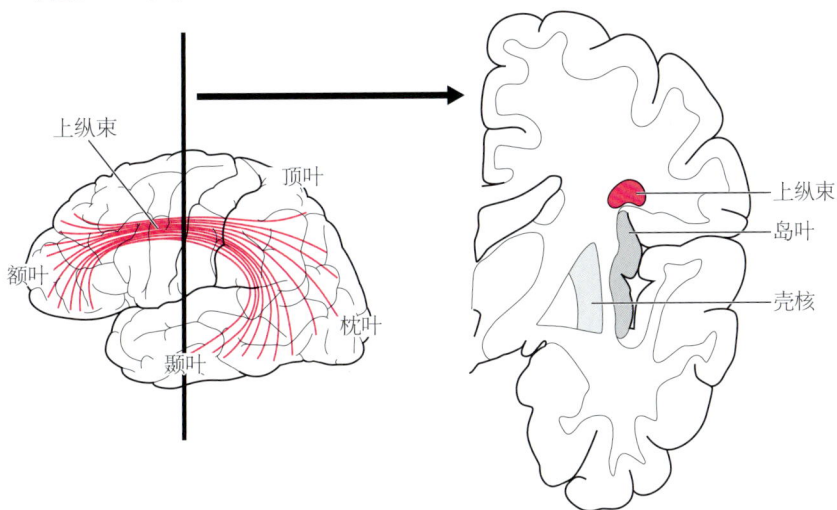

图3-49　上纵束的位置

①上纵束

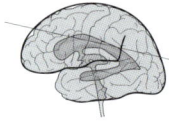

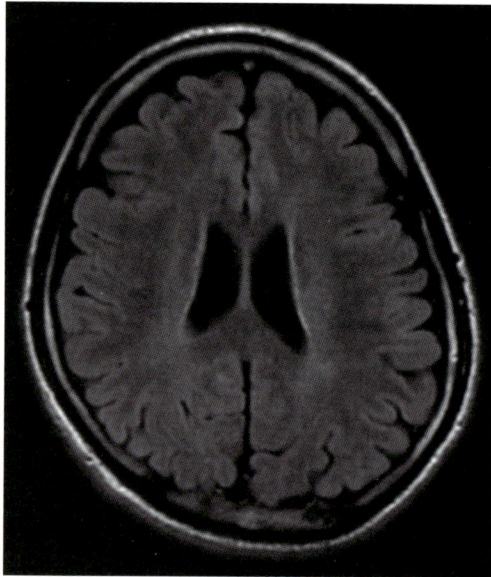

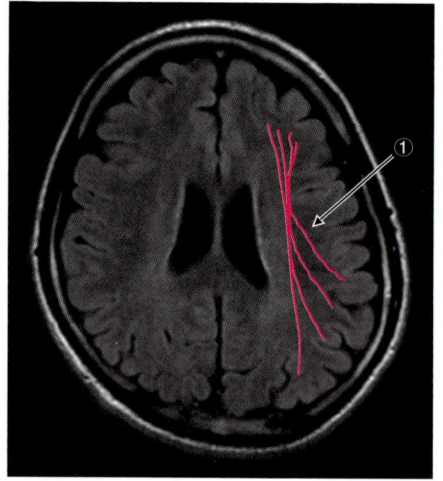

在 FLAIR 像中不能确认上纵束，但能看到大体

解剖	功能
上纵束：额叶与顶叶、枕叶、颞叶的联系纤维	优势半球：行为信息的联络 非优势半球：视觉空间信息的联络

图 3-50　侧脑室体部水平

小脑的功能解剖
了解小脑皮质、小脑核的功能区分

小脑的区分

从进化出现时间的不同，小脑分为原小脑、旧小脑和新小脑。由于它们分别接收来自前庭核、脊髓和脑桥核的输入，因此也被称为前庭小脑、脊髓小脑和脑桥小脑。与前庭小脑相对应的小脑皮质是绒球小结叶，小脑核是顶核。与脊髓小脑相对应的小脑皮质是蚓部和中间部，与蚓部相对应的小脑核是顶核，与中间部相对应的小脑核是中间核（球状核和栓状核）。与脑桥小脑相对应的小脑皮质是外侧部，小脑核是齿状核（图3-51，3-52）。

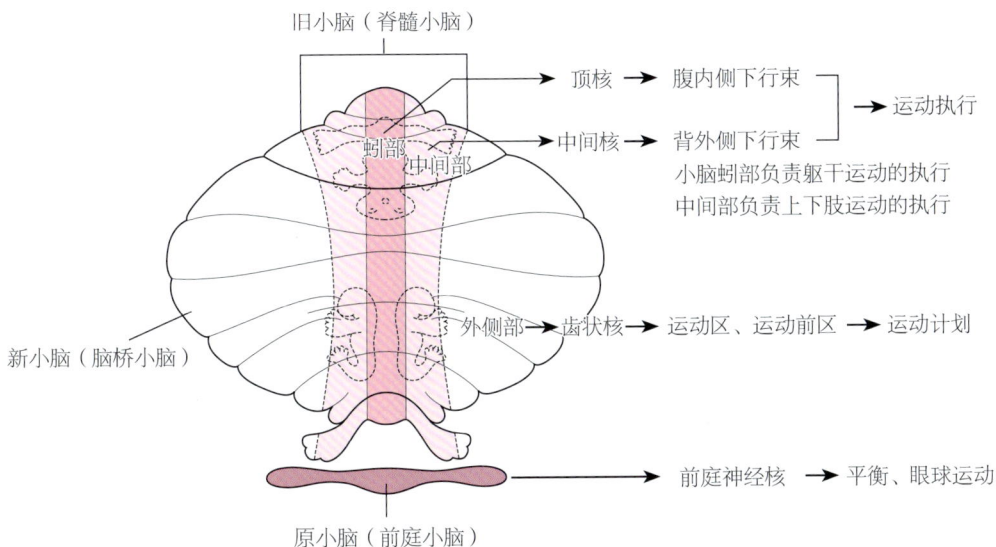

（引自高桥昭喜编：7 小脑．脑 MRI 1．正常解剖 第2版．秀润社，p.203-219，2005 より）

图 3-51 原小脑、旧小脑、新小脑的功能

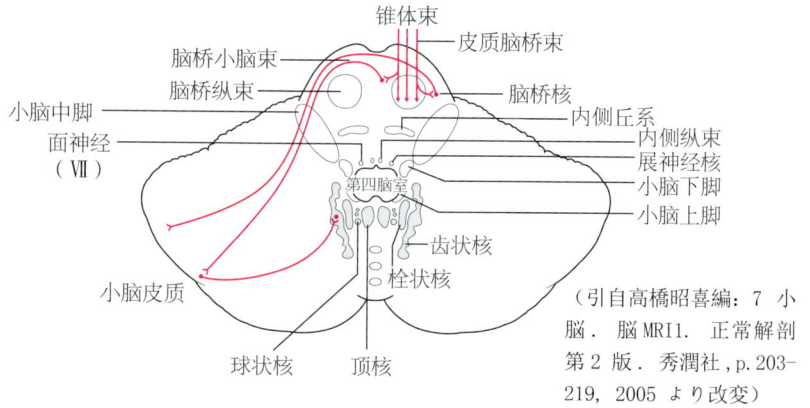

（引自高橋昭喜编：7 小脑．脑MRI1．正常解剖第2版．秀潤社，p.203-219，2005 より改变）

图 3-52　小脑核与脑桥小脑系统

影像中的小脑

在MRI上，正中间是小脑蚓部，其外侧并列排着中间部和外侧部。前庭小脑的小结可以在脑桥的中部水平（小脑中脚水平）确认。同样，前庭小脑的绒球可以在延髓上部水平确认。

连接小脑和脑桥的小脑脚，在脑桥上部水平可见小脑上脚，在脑桥中部水平可见小脑中脚，在延髓上部水平可见小脑下脚。在伴有明显小脑共济失调的多系统萎缩中，可以观察到小脑和小脑脚的萎缩（参见第111页）。

齿状核是容易引起小脑出血的部位，在FLAIR像中很容易识别，因为与周围相比其呈明显的低信号（图3-53；另可参见第172页）。

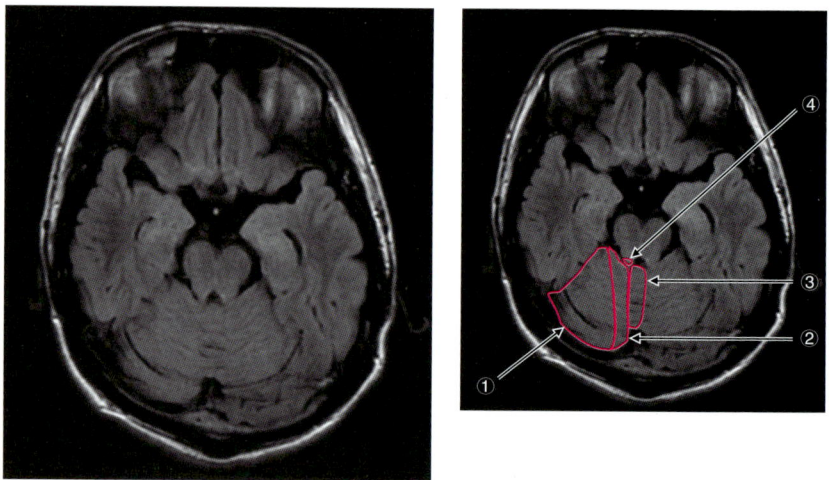

a. 小脑上部

图 3-53　FLAIR 像中的小脑

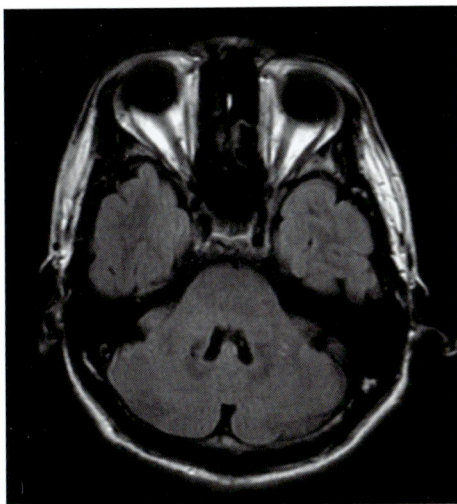
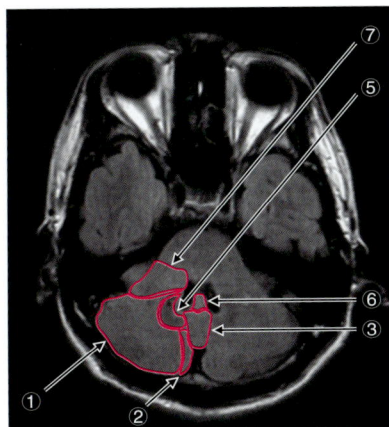

b. 小脑中间部

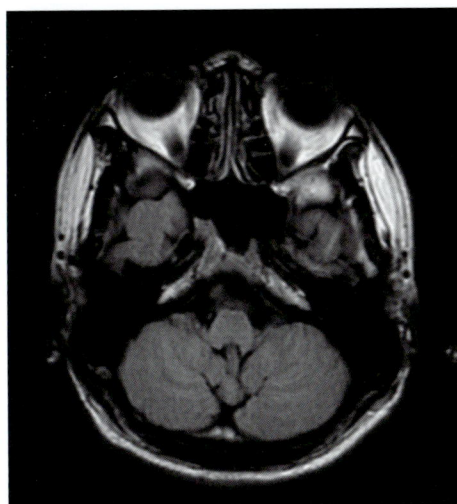
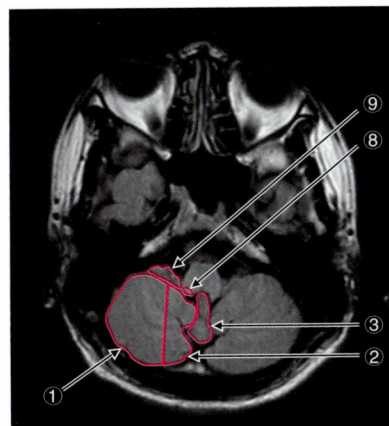

c. 小脑下部

解剖	功能
① 小脑外侧部	随意运动计划（脑桥小脑）
② 小脑中间部	上下肢肌张力调节（脊髓小脑）
③ 小脑蚓部	躯干肌张力调节（脊髓小脑）
④ 小脑上脚	连接中脑与小脑
⑤ 齿状核	与新小脑系统有关
⑥ 小脑小结	平衡，眼球运动（前庭小脑）
⑦ 小脑中脚	连接脑桥与小脑
⑧ 小脑下脚	连接延髓与小脑
⑨ 小脑绒球	平衡，眼球运动（前庭小脑）

图 3-53（续） FLAIR 像中的小脑

单点课程 ╲ 小脑和其他脑区域之间的纤维联系

脑干、丘脑等小脑以外的损伤通常表现为与小脑损伤相似的症状。了解小脑和其他脑区域之间的纤维联系，可以帮助我们了解症状的发生机制。

- 前庭小脑参与平衡和眼球运动，接收来自前庭神经节和前庭神经核的信息，然后传出至两侧的前庭神经核（前庭脊髓束）和脑干网状结构（网状脊髓束）（图3-54）。
- 脊髓小脑参与躯干及同侧上下肢肌张力的调节，通过脊髓小脑束接收深感觉信息，然后传出至锥体外系核团和对侧大脑皮质运动区（通过丘脑）。蚓部、顶核系统通过皮质脊髓前束、前庭脊髓束、网状脊髓束调节躯干的肌张力，中间部、中间核系统通过皮质脊髓侧束、红核脊髓束调节同侧上下肢的肌张力（图3-55，3-56）。

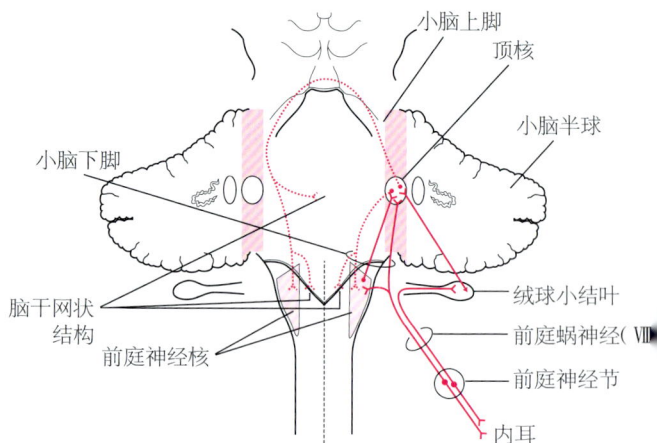

图 3-54　前庭小脑系统

顶核传入系统：
前庭神经 →小脑下脚→绒球小结叶→顶核
顶核传出系统
顶核→小脑上脚、小脑下脚→两侧的脑干网状结构（网状脊髓束）和前庭神经核（前庭脊髓束）

──：顶核传入系统
……：顶核传出系统

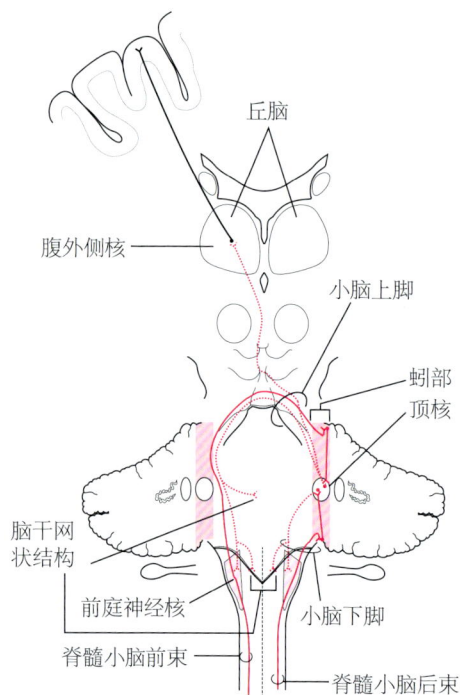

顶核传入系统：
脊髓小脑束→小脑上脚、小脑下脚→小脑蚓部→顶核
顶核传出系统①：
顶核→小脑上脚、小脑下脚→两侧的脑干网状结构（网状脊髓束）和前庭神经核（前庭脊髓束）
顶核传出系统②：
顶核→小脑上脚→交叉→丘脑腹外侧核→运动区（皮质脊髓前束）

──：顶核传入系统
……：顶核传出系统

图 3-55　脊髓小脑系统（蚓部、顶核系统）

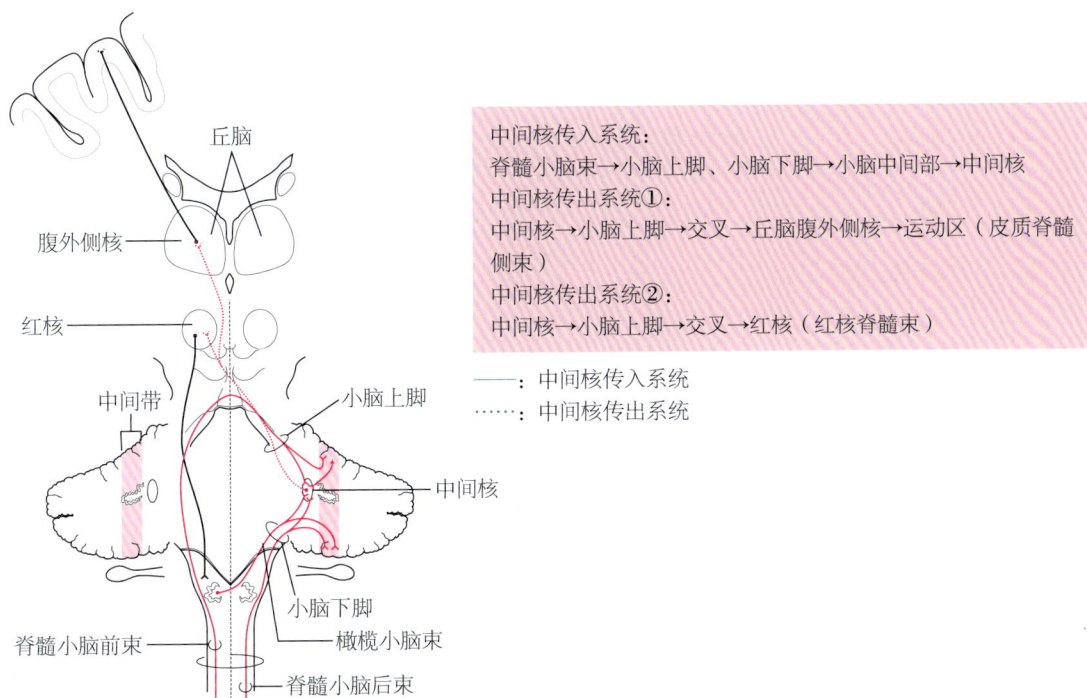

丘脑

腹外侧核

红核

中间带

脊髓小脑前束

小脑上脚

中间核

小脑下脚

橄榄小脑束

脊髓小脑后束

中间核传入系统：
脊髓小脑束→小脑上脚、小脑下脚→小脑中间部→中间核
中间核传出系统①：
中间核→小脑上脚→交叉→丘脑腹外侧核→运动区（皮质脊髓侧束）
中间核传出系统②：
中间核→小脑上脚→交叉→红核（红核脊髓束）

——：中间核传入系统
······：中间核传出系统

图 3-56　脊髓小脑系统（中间部、中间核系统）

- 脑桥小脑参与随意运动计划，并通过对侧脑桥核接收来自对侧大脑皮质的信息，然后传出至对侧红核或对侧大脑皮质的运动区、运动前区（通过丘脑）（图5-57）。近年来，已知小脑参与高级脑功能，有报道称小脑半球的后部与认知功能有关，蚓部与情感有关。由小脑功能障碍引起的高级脑功能障碍被称为小脑性认知情绪综合征。

齿状核传入系统①：
运动前区（皮质脑桥束）→脑桥核→交叉→小脑中脚→小脑外侧部→齿状核
齿状核传入系统②：
下橄榄核→交叉→小脑下脚→小脑外侧部→齿状核
齿状核传出系统①：
齿状核→小脑上脚→交叉→丘脑腹外侧核→运动区（皮质脊髓侧束）
齿状核传出系统②：
齿状核→小脑上脚→交叉→红核（红核脊髓束）

——：齿状核传入系统
······：齿状核传出系统

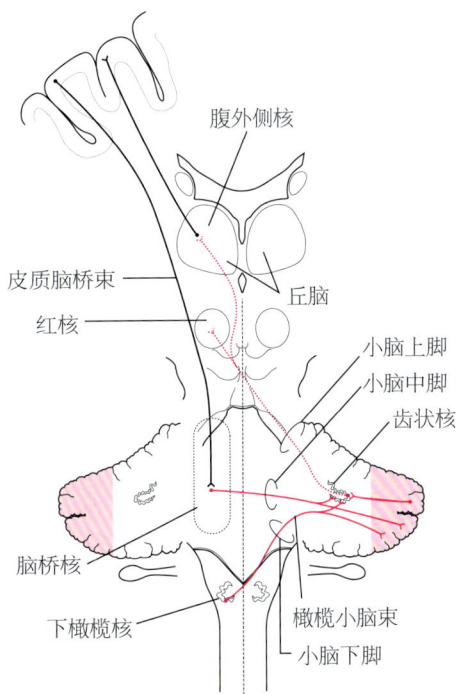

腹外侧核

皮质脑桥束

红核

丘脑

小脑上脚

小脑中脚

齿状核

脑桥核

下橄榄核

橄榄小脑束

小脑下脚

图 3-57　脑桥小脑系统

中脑的功能解剖
前部与后部的区别

大脑脚、中脑被盖、中脑盖

中脑分为前部的大脑脚、后部的中脑盖和中间的中脑被盖三部分。在大脑脚，锥体束通过中央1/3，皮质脑桥束通过内侧和外侧。此外，在大脑脚后部有黑质。在中脑被盖区可以看到：①与运动控制有关的红核；②与觉醒有关的脑干网状结构；③躯体感觉传导束的内侧丘系、脊髓丘脑束；④与侧方注视时调节左右眼球运动有关的内侧纵束。从小脑通过小脑上脚到达对侧红核和丘脑的传导束在中脑被盖下部相交。动眼神经核和滑车神经核位于中脑导水管的前方，动眼神经轴突在前，滑车神经轴突在后。中脑盖有四叠体（上丘、下丘）（图3-58）。

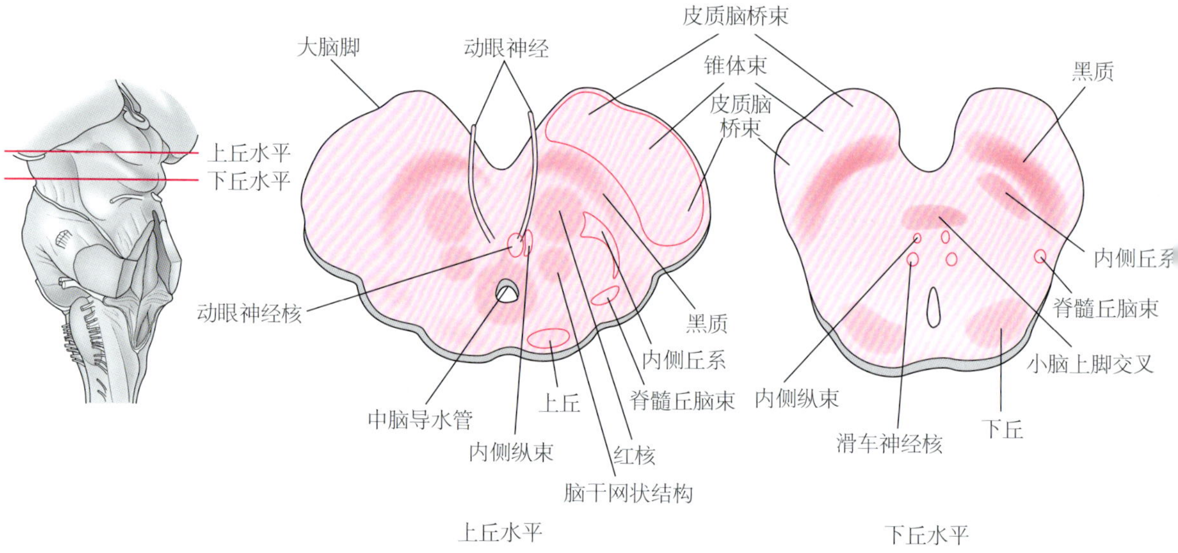

图 3-58 中脑的解剖

影像中的中脑上部和下部

在FLAIR像中，大脑脚中皮质脊髓束经过的部分呈高信号，红核和黑质网状部呈低信号。黑质致密部是黑质网状部和红核之间的等信号区域（图3-59，3-60）。

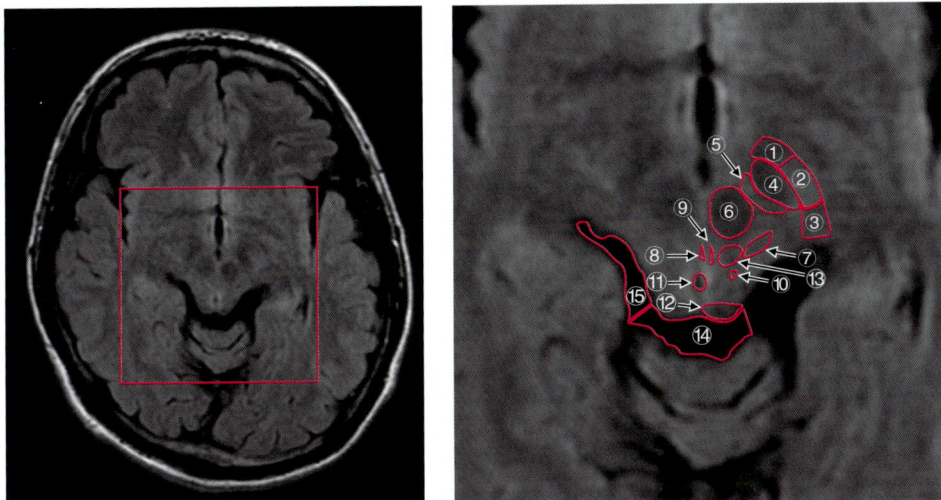

FLAIR 像

解剖	功能
① 大脑脚前内侧部：额桥束	执行功能，对侧肢体的精细运动
② 大脑脚中央部：锥体束	随意运动
③ 大脑脚后外侧部：顶枕颞桥束	未知
④ 黑质网状部	大脑皮质功能调节，肌张力调节
⑤ 黑质致密部	多巴胺对大脑基底核活动的调节
⑥ 红核	运动控制（红核脊髓束）
⑦ 内侧丘系	深感觉，识别性的触压觉
⑧ 动眼神经核	眼球运动
⑨ 内侧纵束	左右眼球运动的协调
⑩ 脊髓丘脑束	痛温觉，粗略触压觉
⑪ 中脑导水管	连接第三脑室和第四脑室
⑫ 上丘	对视觉刺激的响应（对光反射）
⑬ 脑干网状结构	觉醒
⑭ 四叠体池	脑脊液通道
⑮ 环池	脑脊液通道

图 3-59 影像中的中脑上部

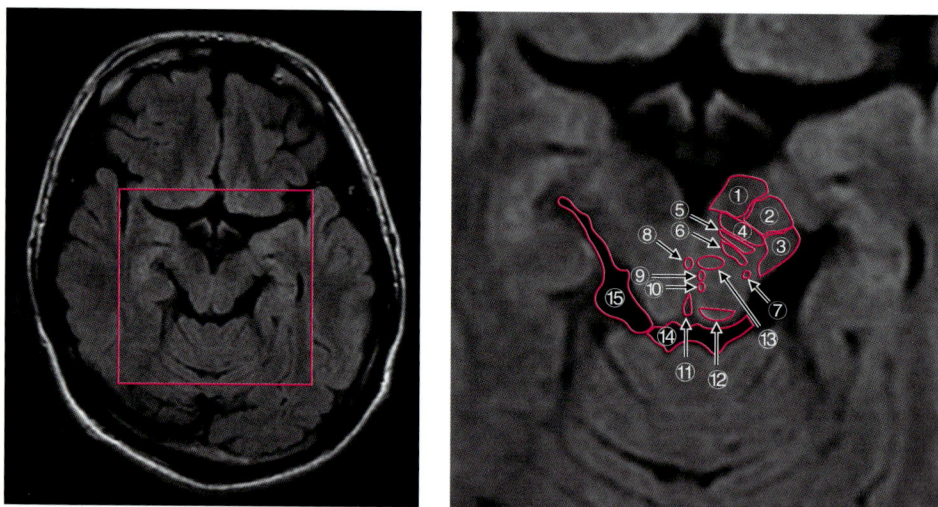

FLAIR 像

解剖	功能
① 大脑脚前内侧部：额桥束	执行功能，对侧肢体的精细运动
② 大脑脚中央部：锥体束	随意运动
③ 大脑脚后外侧部：顶枕颞桥束	未知
④ 黑质网状部	大脑皮质功能调节，肌张力调节
⑤ 黑质致密部	多巴胺对大脑基底核活动的调节
⑥ 内侧丘系	深感觉，识别性的触压觉
⑦ 脊髓丘脑束	痛温觉，粗略触压觉
⑧ 小脑上脚交叉	对侧肢体的精细运动
⑨ 内侧纵束	左右眼球运动的协调
⑩ 滑车神经核	眼球运动
⑪ 中脑导水管	连接第三脑室和第四脑室
⑫ 下丘	对视觉刺激的响应（对光反射）
⑬ 脑干网状结构	觉醒
⑭ 四叠体池	脑脊液通道
⑮ 环池	脑脊液通道

图 3-60 影像中的中脑下部

脑桥的功能解剖
上部与下部的区别

不同高度的脑桥

脑桥分为前部的底部和后部的被盖部。底部有锥体束、脑桥核、脑桥纤维（参见第169页）；被盖部有脑干网状结构、脑神经核、躯体感觉传导束（内侧丘系）、内侧纵束。三叉神经核在脑桥的中部，展神经核、面神经核、前庭神经核位于脑桥的下部（图3-61～3-63）。

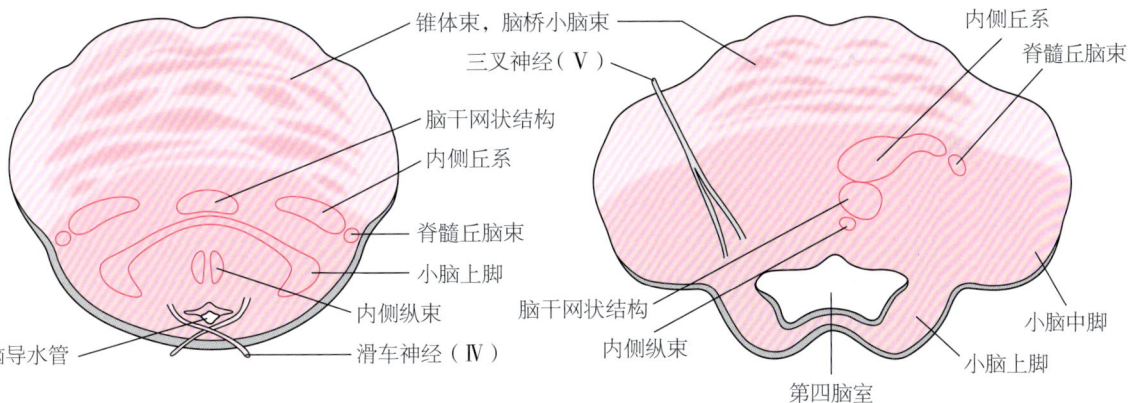

图 3-61 脑桥上部的横断面

图 3-62 脑桥中部的横断面

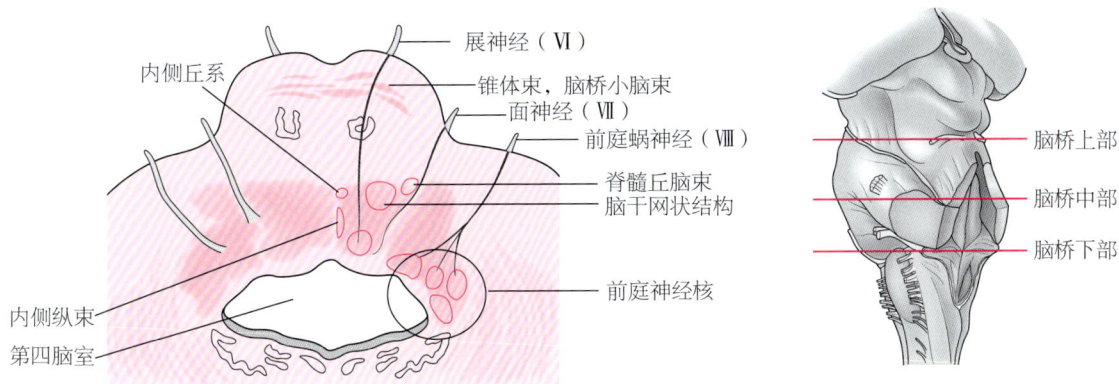

图 3-63 脑桥下部的横断面

影像中的脑桥

在 FLAIR 像中，脑桥上部、脑桥中部、脑桥下部分别如图3-64～3-66所示。另外，由于CT、MRI 的切面稍微向后倾斜，所以与图 3-61～3-63所显示的外观略有不同。

在伴有明显小脑共济失调的多系统萎缩中，观察到由脑桥萎缩引起的十字征，并能观察到第四脑室扩张（参见第 112 页）。

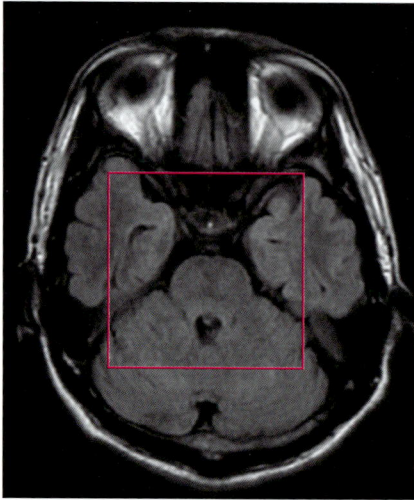

FLAIR 像

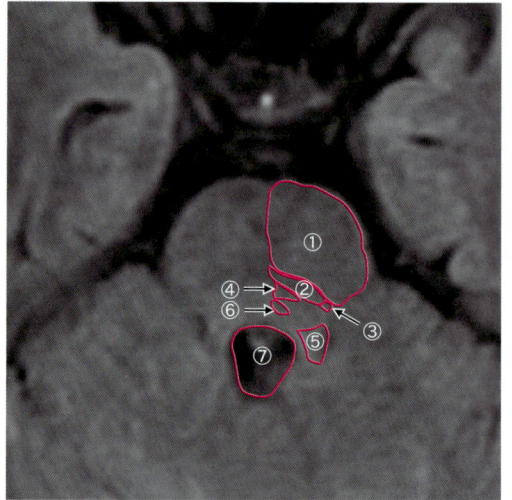

解剖	功能
① 脑桥底部（锥体束、脑桥小脑束）	对侧肢体的随意运动，双侧肢体的精细运动（由于脑桥小脑束在脑桥内交叉）
② 内侧丘系	深感觉，识别性的触压觉
③ 脊髓丘脑束	痛温觉，粗略触压觉
④ 脑干网状结构	姿势和肌张力控制（网状脊髓束）
⑤ 小脑上脚	连接中脑和小脑
⑥ 内侧纵束	左右眼球运动的协调
⑦ 第四脑室	脑脊液通道

图3-64　影像中的脑桥上部

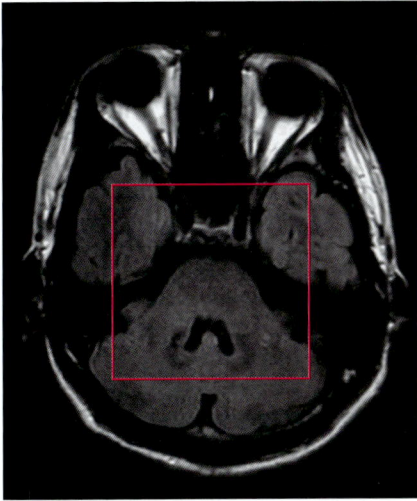

FLAIR 像

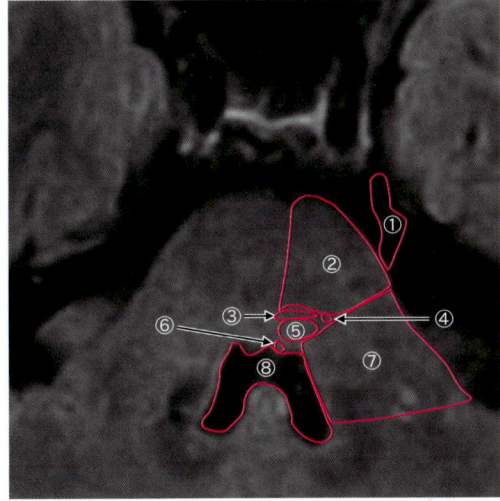

解剖	功能
①三叉神经	面部感觉，支配咀嚼肌
②脑桥底部（锥体束、脑桥小脑束）	对侧肢体的随意运动，双侧肢体的精细运动（由于脑桥小脑束在脑桥内交叉）
③内侧丘系	深感觉，识别性的触压觉
④脊髓丘脑束	痛温觉，粗略触压觉
⑤脑干网状结构	姿势和肌张力控制（网状脊髓束）
⑥内侧纵束	左右眼球运动的协调
⑦小脑中脚	连接脑桥与小脑
⑧第四脑室	脑脊液通道

图 3-65　影像中的脑桥中部

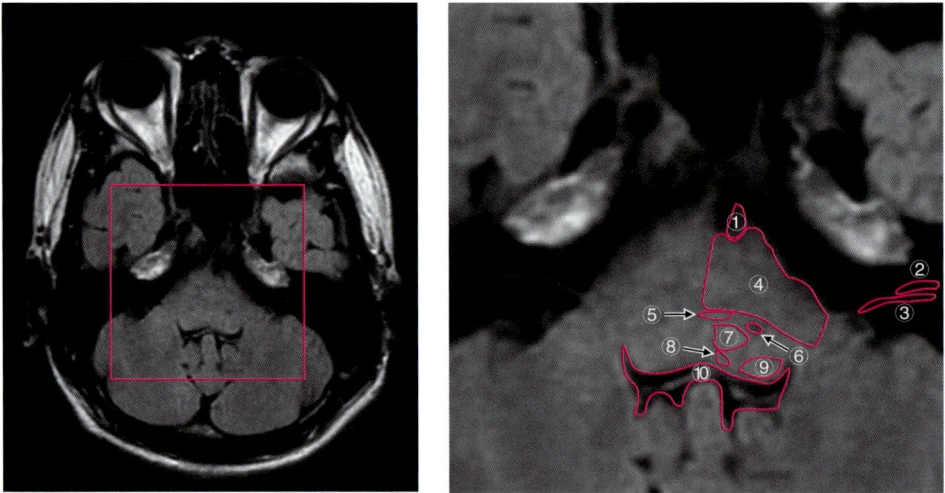

FLAIR 像

解剖	功能
① 展神经	眼球运动
② 面神经	支配表情肌
③ 前庭蜗神经	听觉，前庭感觉
④ 脑桥底部（锥体束、脑桥小脑束）	对侧肢体的随意运动，双侧肢体的精细运动（由于脑桥小脑束在脑桥内交叉）
⑤ 内侧丘系	深感觉，识别性的触压觉
⑥ 脊髓丘脑束	痛温觉，粗略触压觉
⑦ 脑干网状结构	姿势和肌张力控制（网状脊髓束）
⑧ 内侧纵束	左右眼球运动的协调
⑨ 前庭神经核	平衡功能
⑩ 第四脑室	脑脊液通道

图 3-66　影像中的脑桥下部

延髓的功能解剖
内侧部与外侧部的区别

延髓的结构

延髓的内侧部有皮质脊髓侧束交叉形成的锥体束、触觉和深感觉的传导束（内侧丘系）、舌下神经和内侧纵束。另外，在锥体束的后外侧有下橄榄核。在下橄榄核后方有支配对侧头以下痛温觉的脊髓丘脑侧束、脑干网状结构、前庭神经核和疑核（舌咽神经和迷走神经的运动神经核）、孤束核（舌咽神经和迷走神经的感觉神经核）、迷走神经背核（舌咽神经和迷走神经的自主神经核）、交感神经下行纤维、与同侧面部痛温觉有关的三叉神经脊束核（图3-67）。

比较经典的是Wallenberg综合征，患者小脑下后动脉闭塞，延髓外侧梗死（参见第149页）。

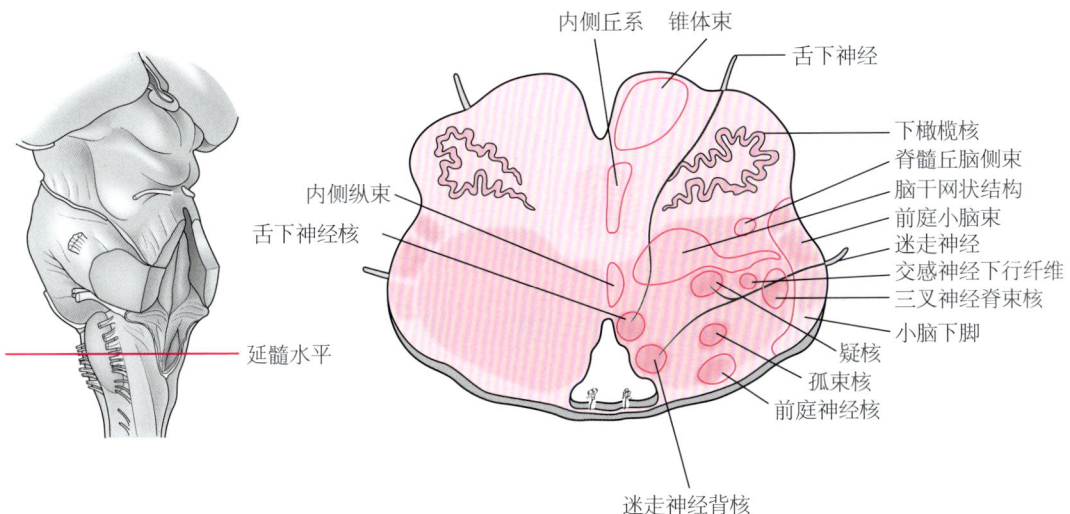

图 3-67　延髓高度的横断面

影像中的延髓

FLAIR像中的延髓如图3-68所示。

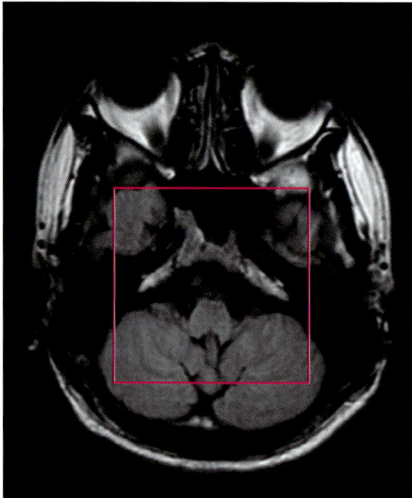

MRI FLAIR 像

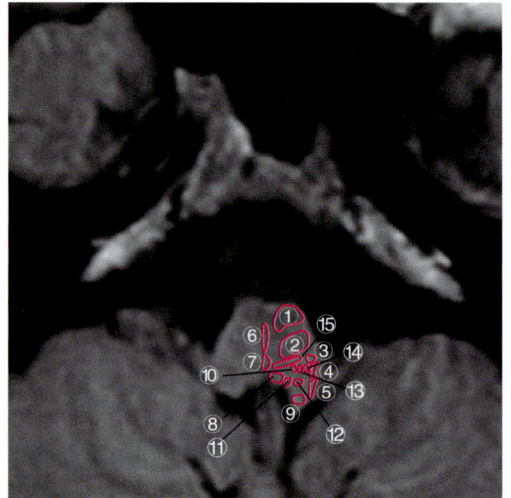

解剖	功能
① 锥体（交叉前）	对侧肢体自主运动
② 下橄榄核	运动学习（检测错误信息）
③ 脊髓丘脑侧束	对侧颈部以下的痛温觉
④ 脊髓小脑前束	肌张力控制（脊髓小脑系统）
⑤ 小脑下脚	肌张力控制（脊髓小脑系统）
⑥ 内侧丘系	辨别对侧肢体的触压觉、深感觉
⑦ 内侧纵束	参与前庭颈反射
⑧ 舌下神经核	舌的运动
⑨ 前庭神经核	平衡功能
⑩ 疑核	舌咽神经和迷走神经的运动神经核
⑪ 迷走神经背核	舌咽和迷走神经的自主神经核
⑫ 孤束核	舌咽神经和迷走神经的感觉神经核
⑬ 交感神经下行纤维	同侧交感神经功能
⑭ 三叉神经脊束核	同侧面部痛温觉
⑮ 脑干网状结构	姿势、肌张力控制

图 3-68 影像中的延髓

MRA 的阅读
区分正侧位像和轴位像

主要的血管结构

　　左、右颈内动脉和椎动脉供应脑。颈内动脉发出大脑中动脉、大脑前动脉、脉络丛前动脉和后交通动脉，这些动脉供应大脑和基底神经节的大部分。椎动脉在延髓与脑桥交界处形成基底动脉，上行至中脑水平后发出左、右大脑后动脉。大脑后动脉和颈内动脉通过后交通动脉相连。来自椎动脉的小脑下后动脉供应延髓外侧和小脑后下部，来自基底动脉下部的小脑下前动脉供应小脑前下部，基底动脉上部（大脑后动脉稍下方）发出供应小脑上部的小脑上动脉（图3-69）。

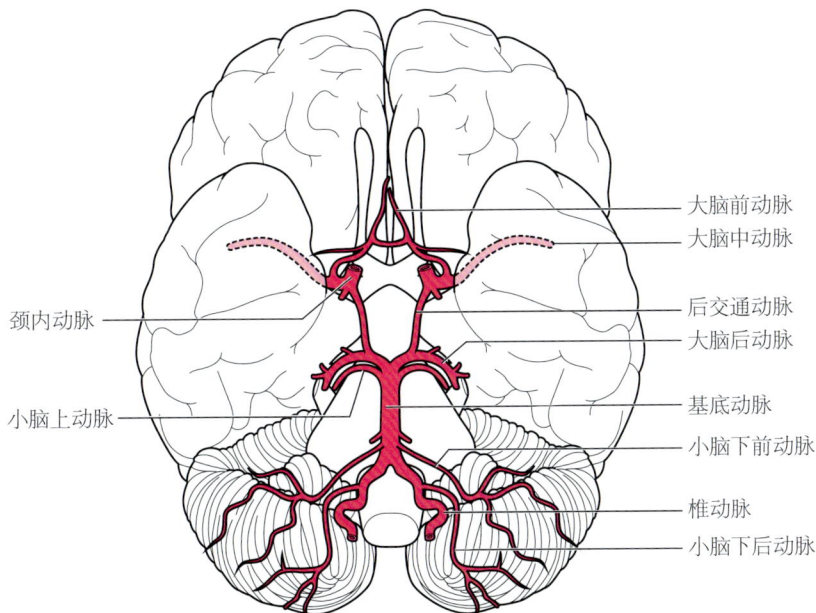

图中由于细的穿支动脉在 MRA 上无法显示，已省略（参见第 91 页图 3-73）

图 3-69　主要的血管结构

MRA 的正侧位像和轴位像

MRA是通过MRI对脑血流进行成像，可以评估动脉血流情况，从而可以发现动脉狭窄、闭塞的部位以及直径在2 mm以上的动脉瘤。但是像后交通动脉等小动脉即使血管没有异常，也有可能无法看到。

MRA可以根据正侧位像和轴位像进行三维显示，也可以进行立体图像显示（图3-70）。此外，颈内动脉是动脉硬化的好发部位，颈部MRA被广泛应用（图3-71；另可参见第152页）。

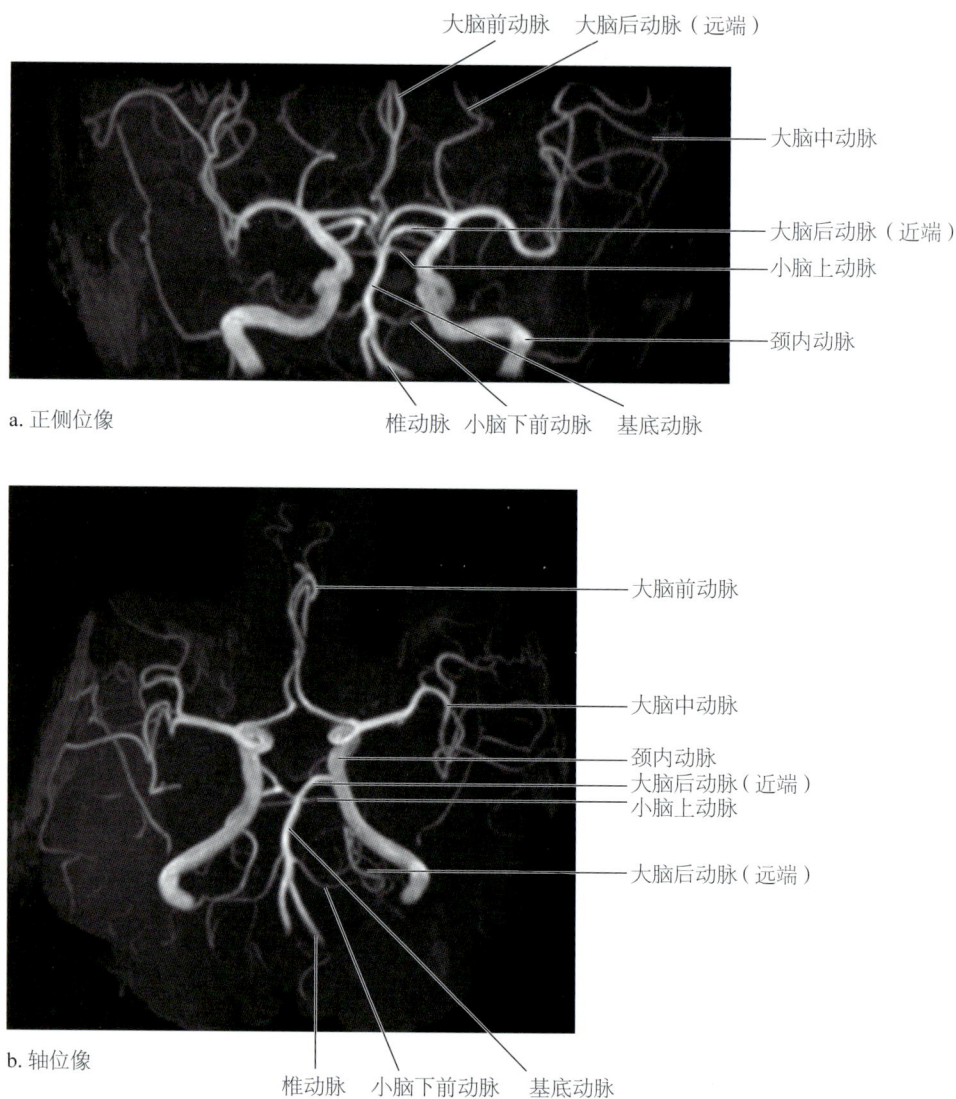

a. 正侧位像

b. 轴位像

图 3-70 MRA 的正侧位像和轴位像

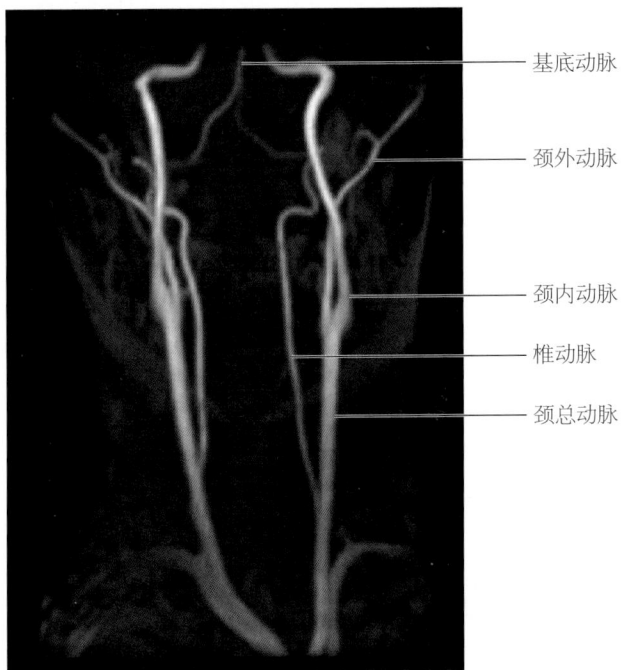

基底动脉

颈外动脉

颈内动脉

椎动脉

颈总动脉

图 3-71 颈部 MRA（正侧位像）

不是"大脑前动脉 = 额叶"！
正确理解大脑皮质的动脉支配

从血管支配学习梗死病灶

　　了解了脑血管的支配区域，就容易掌握脑梗死患者的病灶。图3-72显示了大脑皮质外侧面和大脑皮质内侧面的脑血管支配的区域。大脑前动脉主要供应额叶和顶叶的内侧部及扣带回和胼胝体。大脑中动脉主要供应额叶、顶叶、颞叶、枕叶的外侧部及岛叶。大脑后动脉主要供应枕叶和颞叶的内侧部。并不是大脑"前"动脉供应额叶，大脑"后"动脉供应枕叶。正确理解支配区域，才能正确理解脑梗死的病灶。另可参阅第 120～136 页。

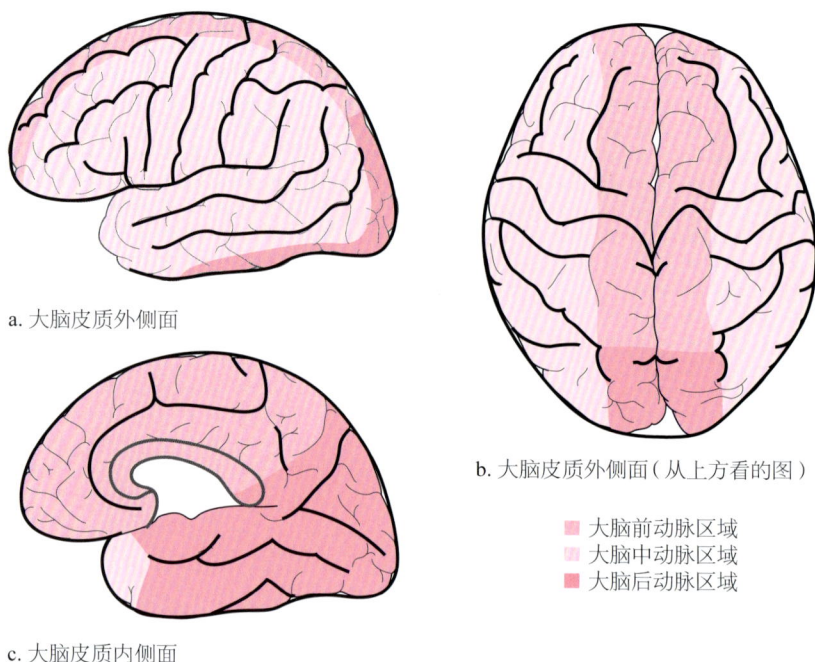

a. 大脑皮质外侧面

b. 大脑皮质外侧面（从上方看的图）

■ 大脑前动脉区域
■ 大脑中动脉区域
■ 大脑后动脉区域

c. 大脑皮质内侧面

图 3-72　大脑皮质的血管支配

学习主干动脉与穿支动脉的关系

主干大动脉与穿支动脉

大脑前动脉、大脑中动脉、大脑后动脉等粗大动脉称为主干动脉。从主干动脉会发出小的穿支动脉，穿支动脉可滋养大脑的深部，如基底神经节和内囊等。

▶ 小动脉滋养大脑深部

大脑前动脉发出供应尾状核头的Heubner回返动脉（图3-73）。大脑中动脉发出供应豆状核、尾状核体、内囊上部（主要是前肢）、放射冠下部的豆纹动脉（图3-74；另可参见第129页）。大脑后动脉发出供应海马的海马动脉和供应丘脑的动脉（丘脑穿通动脉、脉络丛后动脉、丘脑膝状体动脉）。后交通动脉发出供应丘脑前部的丘脑结节动脉（图3-75；另可参见第132页）。此外，颈内

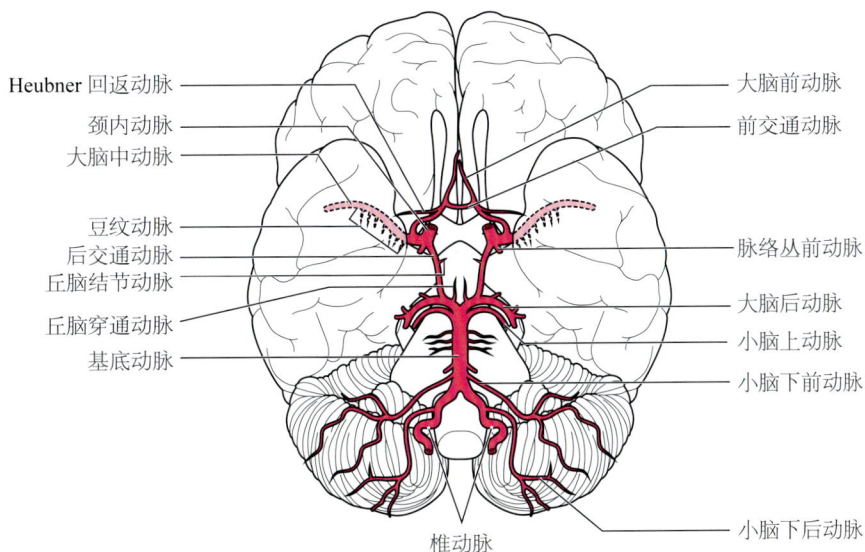

图 3-73　脑动脉（下方）

91

动脉还发出供应内囊（膝部、后肢）、豆状核后部和杏仁核的脉络丛前动脉（图3-73、3-74；另可参见第141页）。

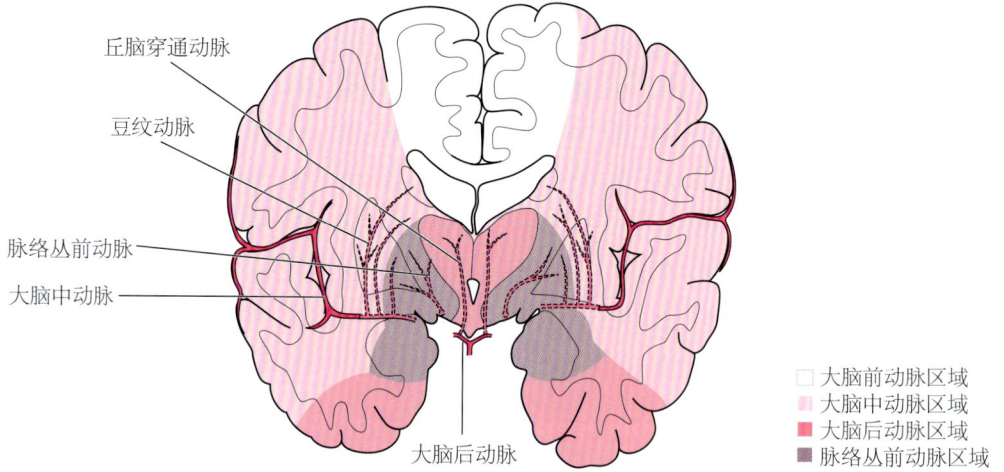

图 3-74　脑动脉（冠状面）

丘脑穿通动脉
豆纹动脉
脉络丛前动脉
大脑中动脉
大脑后动脉

大脑前动脉区域
大脑中动脉区域
大脑后动脉区域
脉络丛前动脉区域

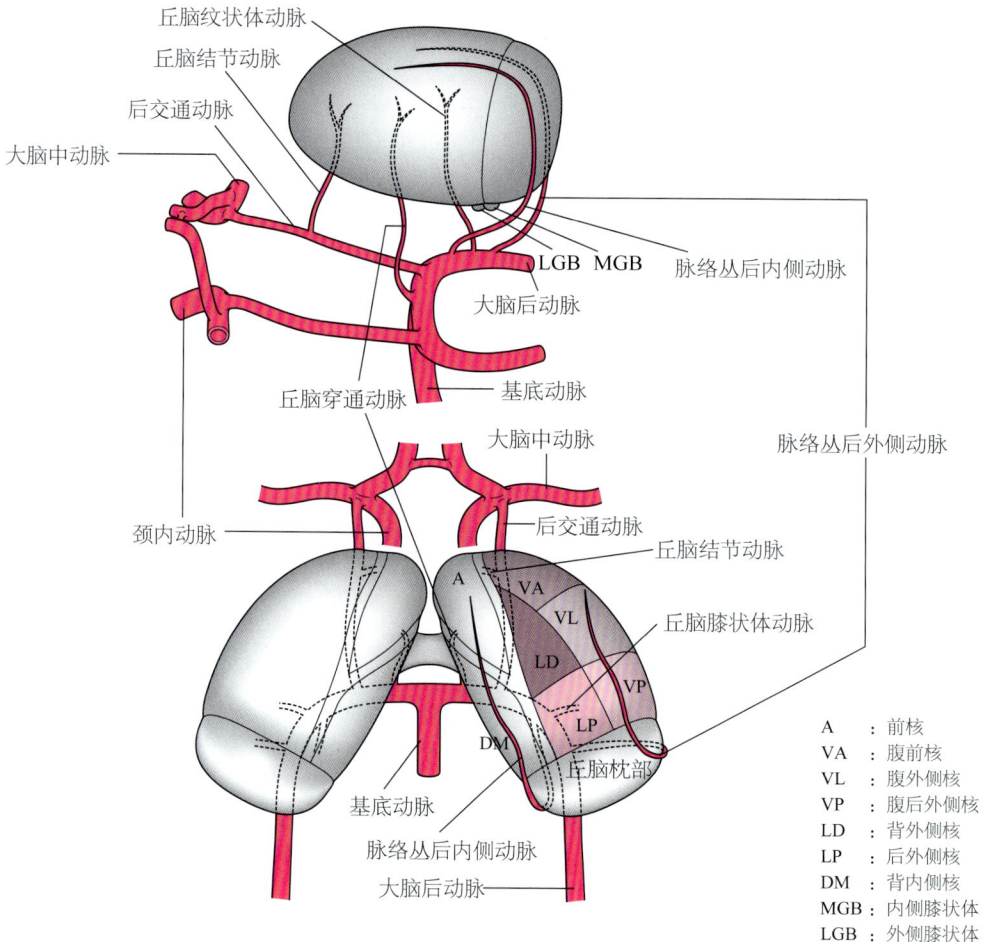

图 3-75　丘脑的动脉

A ：前核
VA ：腹前核
VL ：腹外侧核
VP ：腹后外侧核
LD ：背外侧核
LP ：后外侧核
DM ：背内侧核
MGB ：内侧膝状体
LGB ：外侧膝状体

了解横断面图像上的脑动脉支配区域

横断面图像上的脑动脉支配区域

横断面图像上的脑动脉支配区域如图3-76所示。

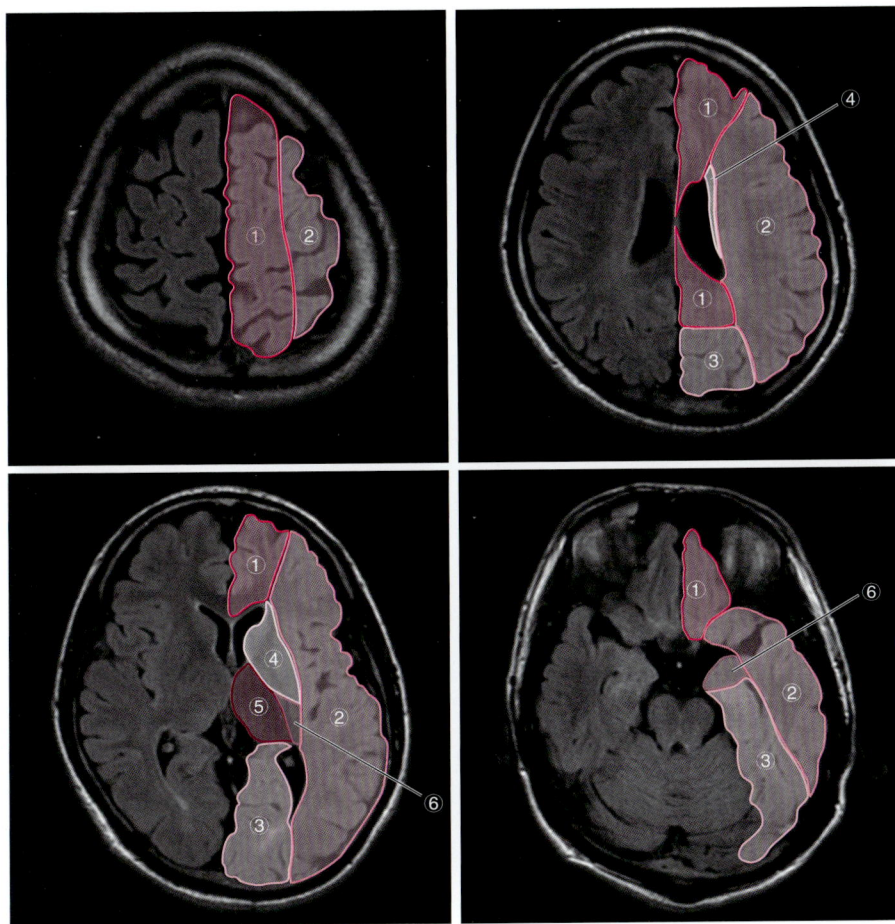

FLAIR 像

① 大脑前动脉区域
② 大脑中动脉区域
③ 大脑后动脉区域
④ 豆纹动脉区域
⑤ 丘脑的动脉区域
⑥ 脉络丛前动脉区域

图 3-76 脑血管的支配区域

93

脑动脉的支配区域存在个体差异

脑动脉亚型

脑动脉的支配区域存在个体差异，频度高的亚型如下所示。

① 大脑前动脉、前交通动脉的亚型（图 3-77）

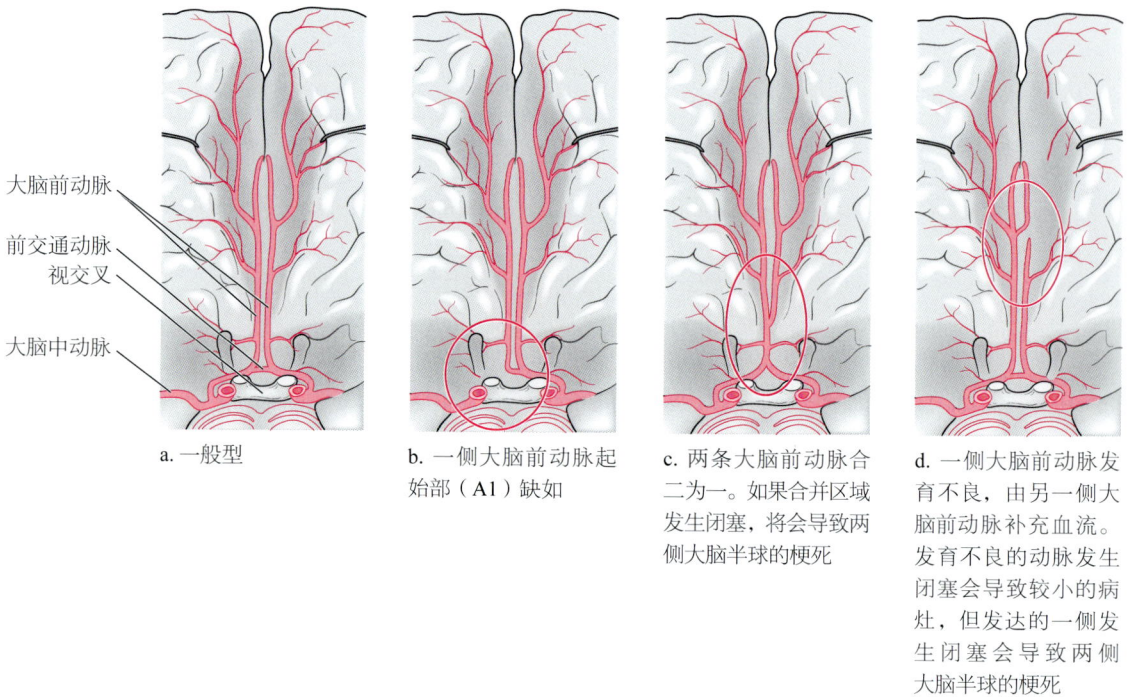

大脑前动脉
前交通动脉
视交叉
大脑中动脉

a. 一般型

b. 一侧大脑前动脉起始部（A1）缺如

c. 两条大脑前动脉合二为一。如果合并区域发生闭塞，将会导致两侧大脑半球的梗死

d. 一侧大脑前动脉发育不良，由另一侧大脑前动脉补充血流。发育不良的动脉发生闭塞会导致较小的病灶，但发达的一侧发生闭塞会导致两侧大脑半球的梗死

图 3-77　大脑前动脉、前交通动脉的亚型（从下方看大脑）

② 脉络丛前动脉和大脑后动脉的亚型

由于脉络丛前动脉发达，有时会供应大脑后动脉区域（图3-78）。当其发生闭塞时，大脑后动脉区域和脉络丛前动脉区域均会发生梗死。

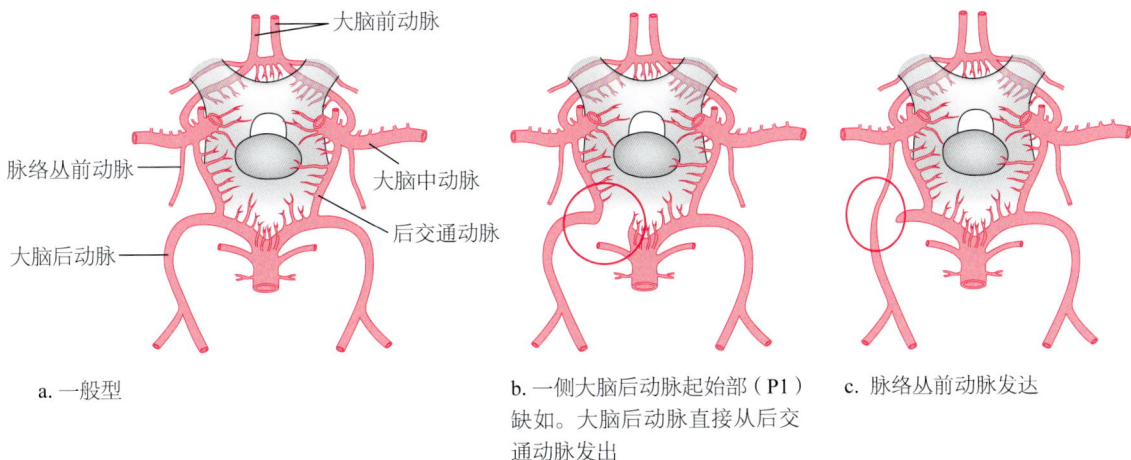

大脑前动脉
脉络丛前动脉
大脑中动脉
后交通动脉
大脑后动脉

a. 一般型

b. 一侧大脑后动脉起始部（P1）缺如。大脑后动脉直接从后交通动脉发出

c. 脉络丛前动脉发达

图 3-78　脉络丛前动脉和大脑后动脉的亚型

③ 丘脑穿通动脉的亚型（图 3-79）

左右丘脑穿通动脉可能起源于一侧大脑后动脉（图3-79b），在这种情况下，一条动脉闭塞会导致两侧丘脑内侧的梗死。

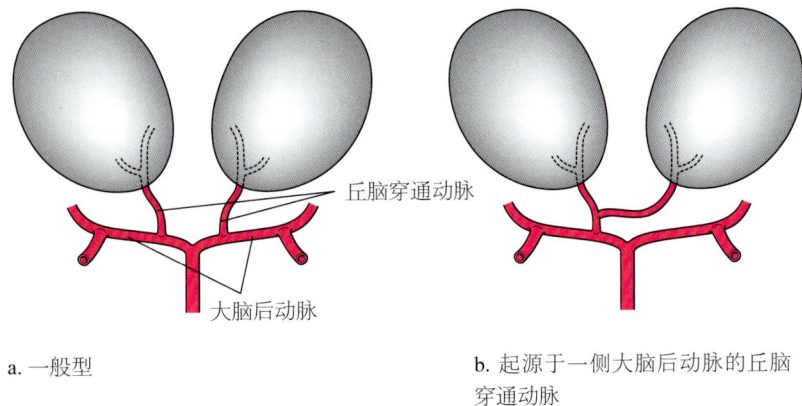

丘脑穿通动脉

大脑后动脉

a. 一般型

b. 起源于一侧大脑后动脉的丘脑穿通动脉

图 3-79　丘脑穿通动脉的亚型

④ 椎动脉的亚型（图 3-80）

椎动脉远端内径通常不对称（图3-80b），非优势侧可能无法在 MRA 显示。

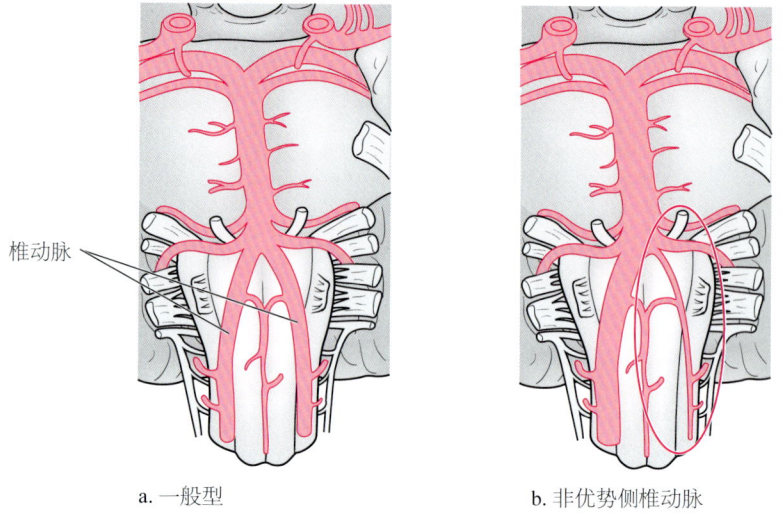

椎动脉

a. 一般型

b. 非优势侧椎动脉

图 3-80　椎动脉的亚型

⑤ 小脑动脉的亚型（图 3-81）

有时小脑下后动脉缺如（图3-81b），小脑仅由小脑下前动脉和小脑上动脉供应。

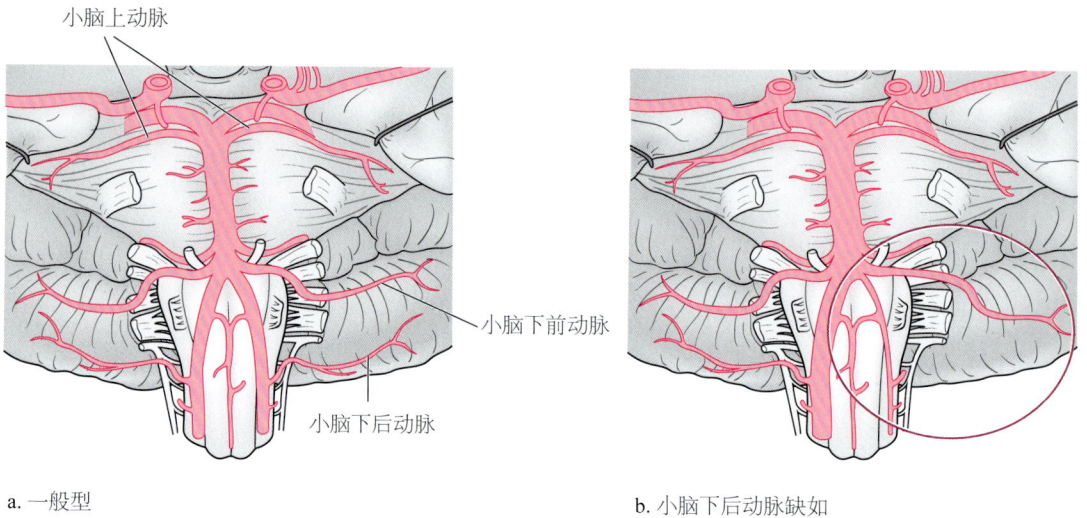

小脑上动脉

小脑下前动脉

小脑下后动脉

a. 一般型

b. 小脑下后动脉缺如

图 3-81　小脑动脉的亚型

参考文献

[1] 丹治順：脳と運動 第2版. 共立出版，2009.

[2] Hanakawa T, et al：Mechanisms underlying gait disturbance in Parkinson's disease：a single photon emission computed tomography study. Brain, 122：1271-1282, 1999.

[3] Corbetta M, et al：Neural systems for visual orienting and their relationships to spatial working memory. J Cogn Neurosci 14：508-523, 2002.

[4] Corbetta M, et al：Control of goal-directed and stimulus-driven attention in the brain. Nat Rev Neurosci 3：201-215, 2002.

[5] Cavanna AE, et al：The precuneus：a review of its functional anatomy and behavioural correlates. Brain, 129：564-583, 2006.

[6] 小林　靖：霊長類における扣帯回の機能解剖学. Clin Neurosci，23：1226-1235，2005.

[7] 永井道明ほか：島皮質：総論. Clin Neurosci, 28：372-379, 2010.

[8] Yamada K, et al：Somatotopic organization of thalamocortical projection fibers as assessed with MR tractography. Radiology, 242：840-845, 2007.

[9] 青木茂樹ほか：神経疾患と拡散tractography －その応用と限界. BRAIN and NERVE，59：467-476，2007.

[10] 青木茂樹ほか：Tractography と大脳機能局在. Clin Neurosci，28：1111-1114，2010.

Ⅲ

脳区域的功能解剖与脑影像上的识别法

脑萎缩和痴呆的影像阅读

IV

阿尔茨海默病
关注海马萎缩

*1 中枢症状和外周症状

在认知障碍的症状中，由脑神经细胞素乱引起的直接症状称为中枢症状，例如记忆障碍和定向障碍。而伴随中枢症状的继发症状则被称为外周症状，例如徘徊和易怒。外周症状又称认知障碍的行为和精神症状（BPSD）。

根据不同类型的认知障碍，中枢症状和外周症状*1的出现情况及治疗方法也有所不同。因此，有必要通过脑影像和症状掌握是什么类型的认知障碍，并进行康复护理。毫无疑问，通过CT或MRI评估脑影像非常重要。

从海马到额叶、颞叶、顶叶

阿尔茨海默病用一句话概括就是"想不起是谁（记忆障碍）"。阿尔茨海默病患者的特征是，反复询问家人的事情变多。有些患者还有被害妄想，常难以治疗。阿尔茨海默病患者的MRI显示，主要以海马（与记忆有关）萎缩为主，其他还可见额叶、颞叶和顶叶的萎缩（图4-1）。SPECT显示顶叶、颞叶、扣带回后部和楔前叶的血流减少。但由于小脑和基底神经节得以保留，所以程序记忆得以保留。

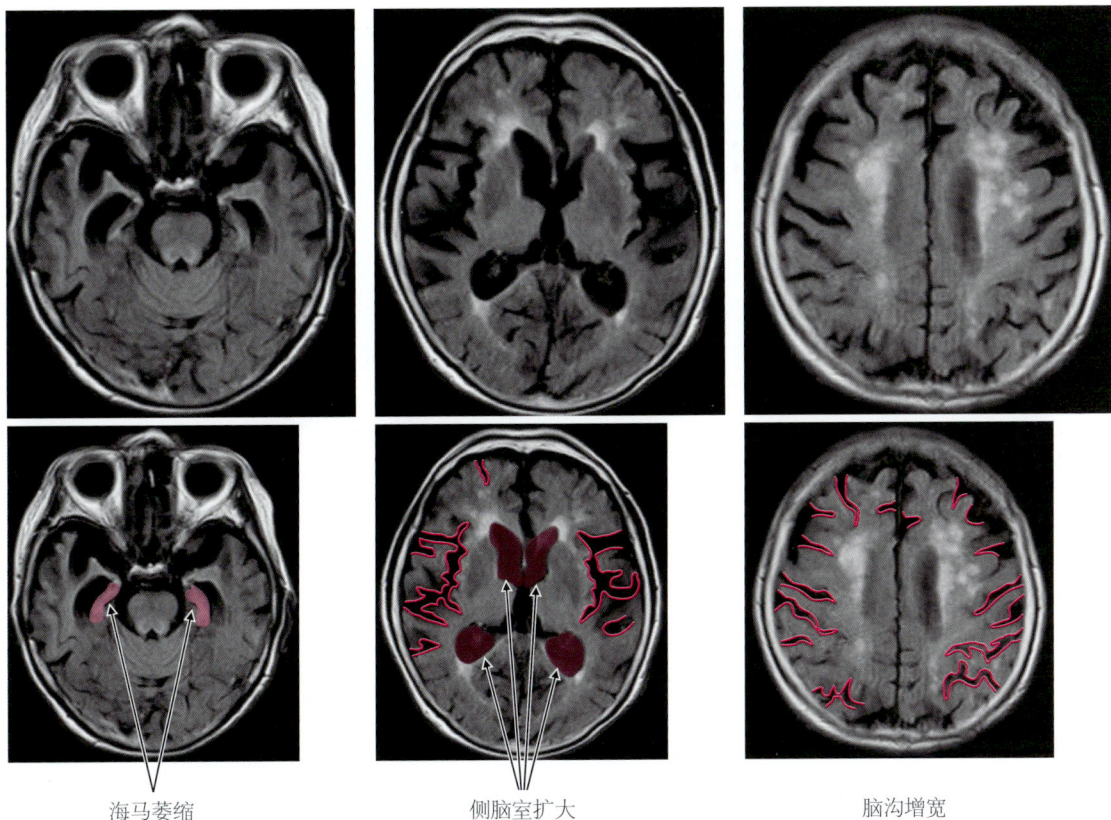

海马萎缩　　　　　　　　侧脑室扩大　　　　　　　脑沟增宽

FLAIR 像（横断面）

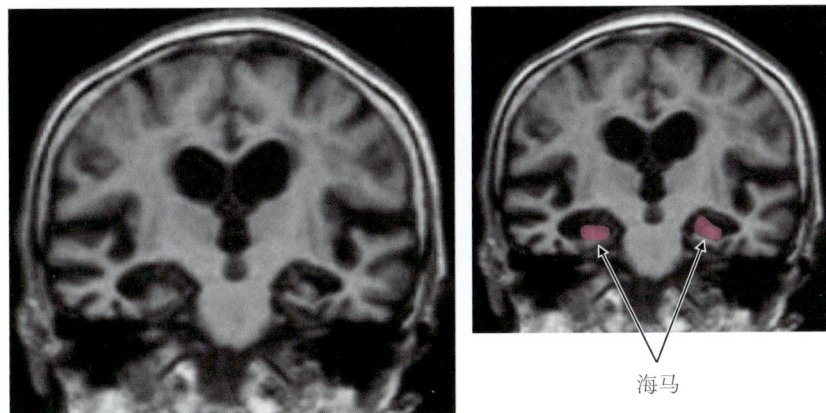

海马

T1 加权像（冠状面）

海马萎缩，加上大脑萎缩，导致侧脑室扩大或脑
沟增宽

部位	状态	症状
海马	萎缩	记忆障碍（情景记忆）
额叶	萎缩	执行功能障碍，语言障碍（表达）
颞叶	萎缩	语言障碍（理解），失认（物体视觉）
顶叶	萎缩	失用，失认（立体视觉）

图 4-1　阿尔茨海默病

02 额颞叶痴呆
以海马保持良好为特征

关注额叶和颞叶

额颞叶痴呆用一句话概括就是"自私的人"，易怒，一直重复同样的动作（刻板行为）。额颞叶痴呆患者的MRI显示，主要以额叶和颞叶（与情绪有关）萎缩为主，海马未发生萎缩（图4-2）。SPECT显示额叶和颞叶的血流量减少。

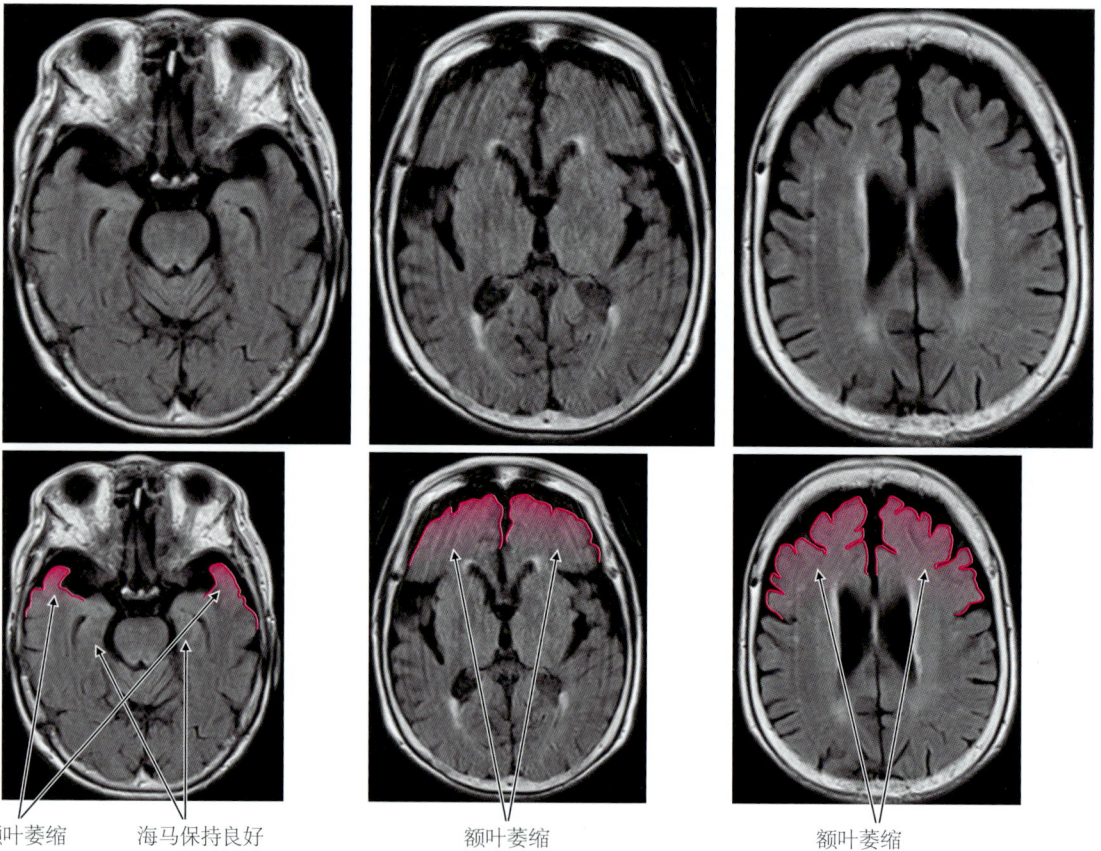

颞叶萎缩　　海马保持良好　　　　　额叶萎缩　　　　　　　额叶萎缩

FLAIR 像（横断面）

图 4-2　额颞叶痴呆

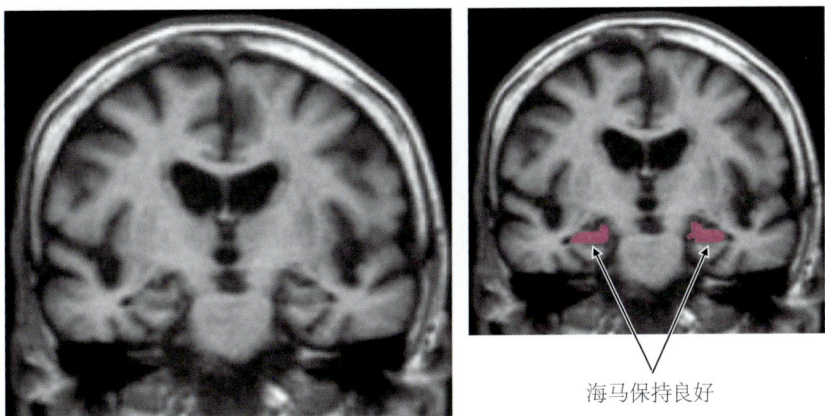

海马保持良好

T1 加权像（冠状面）

额叶和颞叶出现萎缩，但海马保持良好

部位	状态	症状
额叶	萎缩	执行功能障碍
颞叶	萎缩	情感障碍
海马	保持良好	情景记忆被保留

图 4-2（续） 额颞叶痴呆

路易体痴呆
MRI 缺乏特征

MRI 很难找到特点

路易体痴呆用一句话来概括就是"梦中的人"，走路笨拙，情绪和身体状况昼夜波动大，能看见不存在的东西（幻视）。睡眠中会大声说话。另外，还有药物过敏。路易体痴呆患者的 MRI 可能显示脑干和大脑轻度萎缩，但很少有特征性发现（图4-3）。SPECT 的特点是枕叶、初级视皮质和顶叶的血流量减少。

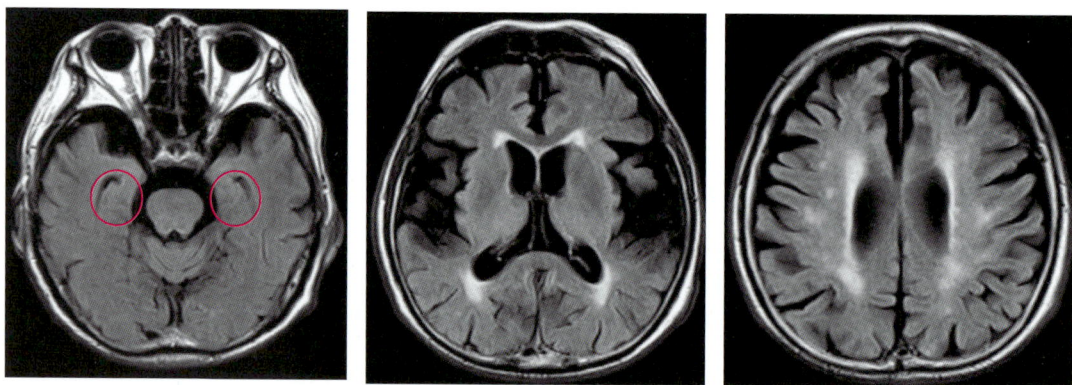

FLAIR 像（横断面）

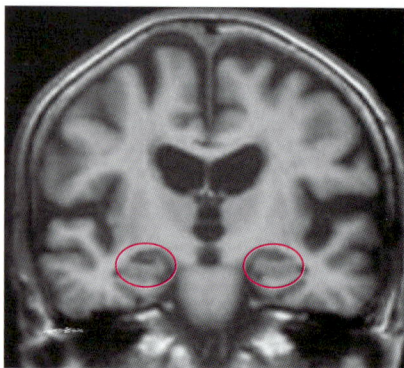

脑室扩大、脑沟增宽，但没有阿尔茨海默病那么严重，海马保留良好

T1 加权像（冠状面）

图 4-3 路易体痴呆

血管性痴呆
关注大脑白质病变

结合形态解读

　　根据脑损伤部位的不同，血管性痴呆可表现出多种神经系统症状，并且以情绪失控[*1]为特征。血管性痴呆患者的MRI表现为脑梗死、脑出血等多发性脑损伤和缺血性变化。缺血性变化主要包括脑室周围高信号（PVH），或表现为深部和皮层下白质高信号（deep and subcortrical white matter hyperintensity，DSWMH）的大脑白质病变。大脑白质病灶中混杂着脑梗死前后的病理状态，在FLAIR像和T2加权像中，大脑白质病变呈现出与脑梗死相同的高信号，因此很难鉴别两者。弥散加权图像有助于区分大脑白质病变和脑梗死：急性期新鲜脑梗死呈高信号，陈旧性脑梗死（脑软化病灶[*2]）呈低信号，大脑白质病变及陈旧性脑梗死（非软化病灶）呈等信号（图4-4）。大脑白质病变导致的功能缺损是不完全的，需要与导致完全功能缺损的软化病灶进行鉴别。

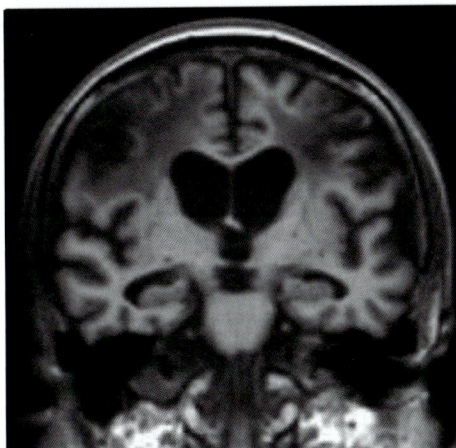

T1 加权像（冠状面）

图 4-4　血管性痴呆

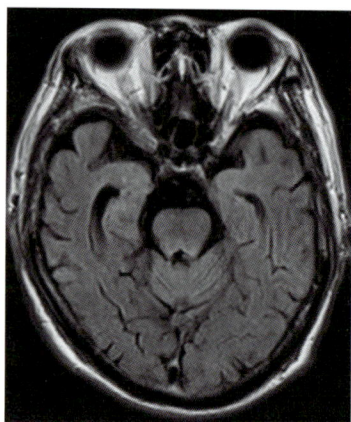

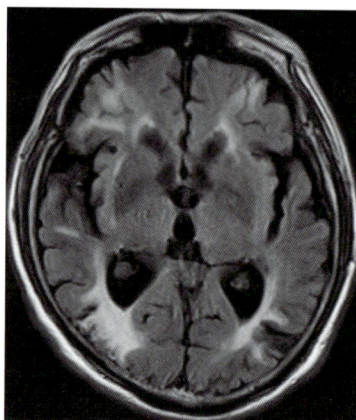

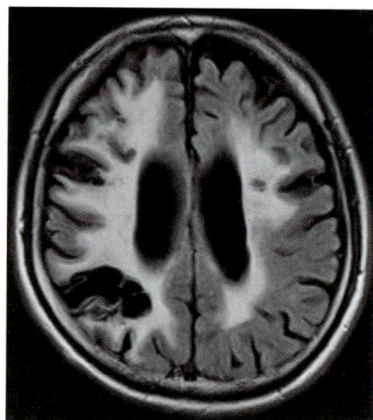

FLAIR 像（横断面）

在 FLAIR 像中，可见呈低信号的陈旧性脑梗死（脑软化病灶）、呈高信号的陈旧性脑梗死（非软化灶）和大脑白质病变

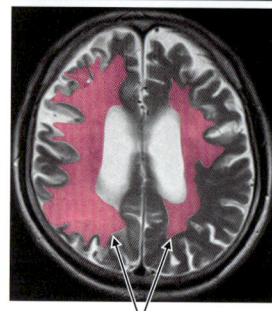

陈旧性脑梗死的 **FLAIR** 像低信号区域（脑软化病灶）	→	功能完全缺损
陈旧性脑梗死的 **FLAIR** 像高信号区域（含有大脑白质病变）	→	功能不完全缺损

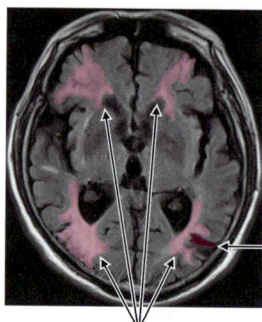

陈旧性脑梗死与大脑白质病变混杂在一起

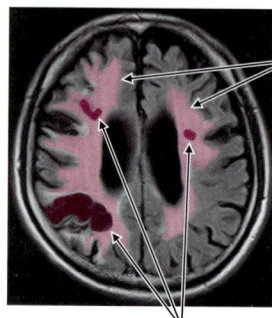

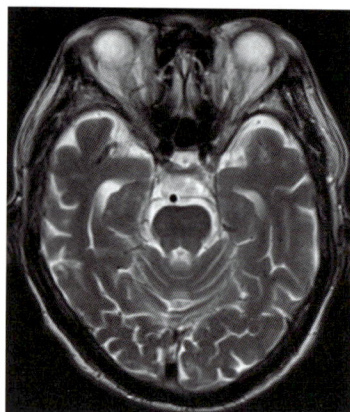

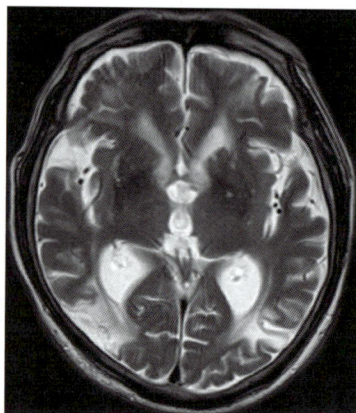

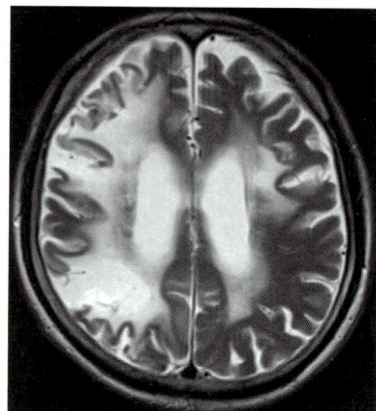

陈旧性脑梗死（脑软化病灶）

陈旧性脑梗死与大脑白质病变混杂在一起

多发性陈旧性脑梗死（脑软化病灶）

T2 加权像（横断面）

在 T2 加权像中，陈旧性脑梗死与大脑白质病变均呈高信号

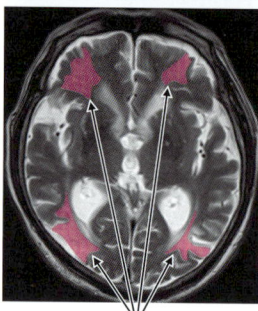

陈旧性脑梗死、大脑白质病变

陈旧性脑梗死、大脑白质病变

图 4-4（续） 血管性痴呆

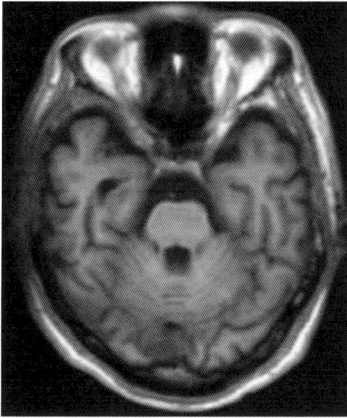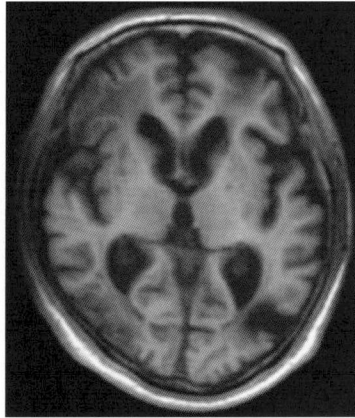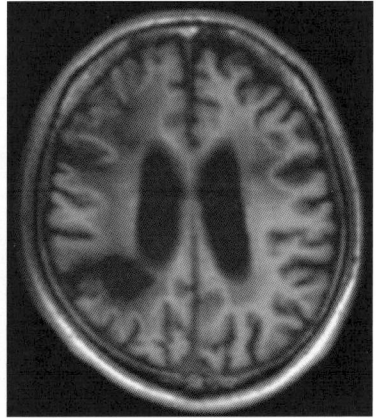

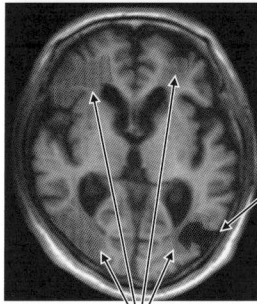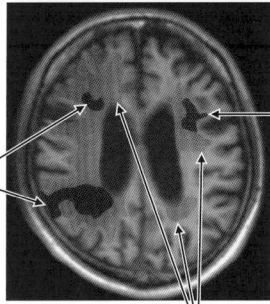

T1 加权像

在 T1 加权像中，脑软化病灶呈低信号，陈旧性脑梗死与大脑白质病变混杂在一起呈淡淡的低信号

脑软化病灶

陈旧性脑梗死与大脑白质病变混杂在一起　陈旧性脑梗死与大脑白质病变混杂在一起

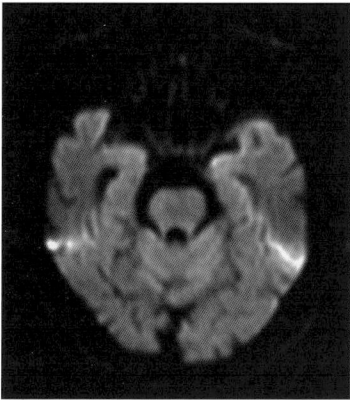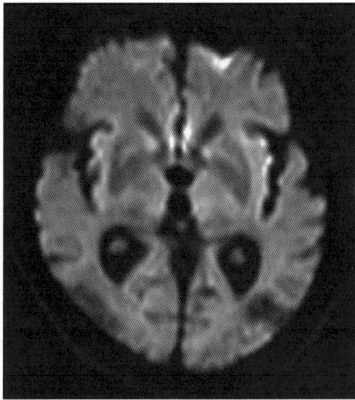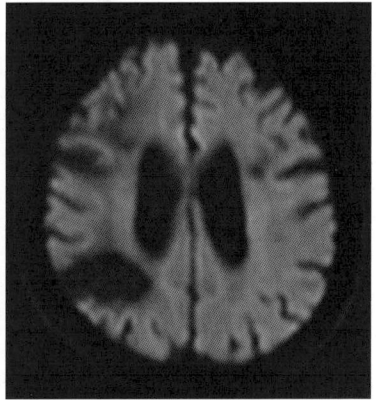

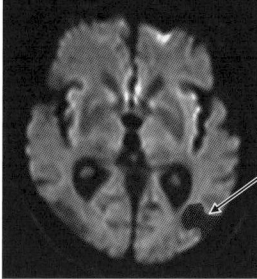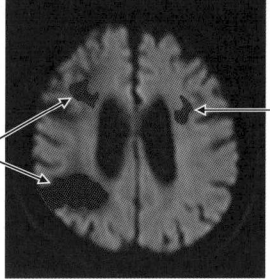

DWI 像

在 DWI 像中，脑软化病灶呈低信号，大脑白质病变呈等信号。在急性期，FLAIR 像中的高信号，如果在 DWI 像中也呈高信号，则为新发脑梗死，如果呈等信号，则为大脑白质病变或陈旧性脑梗死（非软化病灶）

脑软化病灶

脑软化病灶

图 4-4（续）　血管性痴呆

正常压力性脑积水
鉴别脑萎缩与脑积水

脑萎缩与脑积水

脑萎缩可以从脑沟增宽和脑室扩大来判断。阿尔茨海默病导致的脑萎缩，除了大脑皮质的整体萎缩外，海马萎缩导致的侧脑室下角扩大也很明显（图4-5）。在额颞叶痴呆中，额叶和颞叶的萎缩很明显（图4-6）。

脑积水分为非交通性脑积水和交通性脑积水。非交通性脑积水是指因脑室内或其出口闭塞，脑脊液积聚在脑室内；交通性脑积水是指蛛网膜下腔中的脑脊液因循环和吸收障碍导致脑室和蛛网膜下腔（外侧沟和基底沟）中的脑脊液潴留。蛛网膜下腔出血后1～2个月出现的正常压力性脑积水属于交通性脑积水。正常

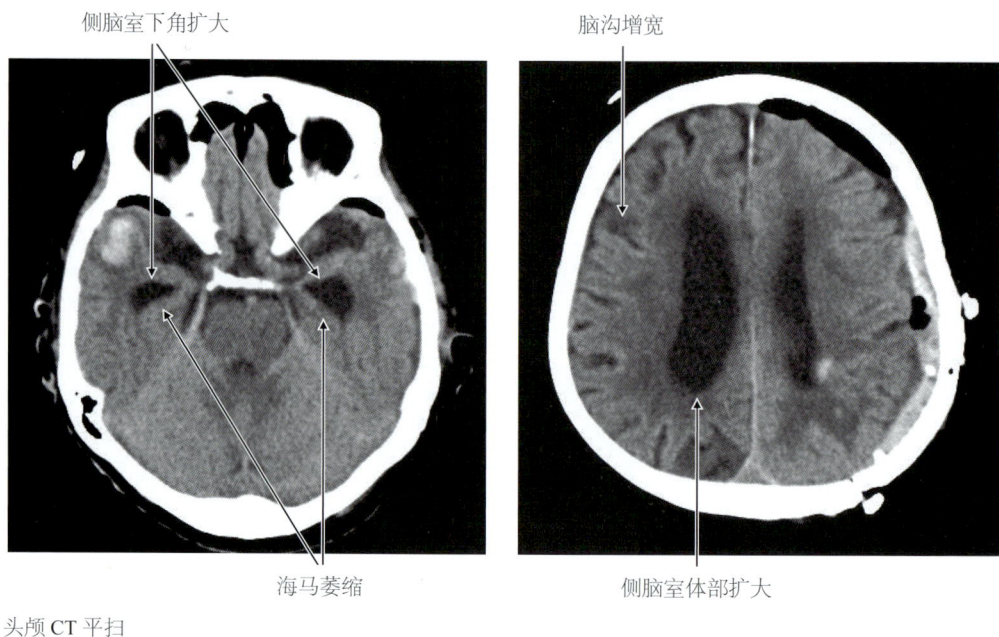

侧脑室下角扩大

脑沟增宽

海马萎缩

侧脑室体部扩大

头颅 CT 平扫

图 4-5 阿尔茨海默病的影像

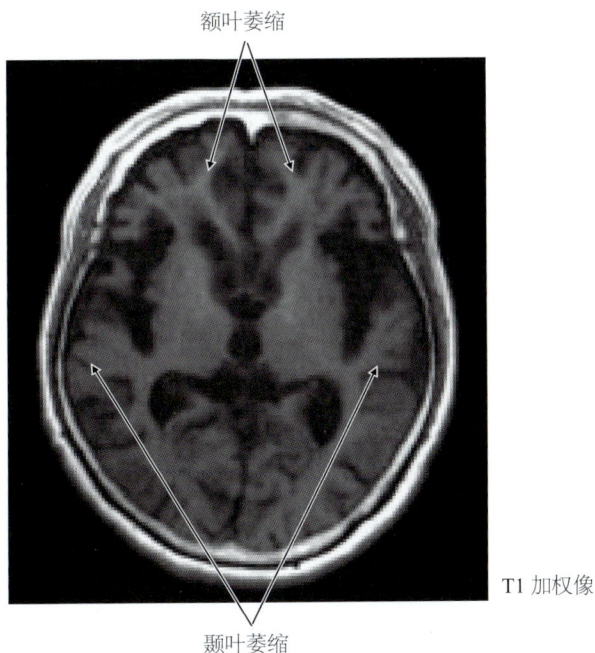

额叶萎缩

颞叶萎缩

T1 加权像

图 4-6　额颞叶痴呆的影像

压力性脑积水会导致步态障碍、痴呆和尿失禁。正常压力性脑积水引起的步态障碍表现为通过小碎步把脚迈开，变成磨脚，很难转方向，与在帕金森病中所看到的小碎步不同。

正常压力性脑积水可分为继发于蛛网膜下腔出血和脑膜炎的继发性正常压力性脑积水，以及病因不明的特发性正常压力性脑积水。据统计，阿尔茨海默病患者中有5%～10%为特发性正常压力性脑积水。

正常压力性脑积水的治疗方法是行分流手术，该手术是将脑室内的脑脊液引流至腹腔（或心房内）。特发性正常压力性脑积水术后症状改善率往往低于继发性正常压力性脑积水，但对步态障碍的改善有效率达80%以上，对尿失禁的改善率约为50%；对认知障碍的改善较缓慢，治疗1年后改善率为30%～50%。

脑室扩大是共同点，那么有什么区别呢？

脑萎缩、非交通性脑积水和交通性脑积水的影像学表现的共同点是脑室扩大，但是脑室扩大的表现各不相同（表4-1）。

脑室扩大常用的指标是Evans指数（侧脑室前角宽度/颅腔宽度）。Evans指数在特发性正常压力性脑积水中超过0.3（图4-7）。

另外，在正常压力性脑积水中，侧脑室周围的白质在CT图像中呈低信号，在T2加权像和FLAIR像中呈高信号。

表4-1　脑萎缩和脑积水的 CT 表现

	脑室	脑沟、蛛网膜下腔
脑萎缩	左右对称扩大	左右对称扩大
非交通性脑积水	脑脊液潴留部位显著扩张	脑脊液潴留部位周围狭窄
交通性脑积水	左右对称扩大	外侧沟水平以下扩张，凸面和正中部变窄

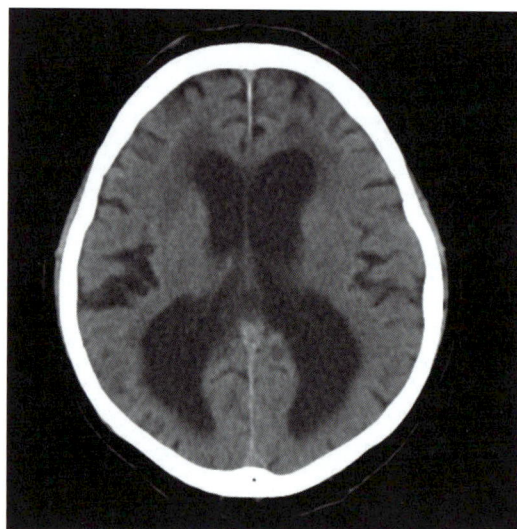

脑室周围低信号

48 mm

外侧沟扩大

134 mm

脑室扩大

Evans 指数 = 48/134 ≈ 0.36，超过基准值 0.3

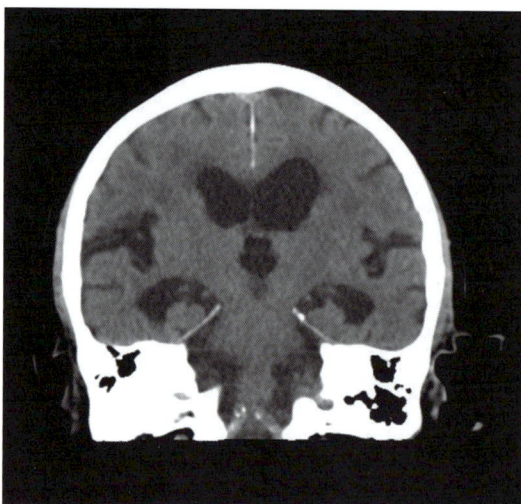

头颅 CT 平扫（横断面）

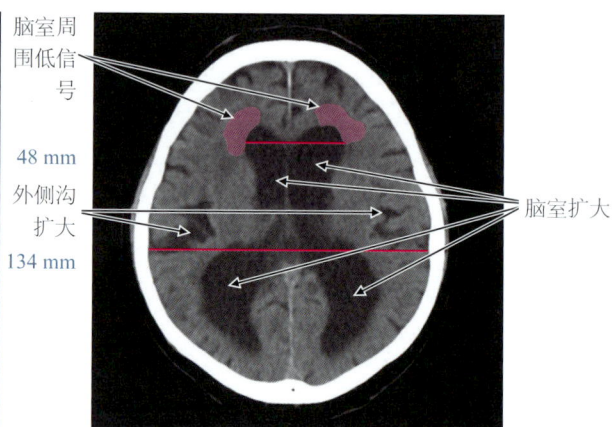

凸面和正中部的脑沟、蛛网膜下腔变窄

脑室周围低信号

外侧沟扩大

脑室扩大

头颅 CT 平扫（冠状面）

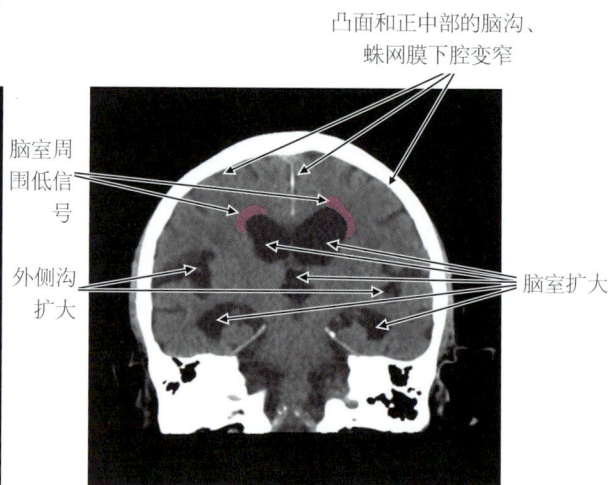

图 4-7　特发性正常压力性脑积水的影像学表现

多系统萎缩

脑干、小脑萎缩，十字征，裂隙征

关注脑深部的变化

多系统萎缩的特征是自主神经系统、锥体外系和小脑系统等三大系统的病变和症状按不同比率出现。小脑性共济失调明显的类型称为多系统萎缩-小脑型〔multiple system atrophy，cerebellar variant（MSA-C）〕。锥体外系障碍（帕金森综合征）明显的类型称为多系统萎缩-帕金森型〔multiple system atrophy，Parkinsonian variant（MSA-P）〕。脑影像显示大脑和海马萎缩不明显，而脑干、小脑和小脑脚萎缩明显（尤其是MSA-C）。在MSA-C中，脑桥横行纤维变性，在FLAIR像和T2加权像中可见脑桥呈高信号的十字征。在 MSA-P 中，壳核外侧出现神经元丢失和胶质增生[*1]，在 FLAIR像和 T2 加权像中可见双侧壳核外侧呈高信号的裂隙征。十字征与小脑性共济失调相关，壳核外侧的裂隙征与帕金森综合征相关。本例为 MSA-C，未观察到壳核外侧的裂隙征（图4-8）。

术语解释

*1 胶质增生

星形胶质细胞的增生称为胶质增生，常见于大脑或脊髓发生炎症或细胞坏死之后。

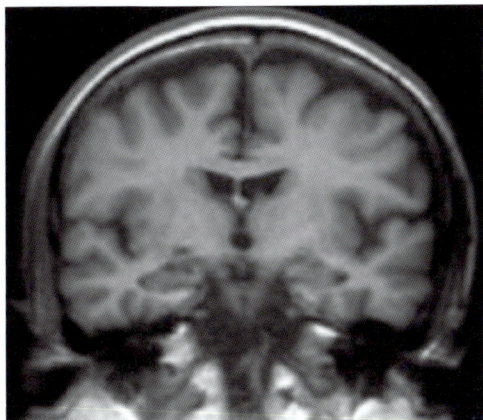

T1 加权像

图4-8　多系统萎缩（MSA-C）

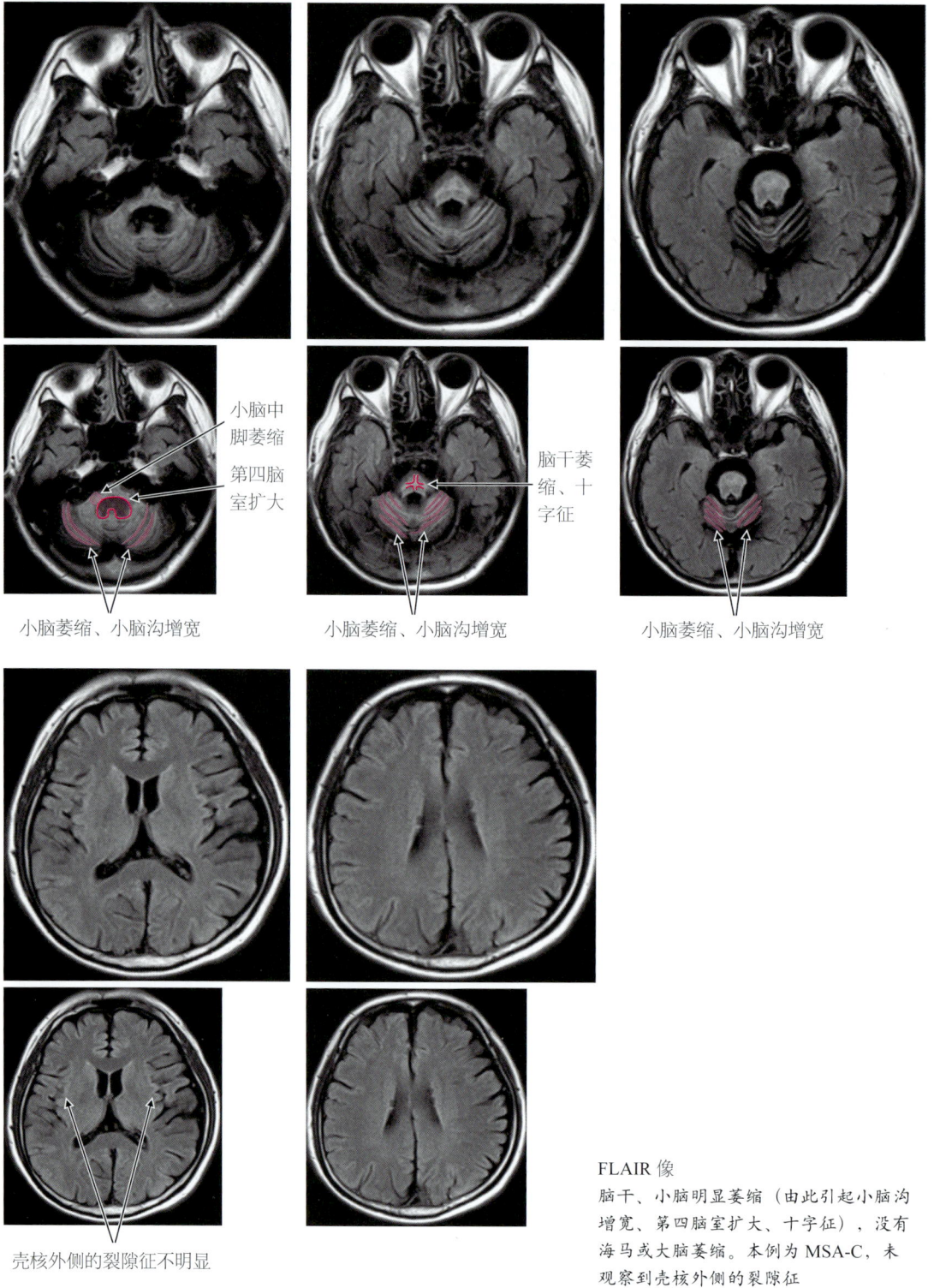

小脑中脚萎缩

第四脑室扩大

脑干萎缩、十字征

小脑萎缩、小脑沟增宽

小脑萎缩、小脑沟增宽

小脑萎缩、小脑沟增宽

壳核外侧的裂隙征不明显

FLAIR 像

脑干、小脑明显萎缩（由此引起小脑沟增宽、第四脑室扩大、十字征），没有海马或大脑萎缩。本例为 MSA-C，未观察到壳核外侧的裂隙征

图 4-8（续） 多系统萎缩（MSA-C）

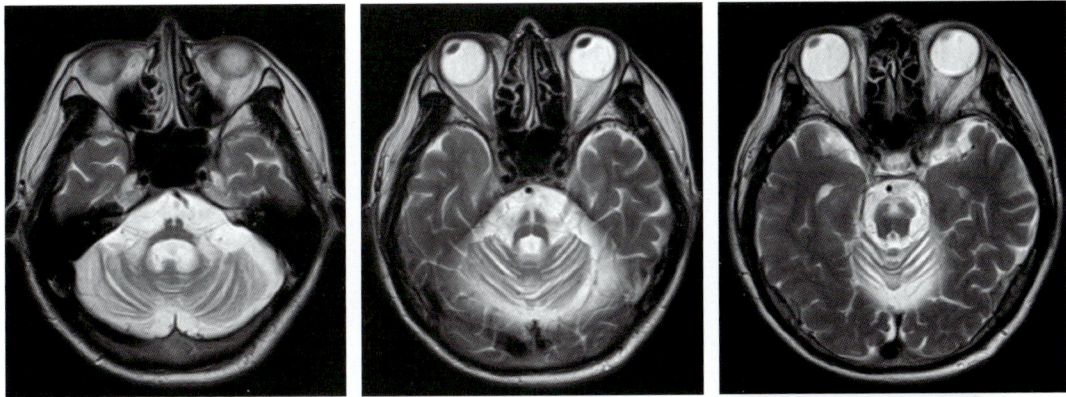

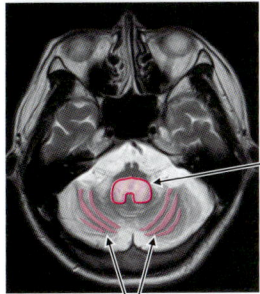

第四脑
室扩大

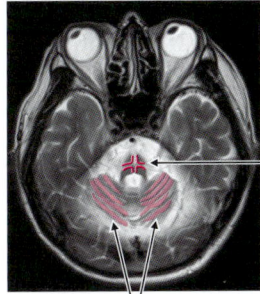

脑干萎
缩、十
字征

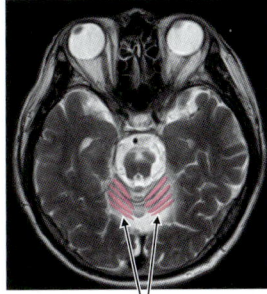

小脑萎缩、小脑沟增宽　　　　小脑萎缩、小脑沟增宽　　　　小脑萎缩、小脑沟增宽

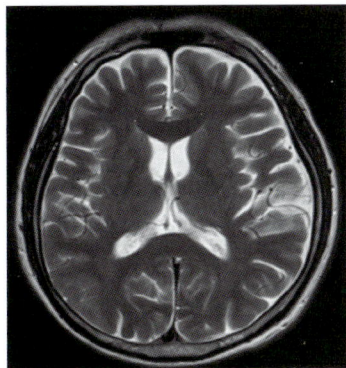

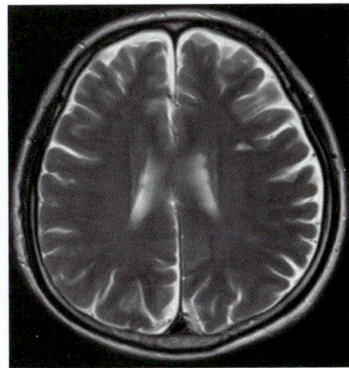

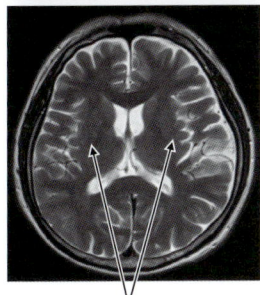

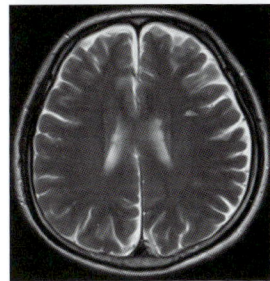

壳核外侧的裂隙征不明显

T2 加权像

图 4-8（续）　多系统萎缩（MSA-C）

缺血性脑血管病的影像阅读

V

脑梗死的发病机制
与病灶范围之间的关系

疾病类型与梗死病灶范围的关系

脑梗死的主要类型包括腔隙性脑梗死、动脉粥样硬化性脑梗死和心源性脑栓塞。腔隙性脑梗死是由于穿支动脉阻塞而引起的脑梗死，病灶较小。动脉粥样硬化性脑梗死和心源性脑栓塞都是由于主干动脉闭塞所致的脑梗死。根据动脉闭塞时间的长短不同，即便是同样的血管发生闭塞，病灶的大小也有可能不同（图5-1）。

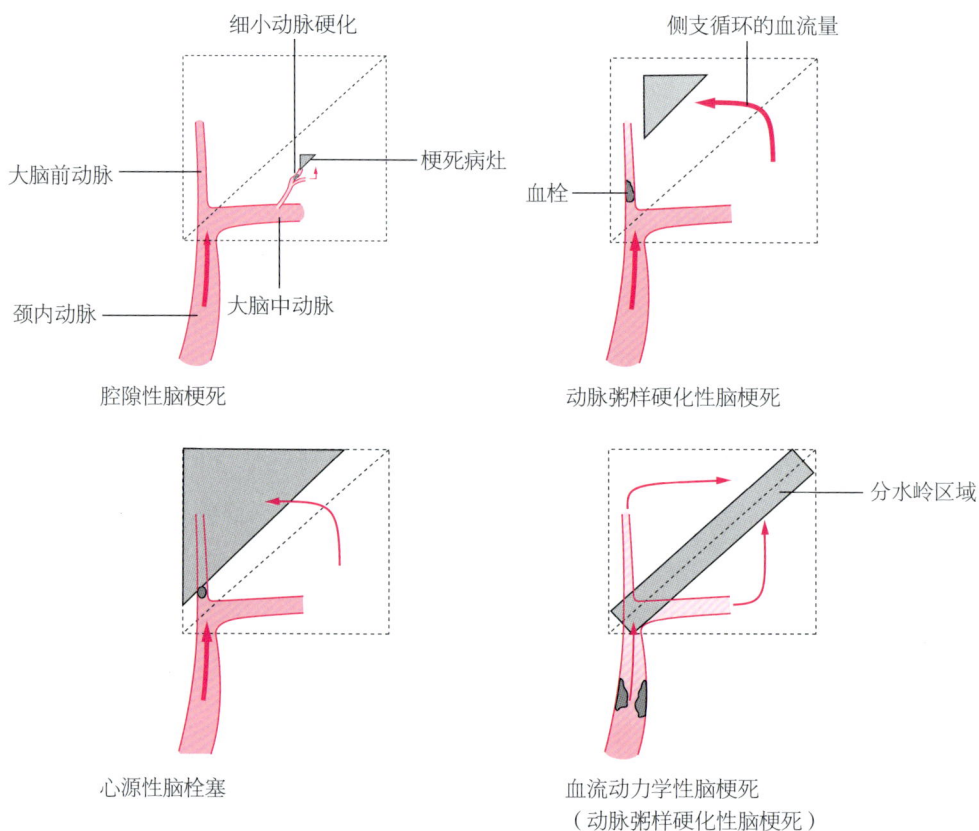

细小动脉硬化

侧支循环的血流量

大脑前动脉

梗死病灶

血栓

颈内动脉

大脑中动脉

腔隙性脑梗死

动脉粥样硬化性脑梗死

分水岭区域

心源性脑栓塞

血流动力学性脑梗死
（动脉粥样硬化性脑梗死）

图 5-1　脑梗死机制与梗死病灶的关系

▶动脉闭塞的时间不同，梗死病灶的大小也不同

在动脉粥样硬化性脑梗死中，血管以"年"为单位逐渐发生闭塞，其间如果形成来自其他血管的侧支循环，病灶往往较小。尤其是大脑皮质，容易受到侧支循环的供应，可避免发生梗死（图5-2）。但在心源性脑栓塞中，由于突如其来的栓子，血流在瞬间中断，从而没有形成来自其他血管的侧支血流，病灶面积通常较大，同时有累及大脑皮质的倾向。酒向正春等在猪脑缺血实验中证明，脑梗死病灶的大小随侧支循环的发达程度而变化[1]。此外，蛛网膜下腔出血可引发导致脑动脉管腔可逆性变窄的脑血管痉挛，但蛛网膜下腔出血后脑血管痉挛所致的脑梗死，会在比较短的时间（4～5天）内导致大动脉闭塞，这一点与心源性脑栓塞相似，往往病灶面积较大（图5-3；另可参见第174页）。

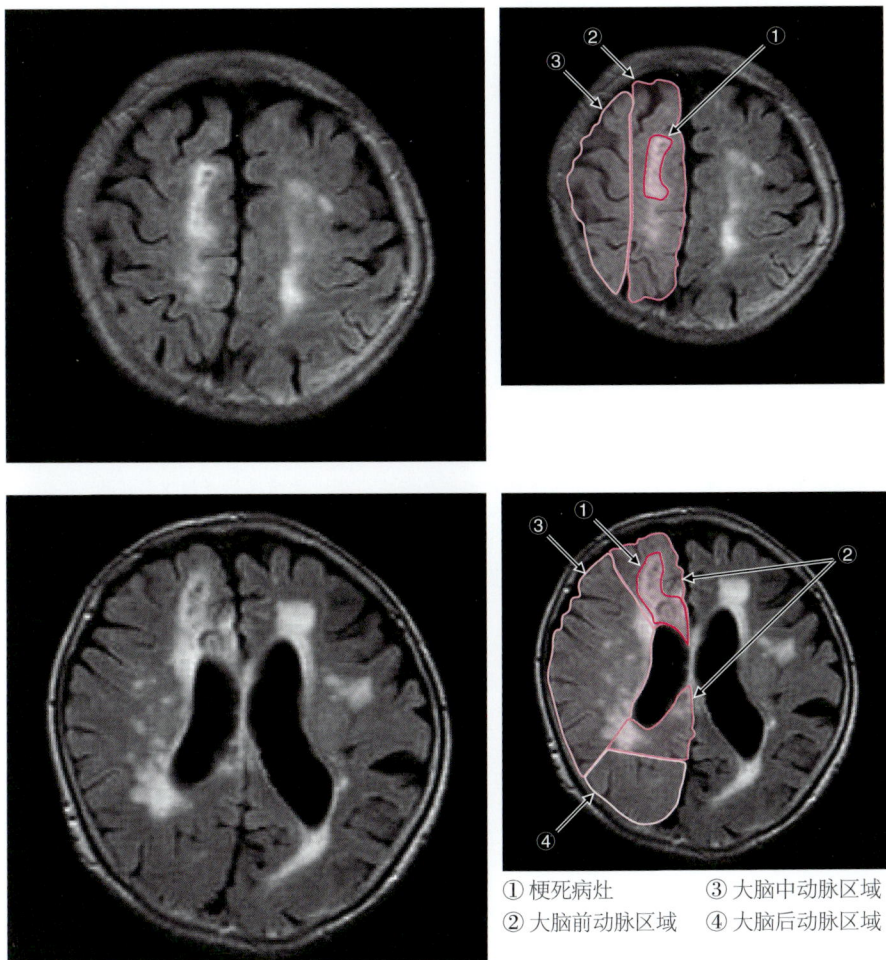

① 梗死病灶　　　　③ 大脑中动脉区域
② 大脑前动脉区域　④ 大脑后动脉区域

MRI FLAIR 像
右侧大脑前动脉区域发生梗死，但由于来自其他血管的侧支循环发达，大脑皮质保留，病灶范围相对小

图 5-2　大脑前动脉区域梗死（动脉粥样硬化性脑梗死）

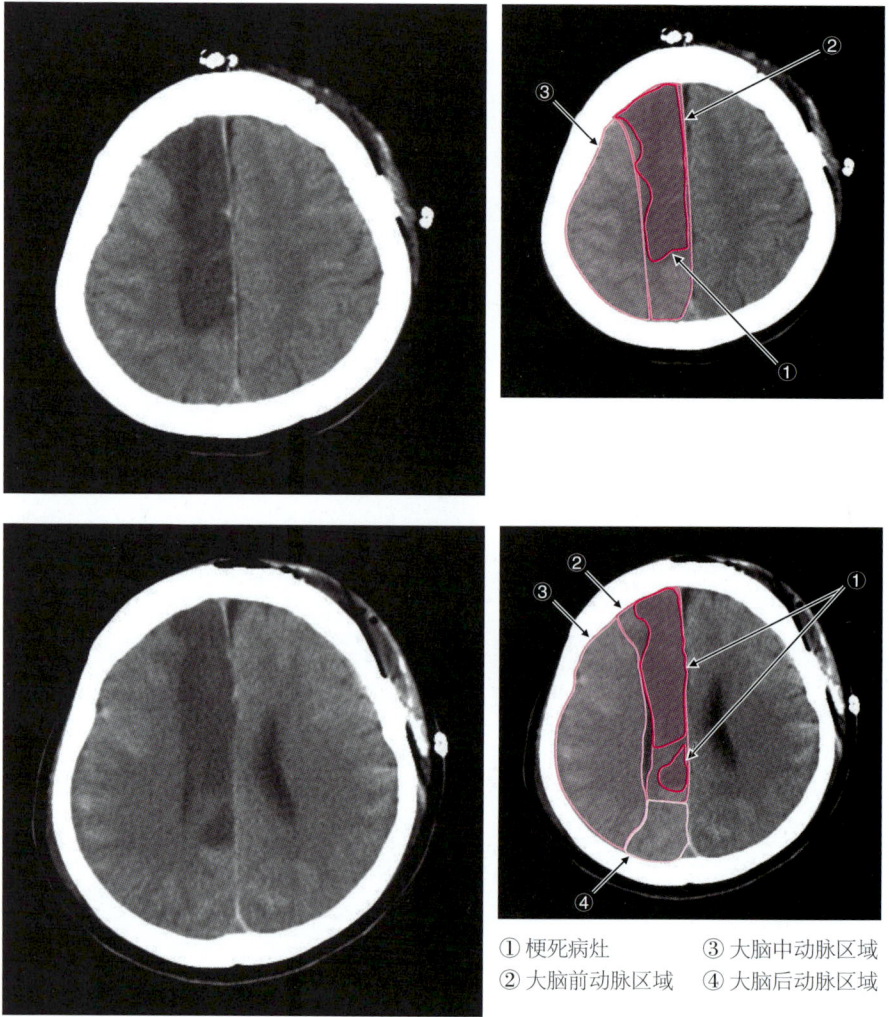

① 梗死病灶   ③ 大脑中动脉区域
② 大脑前动脉区域   ④ 大脑后动脉区域

头颅 CT 平扫

由于血流在短时间内中断，来自其他血管的侧支循环不发达，导致包括大脑皮质在内的整个右侧大脑前动脉区域均已发生梗死。心源性脑栓塞病灶面积也较大。有关此情况的详细信息，请参见第 124 页图 5-9

图 5-3   大脑前动脉区域梗死（蛛网膜下腔出血后的脑血管痉挛）

分水岭区域的特征

脑梗死的病灶，原则上是对应责任血管的支配区域出现的。然而，由于分水岭区域也会受到相邻血管的供应，因此单个血管的闭塞通常不会导致梗死病灶。另外，当大脑前动脉和大脑中动脉等多条血管的血流因血压下降而变少时，该区域会最先成为梗死病灶（图5-4）。这是一种称为血流动力学性脑梗死的病理状态，在动脉粥样硬化性脑梗死中很常见。

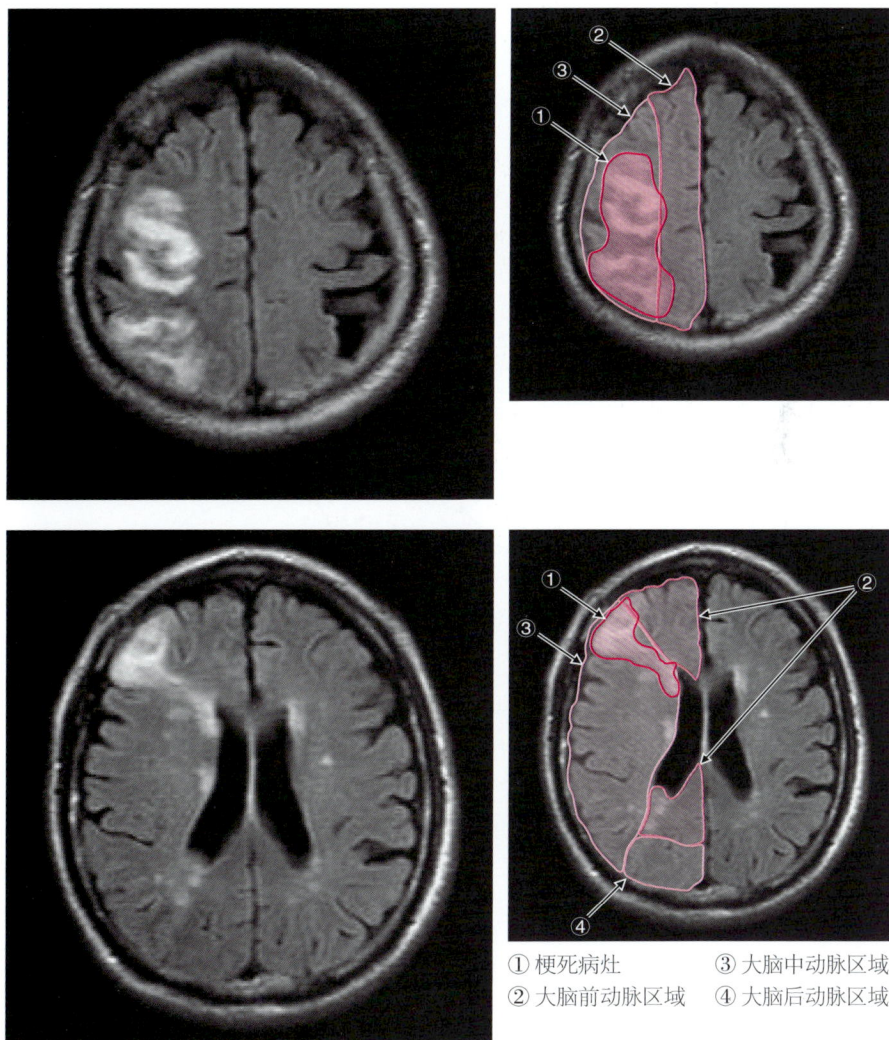

① 梗死病灶　　　③ 大脑中动脉区域
② 大脑前动脉区域　④ 大脑后动脉区域

MRI FLAIR 像
大脑前动脉与大脑中动脉的边界区域（分水岭区域）发生梗死

图 5-4　颈内动脉狭窄导致的分水岭区域梗死（血流动力学性脑梗死）

大脑前动脉区域梗死
关注运动区与感觉区的损伤

大脑前动脉的供应区

　　大脑前动脉供应额叶内侧、顶叶内侧、扣带回和胼胝体，作为穿支动脉的Heubner回返动脉供应尾状核头。Heubner回返动脉从大脑前动脉的近端（前交通动脉附近）发出，如果大脑前动脉远端部位发生闭塞，尾状核可避免发生梗死。另外，如果闭塞在前交通动脉的近端，由于通过前交通动脉可接受来自对侧大脑前动脉的血流所以缺血程度较轻，但若闭塞位于前交通动脉的远端，由于不能接受来自对侧大脑前动脉的血流，缺血程度会较严重（图5-5）。

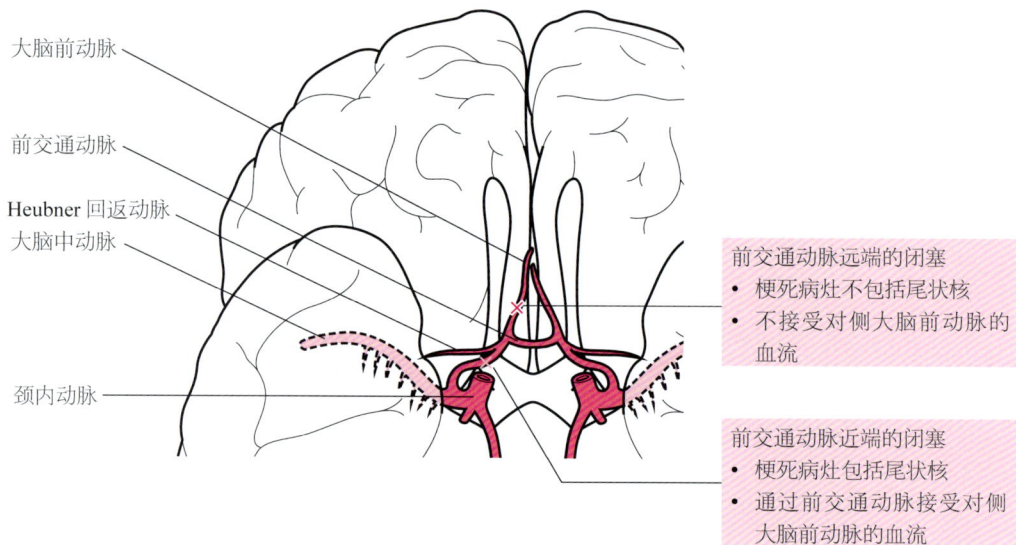

大脑前动脉
前交通动脉
Heubner 回返动脉
大脑中动脉
颈内动脉

前交通动脉远端的闭塞
· 梗死病灶不包括尾状核
· 不接受对侧大脑前动脉的血流

前交通动脉近端的闭塞
· 梗死病灶包括尾状核
· 通过前交通动脉接受对侧大脑前动脉的血流

图 5-5　大脑前动脉闭塞部位与梗死病灶的关系（从下面看的脑图像）

其他动脉区域的侧支循环和运动、感觉障碍

由于大脑前动脉供应额叶内侧和顶叶内侧（分别存在下肢运动区和感觉区），因此，一般来说，该区域发生脑梗死会引起下肢严重的运动障碍和感觉障碍，上肢受累较下肢轻。然而，实际上患者的临床表现多种多样，例如下肢运动障碍程度较轻的情况、肩部运动障碍较重的情况及运动障碍较重但感觉障碍轻度的情况等。原因是大脑中动脉和大脑后动脉的侧支循环决定有多少区域的功能被保留。Penfield等将大脑前动脉供应的区域看作人体模型，从图像中可以看出，大脑前动脉的供应区域不仅包括下肢和躯干，还包括肩、肘等上肢近端区域（图5-6、5-7）。如果此区域发生动脉粥样硬化性脑梗死，由于可接收来自大脑中动脉的侧支循环，所以该区域的功能一般会保留（图5-8）。但是，心源性脑栓塞、蛛网膜下腔出血后脑血管痉挛引起的梗死往往会严重损害肩部区域（图5-9）。此外，由于顶叶内侧有来自大脑后动脉的侧支循环，因此与运动区相比，更容易避免发生梗死。如果来自大脑中动脉、大脑后动脉的侧支循环丰富，运动区的功能也会保留，运动障碍症状则会较轻（图5-7）。

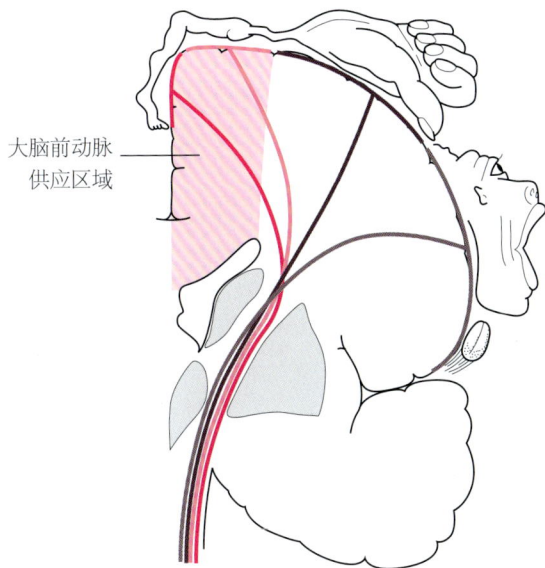

图 5-6　大脑前动脉区域与锥体束

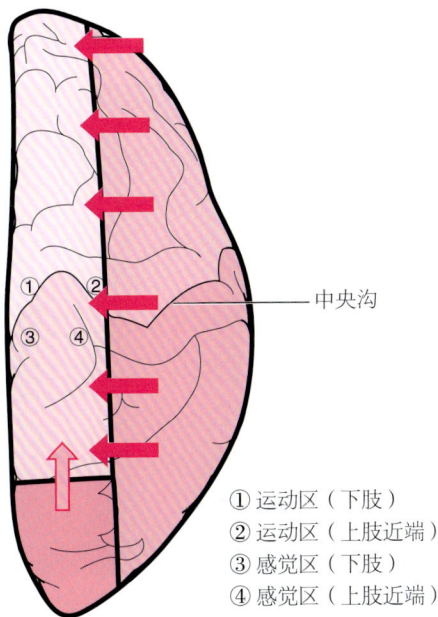

① 运动区（下肢）
② 运动区（上肢近端）
③ 感觉区（下肢）
④ 感觉区（上肢近端）

外侧部（②、④）接收大脑中动脉的血流，后部（③、④）接收大脑后动脉的血流，可避免发生梗死

图 5-7　大脑前动脉区域的运动区、感觉区和侧支循环（从大脑半球上面看的图像）

血管闭塞机制的差异

▶ 动脉粥样硬化性脑梗死

通常情况下，在FLAIR像中梗死病灶呈高信号，但对于图5-8中的脑软化病灶，因其充满脑脊液而呈低信号。此外，在图5-8中尾状核被保留，可以推测梗死病灶位于前交通动脉的远端。而且额叶眶回和胼胝体膝也被保留，可以推测动脉闭塞部位更远。由于大脑皮质部分保留，因此考虑是动脉粥样硬化性脑梗死。

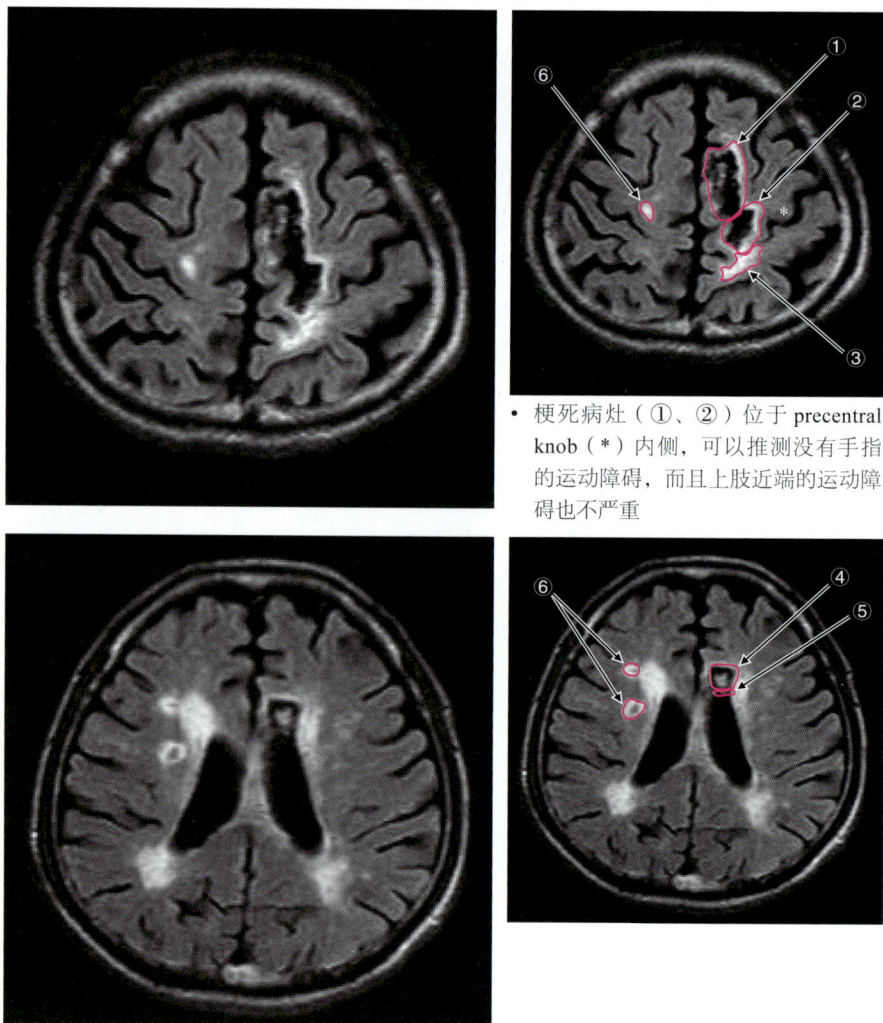

- 梗死病灶（①、②）位于 precentral knob（＊）内侧，可以推测没有手指的运动障碍，而且上肢近端的运动障碍也不严重

图 5-8　大脑前动脉区域动脉粥样硬化性血栓性脑梗死（陈旧性）

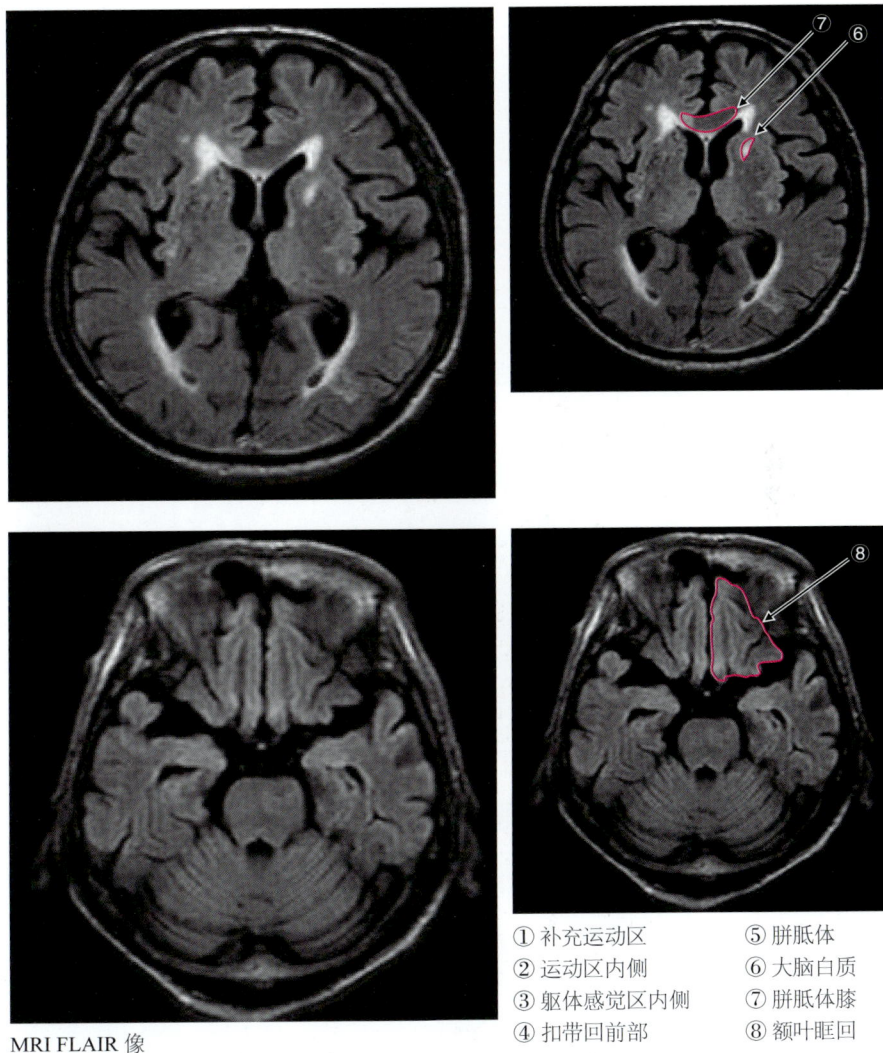

MRI FLAIR 像

① 补充运动区　　⑤ 胼胝体
② 运动区内侧　　⑥ 大脑白质
③ 躯体感觉区内侧　⑦ 胼胝体膝
④ 扣带回前部　　⑧ 额叶眶回

部位	状态	症状
① 补充运动区	梗死	额叶性行为障碍（参见第 126 页）
② 运动区内侧	梗死	右下肢严重瘫痪
③ 躯体感觉区内侧	梗死	右下肢严重感觉障碍
④ 扣带回前部	梗死	冷漠
⑤ 胼胝体	梗死	胼胝体断离症状
⑥ 大脑白质（多发性）	腔隙性脑梗死	血管性痴呆，脑血管性帕金森病
⑦ 胼胝体膝	保留	正常连接左右额叶
⑧ 额叶眶回	保留	性格不变

图 5-8（续）　大脑前动脉区域动脉粥样硬化性血栓性脑梗死（陈旧性）

▶蛛网膜下腔出血后脑血管痉挛所致的脑梗死

图5-9所示，除了右侧尾状核之外，大脑前动脉区域几乎全部梗死，而且左侧尾状核及内囊前肢也存在梗死，考虑右侧大脑前动脉起始部附近（右侧Heubner回返动脉未发生闭塞）和左侧Heubner回返动脉发生闭塞。蛛网膜下腔出血后脑血管痉挛引起的脑梗死，由于短时间内血流中断，来自其他血管的侧支循环不发达，梗死病灶范围比较广泛，包括大脑皮质。

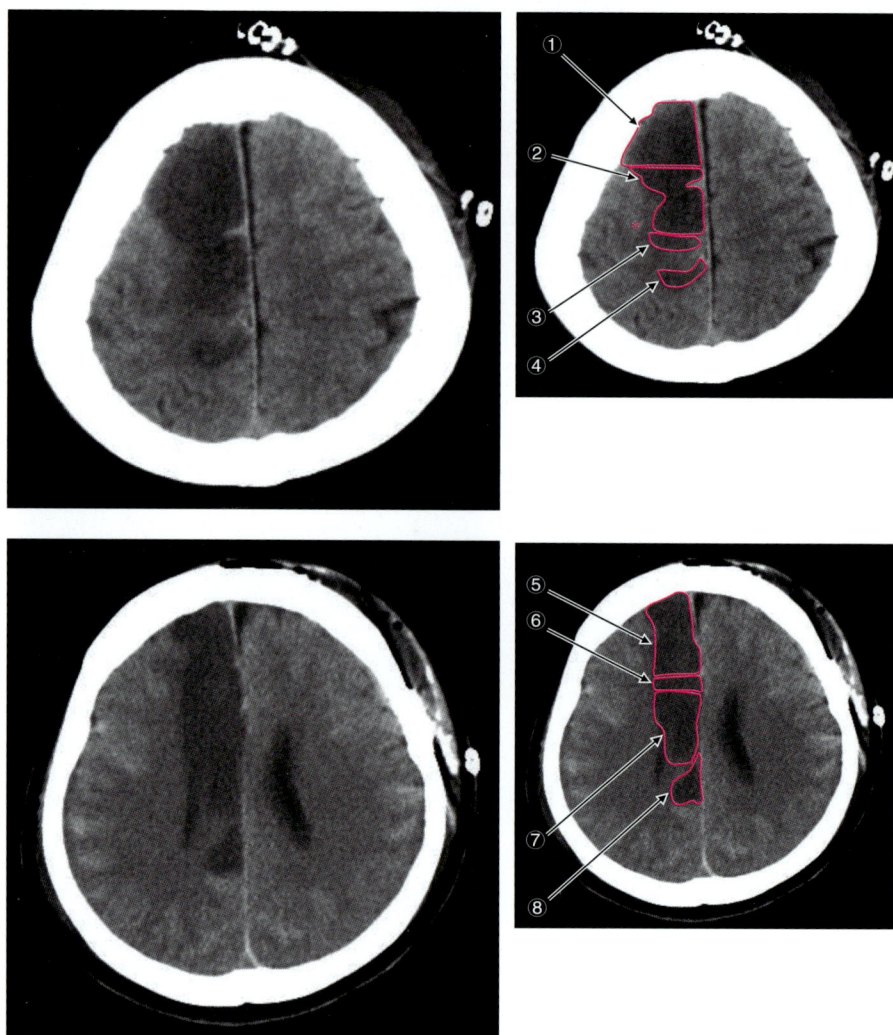

头颅CT 平扫

图 5-9　蛛网膜下腔出血后脑血管痉挛所致的脑梗死

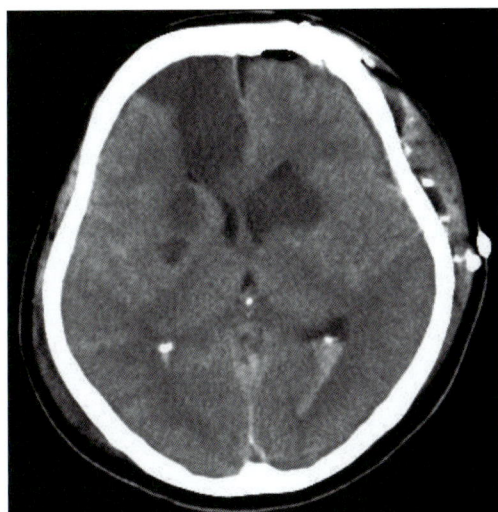

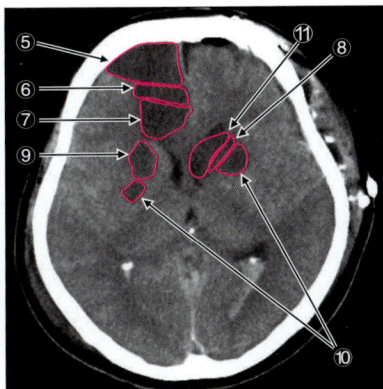

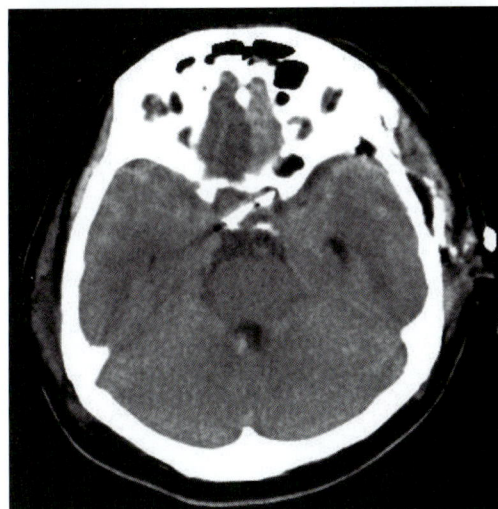

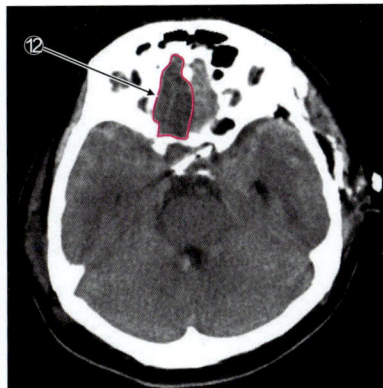

① 额眼区
② 补充运动区
③ 运动区内侧
④ 顶叶内侧
⑤ 额前区内侧
⑥ 扣带回前部
⑦ 胼胝体
⑧ 扣带回后部
⑨ 内囊前肢
⑩ 壳核
⑪ 尾状核头
⑫ 额前区眶回

梗死病灶接近 precentral knob（*），推测手指的运动障碍较轻，而上肢近端的运动障碍较重。另外，病灶已延伸至顶叶，推测可能伴有感觉障碍以及身体认知和空间认知障碍

部位	状态	症状
① 额眼区	梗死	眼球运动障碍，注意力缺陷（上意下达）
② 补充运动区	梗死	额叶性行为障碍（参见第 126 页）
③ 运动区内侧	梗死	下肢至上肢近端严重的偏瘫
④ 顶叶内侧	梗死	右下肢至右上肢近端严重的躯体感觉障碍，身体认知和空间认知障碍
⑤ 额前区内侧	梗死	额叶性行为障碍（参见第 126 页）
⑥ 扣带回前部	梗死	冷淡
⑦ 胼胝体	梗死	胼胝体断离症状
⑧ 扣带回后部	梗死	记忆障碍，空间认知障碍
⑨ 内囊前肢	梗死	执行功能障碍
⑩ 壳核	梗死	帕金森综合征，学习能力下降
⑪ 尾状核头	梗死	执行功能障碍，直观思考障碍
⑫ 额前区眶回	梗死	低落状态，社会行为障碍

图 5-9（续）　蛛网膜下腔出血后脑血管痉挛所致的脑梗死

高级脑功能障碍

大脑前动脉区域脑梗死必须考虑的高级脑功能障碍包括额叶性行为障碍、欲望低下、胼胝体断离症状。额叶性行为障碍表现为强握反射*1、强迫使用工具*2、帕金森综合征等症状，由额叶内侧（特别是补充运动区）障碍引起，不能根据自己的意愿进行运动控制，也不能对额叶外侧（尤其是运动前区）进行抑制，只能依赖外部环境执行行为（图5-10）。自发性言语显著减少并伴反响语言的经皮质性运动失语被认为是额叶性行为障碍。欲望低下可能是由扣带回前部障碍引起的，双侧损害时症状明显。胼胝体断离常表现为左侧上下肢的观念运动性失用（图5-11）。

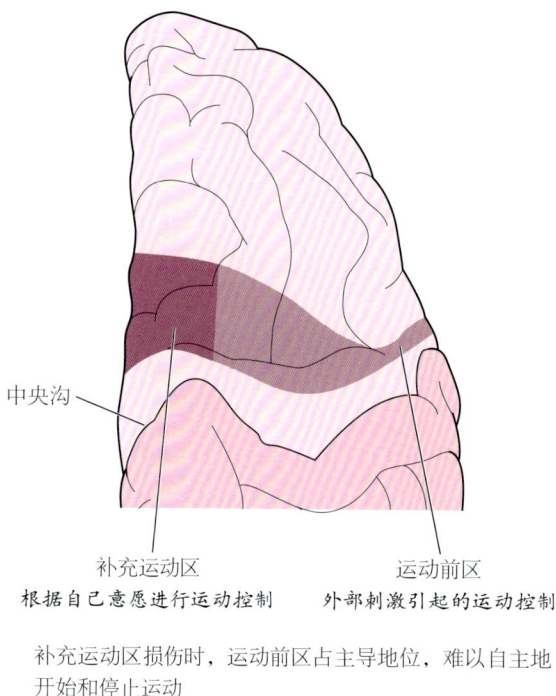

中央沟

补充运动区
根据自己意愿进行运动控制

运动前区
外部刺激引起的运动控制

补充运动区损伤时，运动前区占主导地位，难以自主地开始和停止运动

图 5-10 补充运动区与运动前区

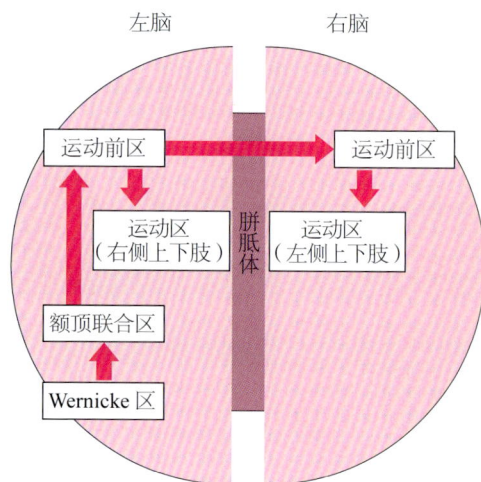

左脑　　　右脑

运动前区 → 运动前区

运动区（右侧上下肢）　胼胝体　运动区（左侧上下肢）

额顶联合区

Wernicke区

要使左侧上下肢根据语言指示运动，就必须通过胼胝体传递信息。胼胝体损伤会导致左侧上下肢的观念运动性失用

图 5-11 根据语言指示进行运动时的信息传递

在检查痴呆或失语症患者的Brunnstrom分级时，为了鉴别患者是由于运动障碍而无法移动，还是因为根本不理解治疗师的指示而无法移动，首先应确认非瘫痪侧肢体是否可以按照指示移动，然后再检查瘫痪侧。那么，左侧大脑前动脉区域梗死导致胼胝体受损的患者应该怎么去评估？

从图5-12所示的MRI来看，由于左半球发生脑梗死，所以推测存在右侧偏瘫。但是，由于⑤胼胝体的断离导致非瘫痪侧的上下肢出现了观念运动性失用，推测不能按照语言指示完成非瘫痪侧肢体的指令。如果缺乏脑影像资料，对一些理论上完全可以通过口头指示进行Brunnstrom分级的患者，如果观察到他们的非瘫痪侧肢体无法按照指示移动，我们不能简单地认为"不能按照指示完成，所以不能完成Brunnstrom分级"。看到没有支撑的下肢和半脱位的肩膀，再加上"一般偏瘫患者肢体远端瘫痪比近端更难改善"的偏见，就会忽略残存的手指功能。如果先有"不可能活动"的印象，即使有手部动作也会被看作是一种联合反应。从脑影像上看，虽然②下肢、躯干、上肢近端的运动区和④躯干感觉区域受损，但是③手指运动区未受损；①补充运动区受损导致强握反射，使得手动作可能笨拙，但是手肯定能活动。可通过以上信息进行分级评估。

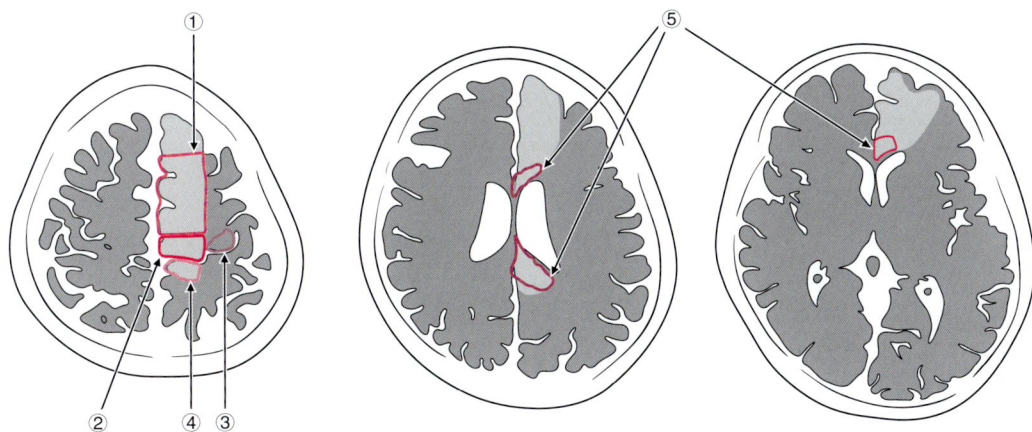

（由于无法发布实际案例图片，只能通过插图进行展示）

① 补充运动区
② 运动区（下肢、躯干、上肢近端）
③ 运动区（手指）
④ 躯体感觉区（下肢、躯干、上肢近端）
⑤ 胼胝体

部位	状态	症状
① 补充运动区	梗死	额叶性行为障碍
② 运动区（下肢、躯干、上肢近端）	梗死	右下肢、躯干和上肢近端的运动障碍
③ 运动区（手指）	无异常	手指运动功能仍然存在
④ 躯体感觉区（下肢、躯干、上肢近端）	梗死	右下肢、躯干和上肢近端的感觉障碍
⑤ 胼胝体	梗死	胼胝体断离症状

图 5-12　左侧大脑前动脉区域心源性脑栓塞

大脑中动脉区域梗死
关注放射冠区的损伤

上肢运动区是分水岭区域

大脑中动脉主要供应额叶、顶叶、颞叶的外侧，该区域脑梗死会导致非优势半球出现偏侧空间忽略、Pusher现象等症状，而优势半球则会出现失语、观念运动性失用等症状。由于大脑中动脉供应运动区的上肢区域，因此该区域脑梗死会导致上肢出现严重的运动障碍。但实际上，上肢运动区是一个分水岭区，也受大脑前动脉的供应（图5-13），所以由大脑中动脉单独闭塞引起的皮质梗死很少会造成严重损伤。

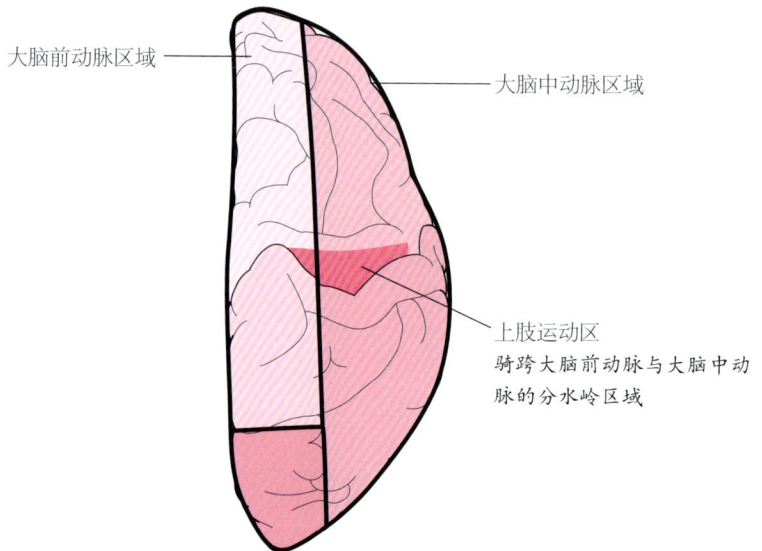

大脑前动脉区域

大脑中动脉区域

上肢运动区
骑跨大脑前动脉与大脑中动脉的分水岭区域

图 5-13 上肢运动区的血管支配

偏侧空间忽略的病灶与类型

在非优势半球额中回和额下回受损的情况下，由于表现为探索性忽视和运动性视觉忽视，患者在从许多图形中寻找特定图形时，会表现出忽视症状。

缘上回损伤，表现为忽视自己身体的偏侧忽视症状。角回损伤，表现为忽视自己左侧肢体的"自我中心性无视"。颞叶损伤，表现为忽视对方左侧肢体，而非自己左侧肢体的"对方中心性无视"。以吃饭的场景为例，角回损伤时，不会碰自己左边的盘子，但会碰自己右边的盘子。与此相反，颞叶损伤时，可碰所有盘子，但不会碰每个盘子的左侧。

豆纹动脉的近端或远端

大脑中动脉区域脑梗死患者运动障碍的严重程度取决于由豆纹动脉（穿支动脉）供应的从内囊上部到放射冠的皮质脊髓束的损伤程度（图5-14、5-15）。豆纹动脉近端发生闭塞时，从内囊上部到放射冠的皮质脊髓束受损，常常导致上下肢的严重运动障碍（图5-15②）。然而，如果豆纹动脉远端发生闭塞，则由于维持了从内囊上部到放射冠的血流，支配上下肢的皮质脊髓束没有受损，所以上下肢的运动障碍通常很轻微（图5-15①）。

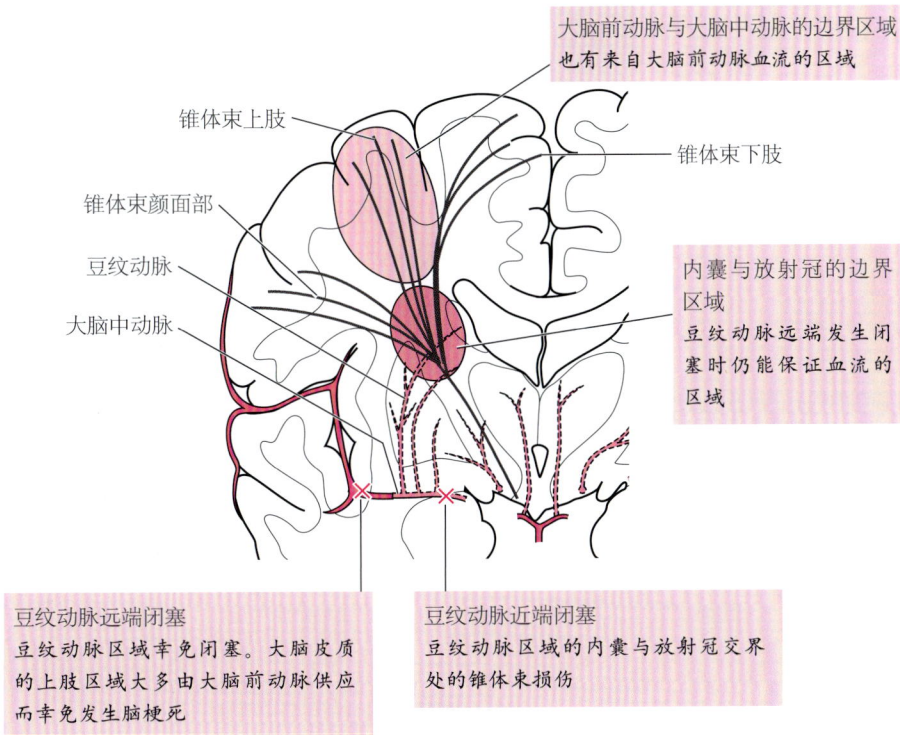

大脑前动脉与大脑中动脉的边界区域
也有来自大脑前动脉血流的区域

锥体束上肢

锥体束下肢

锥体束颜面部

豆纹动脉

大脑中动脉

内囊与放射冠的边界区域
豆纹动脉远端发生闭塞时仍能保证血流的区域

豆纹动脉远端闭塞
豆纹动脉区域幸免闭塞。大脑皮质的上肢区域大多由大脑前动脉供应而幸免发生脑梗死

豆纹动脉近端闭塞
豆纹动脉区域的内囊与放射冠交界处的锥体束损伤

图 5-14　大脑中动脉区域与锥体束

豆纹动脉远端闭塞

MRI 弥散加权像
- ● 没有损伤的锥体束
- ● 损伤的锥体束

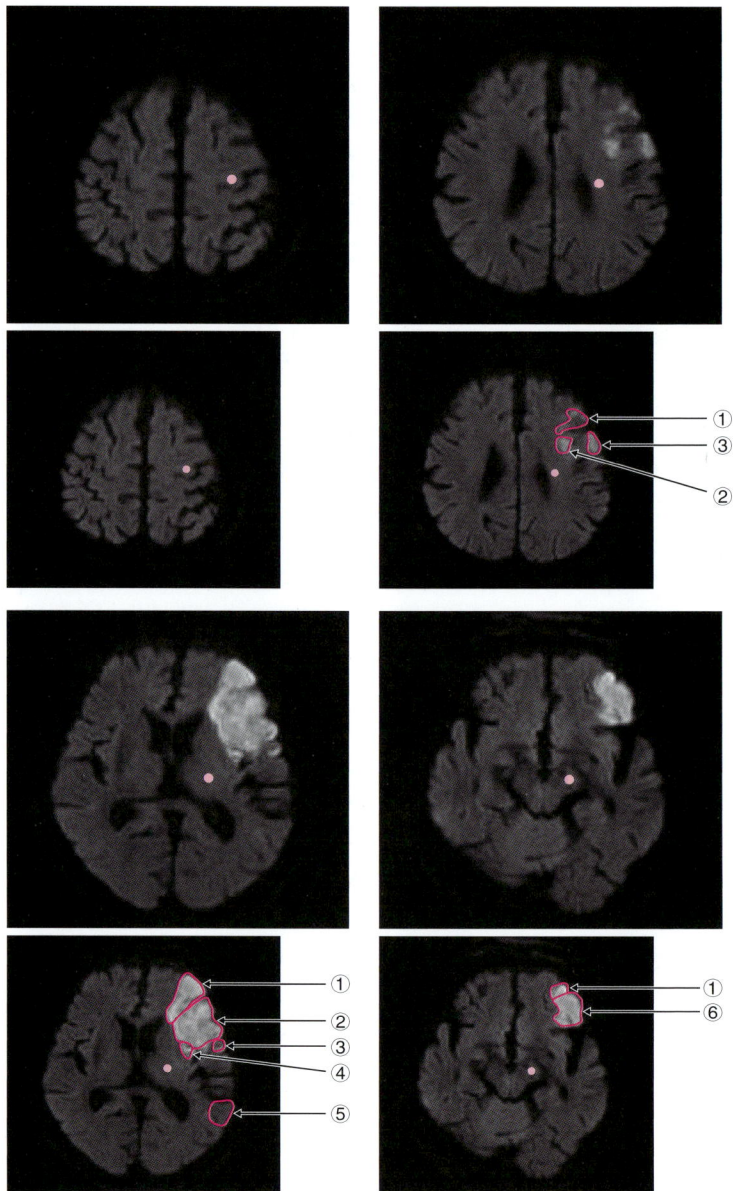

部位	状态	症状
① 额中回	梗死	执行功能障碍
② 额下回（Broca 区）	梗死	Broca 失语
③ 中央前回（运动区、颜面部运动区）	梗死	关节运动性失用、运动障碍（右颜面下部）
④ 岛叶前部	梗死	情感障碍
⑤ Wernicke 区	正常	能理解语言
⑥ 额下回（眶部）	梗死	文章理解障碍

豆纹动脉远端闭塞，手指运动区保留 ➡ 上下肢锥体束保留，运动障碍仅限于颜面部

Broca 区损伤而 Wernicke 区保留 ➡ 语言表达困难，但语言理解不受限，问诊时最好让患者通过点头或摇头回答

作为文章理解中枢的额下回眶部发生损伤 ➡ 长文的理解有困难，但是应该能完成简单的指示

图 5-15　大脑中动脉区域脑梗死

豆纹动脉近端闭塞

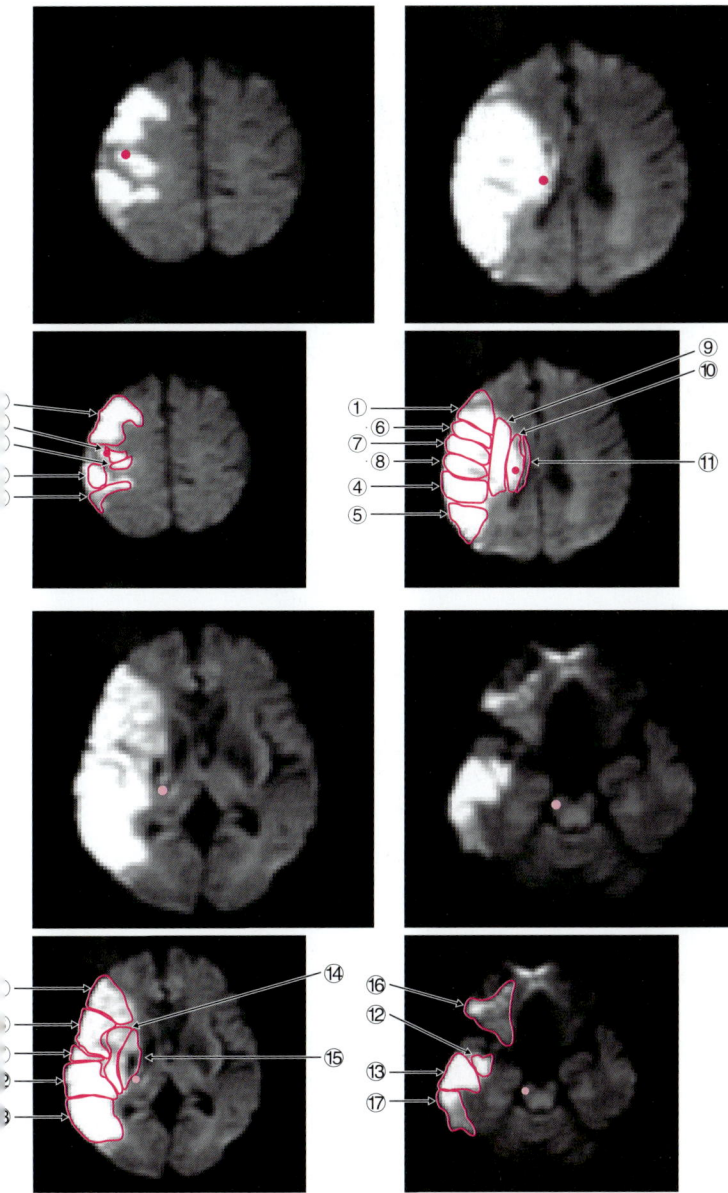

MRI 弥散加权像
- 没有损伤的锥体束
- 损伤的锥体束

部位	状态	症状
① 额中回	梗死	执行功能障碍，偏侧空间忽略（忽略探索性/视运动性）
② 中央前回（手指运动区）	梗死	运动障碍（左手指）
③ 中央后回（手指感觉区）	梗死	感觉障碍（左手指）
④ 缘上回	梗死	左偏侧空间忽略（忽视自己的身体）
⑤ 角回	梗死	左偏侧空间忽略（自我中心性无视）
⑥ 额下回	梗死	执行功能障碍，偏侧空间忽略（忽略探索性、视运动性）
⑦ 中央前回（面部运动区）	梗死	运动障碍（左颜面下部）
⑧ 中央后回（颜面部感觉区）	梗死	感觉障碍（左颜面部）
⑨ 上纵束	梗死	左偏侧空间忽略（忽视自己的身体，自我中心性无视）
⑩ 放射冠	出血性梗死	运动障碍、感觉障碍（左侧）
⑪ 尾状核体	梗死	认知和记忆障碍
⑫ 颞上回	梗死	音调、节奏、拍子鉴别障碍
⑬ 颞中回	梗死	偏侧空间忽略（对方中心性无视）
⑭ 岛叶	梗死	失认，Pusher 现象
⑮ 豆状核	梗死	学习、决策和肌张力控制障碍
⑯ 眶回	梗死	低落状态，社交行为障碍
⑰ 颞下回	梗死	视觉失认

豆纹动脉近端闭塞 ➡ 放射冠下部的锥体束损伤较重，上下肢运动障碍明显

图 5-15（续） 大脑中动脉区域脑梗死

大脑后动脉区域梗死
关注丘脑和中脑的损伤

大脑后动脉穿支的供应区域

在大脑后动脉区域脑梗死中，枕叶、颞叶内侧和海马的损伤往往会导致视觉失认（特别是优势半球损伤时的物体失认和失读，非优势半球损伤时的面部失认和街道情景失认）和记忆障碍。此外，由于大脑后动脉的穿支供应丘脑和中脑，如果这些穿支发生近端闭塞则会出现运动障碍、共济失调、感觉障碍、偏侧空间忽略等。在第143页"幕下脑梗死"中对中脑的供应血管及中脑损伤进行了详细描述，因此本节介绍丘脑的供应血管及丘脑损伤引起的症状。

▶ 供应丘脑的血管

丘脑的供应血管主要有：供应前部的丘脑结节动脉、供应外侧的丘脑膝状体动脉、供应后部的脉络丛后动脉和供应内侧的丘脑穿通动脉（丘脑旁正中动脉）。丘脑结节动脉是后交通动脉的一个分支，其他3个动脉是从大脑后动脉近端发出的分支。丘脑穿通动脉起源于后交通动脉的近端，丘脑膝状体动脉和脉络丛后动脉起源于后交通动脉的远端（图5-16）。

丘脑各部位损伤引起的障碍

丘脑结节动脉区域梗死如图5-17所示，由于丘脑前部（即前核、腹前核和背内侧核前部）受损，导致记忆障碍、性欲低下、帕金森综合征等。丘脑穿通动脉区域梗死，由于丘脑内侧（即背内侧核和板内核）受损，导致注意障碍、记忆障碍、情感障碍和意识障碍等。由于丘脑穿通动脉也供应中脑，因此也会出现动眼神经麻痹而引起的眼球运动障碍。丘脑膝状体动脉区域的梗死，由于丘脑外侧（即腹外侧核和腹后外侧核）受损，导致小脑性共济失调和感觉障碍（可能是丘脑痛）。脉络丛后动脉区域梗死，由于丘脑后部（即丘脑枕、外侧膝状体、内侧膝状体）受损，导致偏侧空间忽略、丘脑性失语、视力障碍和听力障碍（双侧损伤）（见第 67 页）。病例实际影像见图5-18。注意，丘脑损伤部位不同，症状也不一样。

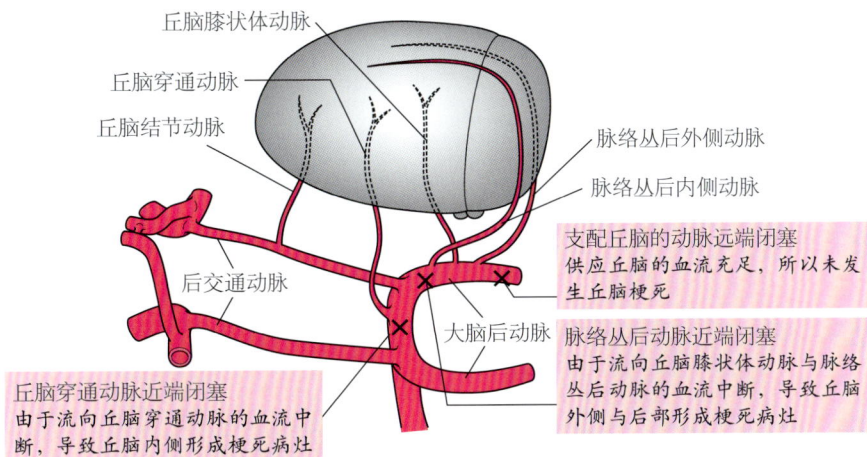

丘脑膝状体动脉
丘脑穿通动脉
丘脑结节动脉

脉络丛后外侧动脉
脉络丛后内侧动脉

后交通动脉
大脑后动脉

支配丘脑的动脉远端闭塞
供应丘脑的血流充足，所以未发生脑梗死

脉络丛后动脉近端闭塞
由于流向丘脑膝状体动脉与脉络丛后动脉的血流中断，导致丘脑外侧与后部形成梗死病灶

丘脑穿通动脉近端闭塞
由于流向丘脑穿通动脉的血流中断，导致丘脑内侧形成梗死病灶

图 5-16　大脑后动脉闭塞部位与丘脑血供的关系

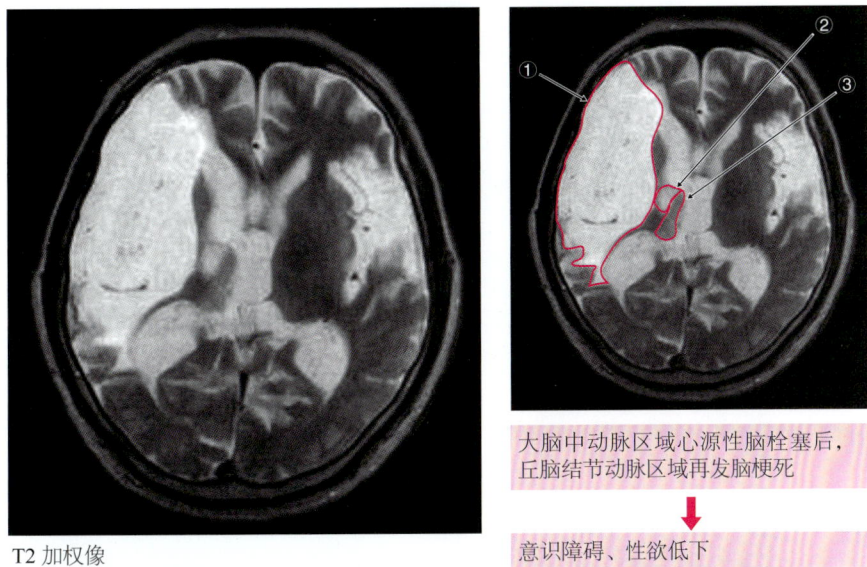

T2 加权像

大脑中动脉区域心源性脑栓塞后，丘脑结节动脉区域再发脑梗死

意识障碍、性欲低下

部位	状态	症状
① 大脑中动脉供应区	梗死	参考大脑中动脉区域的内容
② 丘脑（腹前核、板内核）	梗死	性欲低下，意识障碍
③ 丘脑（内侧）	变性	无明显症状（大脑中动脉区域梗死 3 个月后，由于从丘脑至中脑的神经束发生可逆性变性，在 T2 加权像中，丘脑内侧有时呈高信号）

图 5-17　丘脑梗死（丘脑结节动脉：后交通动脉的穿支）

支配丘脑的动脉远端闭塞

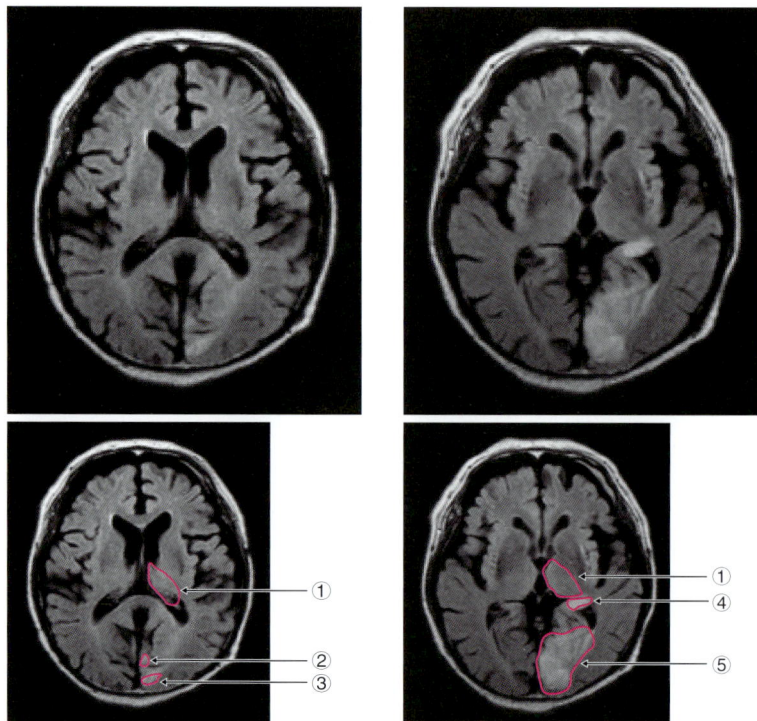

MRI FLAIR 像

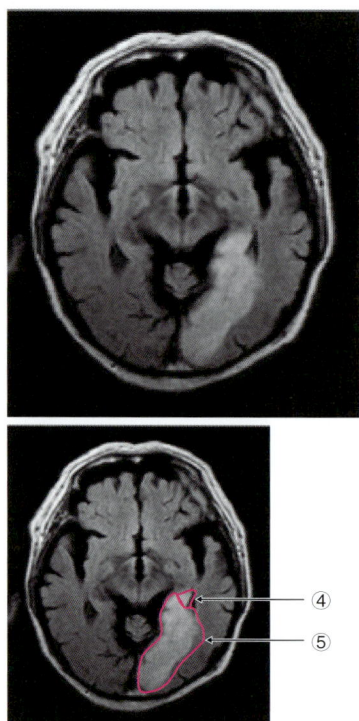

| 支配丘脑的动脉远端闭塞 | → | 丘脑没有受损，因此没有运动失调或感觉障碍 |
| 视皮质不完全损伤，视辐射上部严重损伤 | → | 右上象限盲（右下方视野可能有一部分缺失） |

部位	状态	症状
① 丘脑	残存	无丘脑症状
② 视皮质（周边视野）	梗死	视野缺损（右周边视野）
③ 视皮质（中心视野）	梗死	视野缺损（右中心视野）
④ 海马	梗死	记忆障碍
⑤ 颞叶、枕叶的内侧（视辐射上部）	梗死	视野缺损（右上方视野），物体失认症，失读

图 5-18　大脑后动脉区域脑梗死

丘脑穿通动脉近端的闭塞

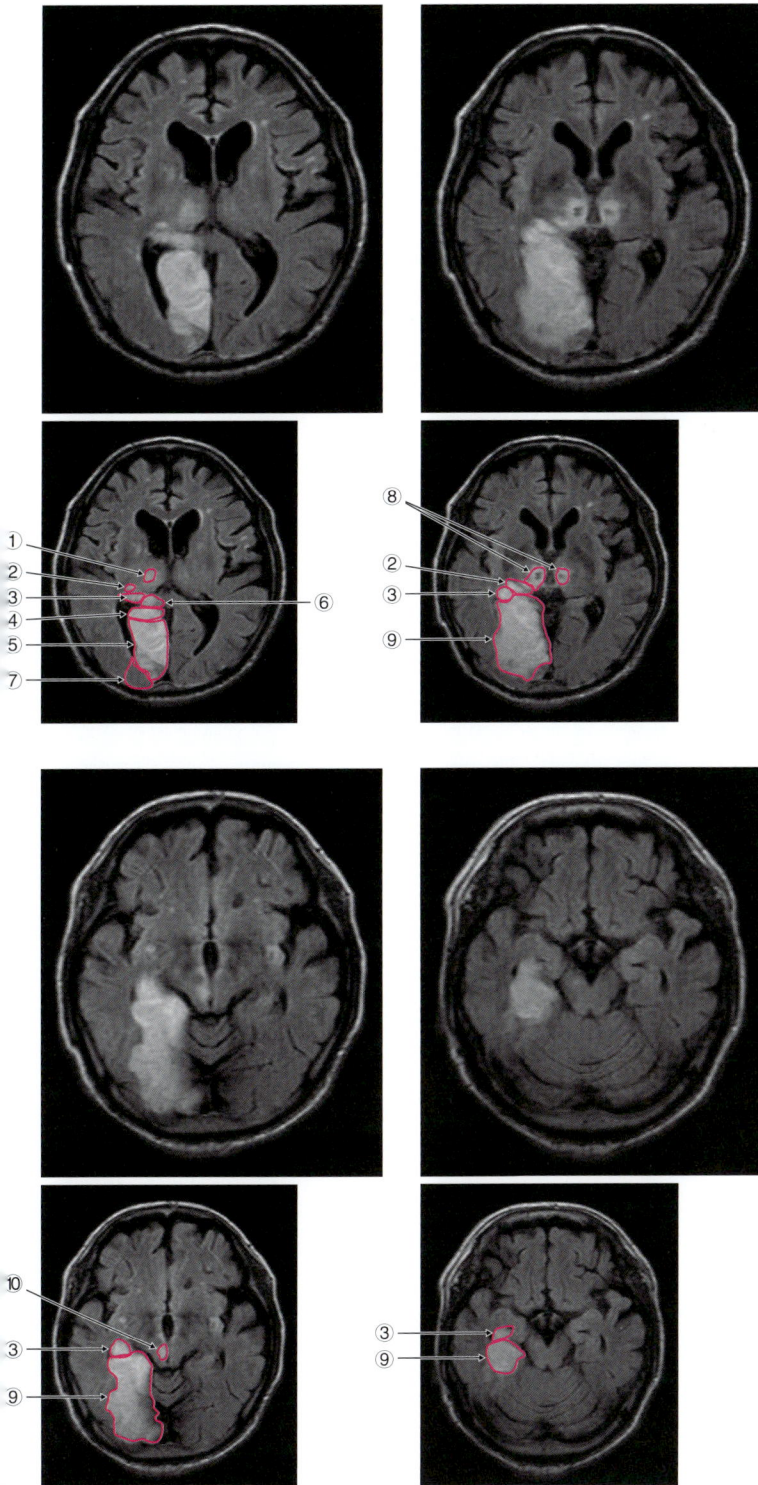

支配丘脑的动脉近端闭塞	➡	出现小脑性共济失调或偏侧空间忽略等丘脑障碍的症状
丘脑腹后外侧核、腹后内侧核残留	➡	虽然有丘脑障碍，但没有感觉障碍
枕极残留	➡	中心视野的保留

部位	状态	症状
①丘脑（腹外侧核）	梗死	左侧肢体小脑性共济失调
②丘脑枕	梗死	左偏侧空间忽略
③海马	梗死	记忆障碍
④扣带回后部	梗死	记忆障碍，空间认知障碍
⑤视皮质	梗死	向左同向性偏盲
⑥胼胝体	梗死	胼胝体功能障碍症，胼胝体共济失调
⑦枕极	残留	中心视野残留
⑧丘脑背内侧核	梗死	执行功能障碍，情感障碍
⑨颞叶、枕叶的内侧（包括视辐射上部）	梗死	视野缺损（左上方视野），街道情景失认，相貌失认
⑩中脑被盖（小脑上脚交叉、动眼神经）	梗死	偏身小脑性共济失调（双侧），右动眼神经麻痹

MRI FLAIR 像

图 5-18（续）　大脑后动脉区域脑梗死

影像的相关性

脑影像在大脑后动脉区域梗死中的重要性

大脑后动脉区域梗死的症状与脑卒中常见的症状大不相同，因此需要选择合适的评估项目才能准确把握症状。第134页图5-18 MRI显示的病例主要表现为物体失认，如果不进行正确评估，就会被诊断为"痴呆"。由于物体失认是视觉失认的一种，因此保留了基于听觉和触觉的理解，与痴呆相比，通过残存功能进行代偿的可塑性很大。

此外，第135页图5-18 MRI显示的病例所表现的街道情景失认也是容易被忽视的症状之一。为了评估街道情景失认，应让家人拍下房子附近的照片，当家人与患者一同就诊时，医院为了提高患者对医师的信任度，通过脑影像预测症状是必不可少的。此外，街道情景失认是由非优势半球损伤引起的障碍，可通过由优势半球控制的语言功能代偿。例如，不知道厕所位置的患者，在厕所门上贴一个写有"厕所"字样的标签是有效的。

另外，同样第135页图5-18 MRI显示的病例，右动眼神经麻痹引起右眼睁眼困难，右侧枕叶梗死导致左侧同向性偏盲，小脑上脚交叉引起偏身共济失调。如果缺乏脑影像信息，在检查共济失调的指鼻试验时，治疗师肯定会指示患者把手指指向左侧视野。但是，本病例为左侧同向性偏盲，进行指鼻试验时，治疗师指示患者手指指向右侧视野才是正确的。本病例右眼睁眼困难，假如可以正常睁眼，那么复视就会成为问题。存在复视还要实施指鼻试验是不可能的。为了实施适当的共济失调检查，首先要正确地了解视觉系统的问题，此时脑影像提供的信息非常有用。

颈内动脉区域梗死
关注分水岭区域的损伤

动脉粥样硬化性脑梗死的好发部位

颈内动脉分支为大脑前动脉、大脑中动脉、脉络丛前动脉和后交通动脉。颈内动脉是动脉粥样硬化性脑梗死的常见部位。当颈内动脉狭窄时，由于血压下降等原因导致脑血流量减少，就会发生由血流动力学性脑梗死引起的分水岭区域梗死。

▶ 分水岭区域的各个部位与障碍

分水岭区域的前部为额前区，前上部是额眼区，背侧是运动前区，上部为躯干和上肢的运动区及感觉区，后部为顶叶联合区，下部为颞叶下部。

①前部损伤导致执行功能障碍。

②前上前部损伤导致眼球运动障碍、预测性姿势控制障碍、四肢失用、观念运动性失用（优势半球损伤）。

③上部损伤导致躯干和上肢运动障碍及感觉障碍。

④后部（非优势半球）损伤导致偏侧空间忽略、失用症和构音障碍（整体障碍）。

⑤后部（优势半球）损伤导致观念性失用、Gerstmann综合征、失读、构音障碍（细小障碍）（图5-19、5-20）。

心源性脑栓塞

颈内动脉心源性脑栓塞表现为大脑中动脉、大脑前动脉和脉络丛前动脉区域的广泛脑梗死，并表现为严重的运动障碍、感觉障碍和高级脑功能障碍。

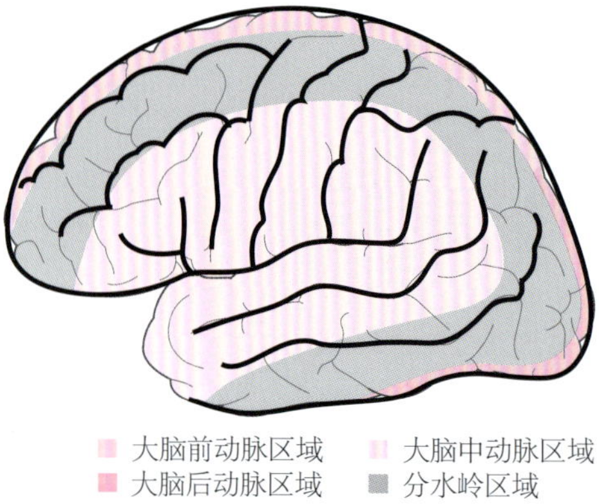

4、6 运动
8 眼球运动
9、10、46 执行功能
1、2、3、5、40、43 躯体感觉
7、39 立体视觉
44、45 Broca 区
11、38、47 情绪
17、18、19 视觉
22 后部 Wernicke 区
22、41、42 听觉
20、21、37 物体视觉

a. 动脉供应区域与分水岭区域
分水岭区域是大脑前动脉区域、大脑中动脉区域、大脑后动脉区域的一部分并重叠在一起（参见第 90 页）

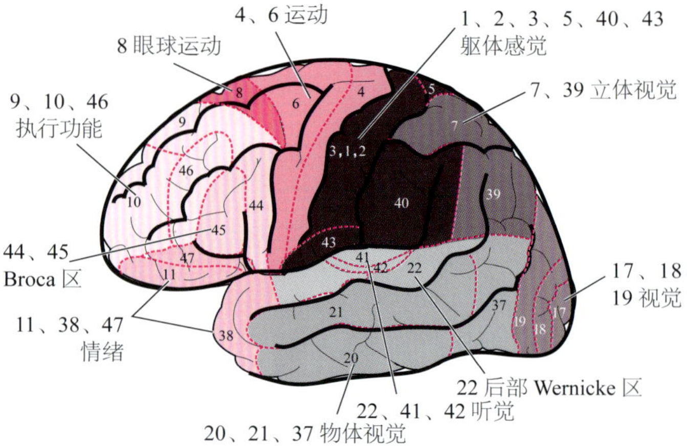

b. Brodmann 功能图

大脑前动脉区域　　大脑中动脉区域
大脑后动脉区域　　分水岭区域

图 5-19　分水岭区域

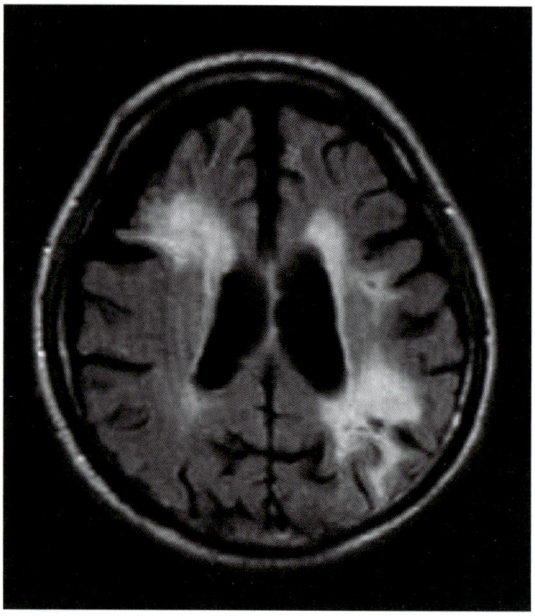

MRI FLAIR 像

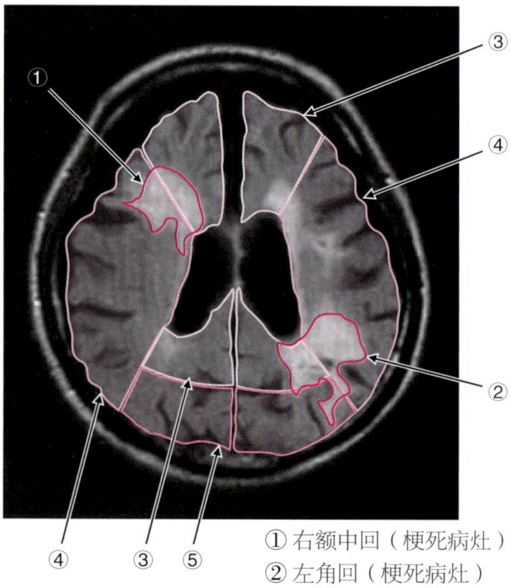

① 右额中回（梗死病灶）
② 左角回（梗死病灶）
③ 大脑前动脉区域
④ 大脑中动脉区域
⑤ 大脑后动脉区域

部位	状态	症状
① 右额中回	梗死	执行功能障碍，偏侧空间忽略（探索性忽视、运动性视觉忽视）
② 左角回	梗死	观念性失用，Gerstmann 综合征，构音障碍

- 分水岭区域（右半球：大脑前动脉和大脑中动脉供血区的交界区域；左半球：大脑中动脉和大脑后动脉供血区的交界区域）
- 无运动障碍，重点是应对高级脑功能障碍

图 5-20　分水岭区域脑梗死

穿支动脉区域梗死

了解腔隙性脑梗死与分支动脉粥样硬化性梗死（BAD）的区别

腔隙性脑梗死与 BAD

由豆纹动脉、脉络丛前动脉、脑桥动脉等穿支动脉末梢部分闭塞引起的直径在15 mm以下的梗死，称为腔隙性脑梗死（图5-21～5-23）。常无症状，但频繁发生时，会导致痴呆和帕金森综合征。由穿支动脉起始部闭塞引起的直径在15 mm以上的梗死，称为分支动脉粥样硬化性梗死（branch atheromatous disease，BAD）（图5-21和5-24）。BAD的症状比腔隙性脑梗死的症状更重，多为进行性发展。

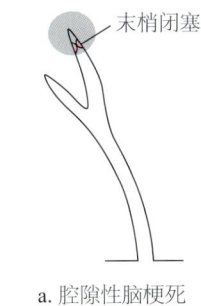

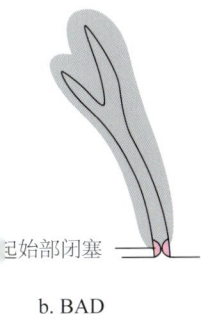

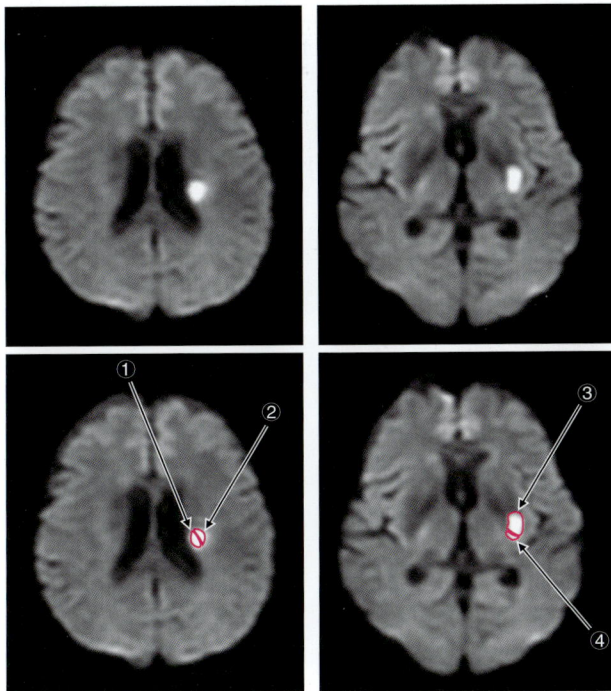

末梢闭塞

a. 腔隙性脑梗死

起始部闭塞

b. BAD

弥散加权像显示，在豆纹动脉供应区域内有一个长径为 12 mm 的腔隙性脑梗死

MRI 弥散加权像

部位	状态	症状
①尾状核体	梗死	认知障碍，记忆障碍
②放射冠下部	梗死	运动障碍，感觉障碍
③壳核	梗死	肌张力控制障碍，学习功能障碍
④内囊后肢	梗死	运动障碍，感觉障碍

图 5-21 腔隙性脑梗死与 BAD 的区别

图 5-22 腔隙性脑梗死

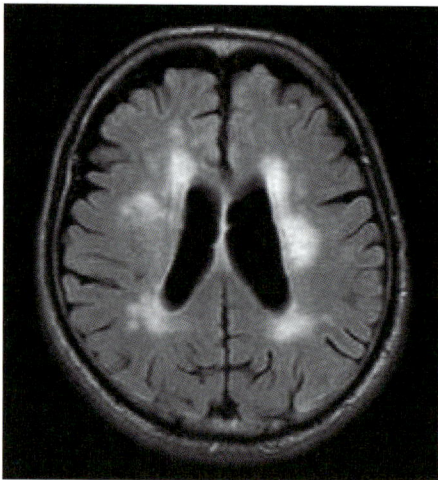

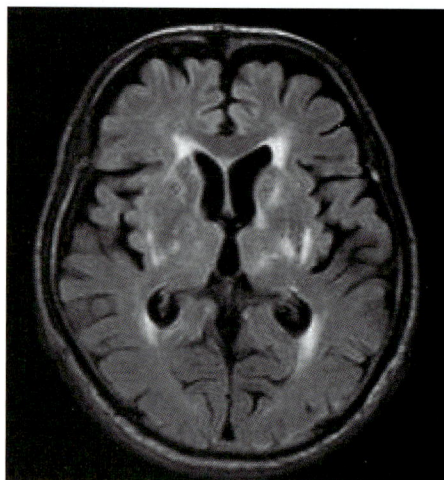

MRI FLAIR 像

部位	状态	症状
多发性	梗死	血管性痴呆，脑血管性帕金森综合征

大脑白质、大脑基底核和丘脑中出现呈高信号的多发性脑梗死。在正常人的 FLAIR 像中，侧脑室前角和后角周围也可见高信号，因此不一定是脑梗死

图 5-23　多发性腔隙性脑梗死

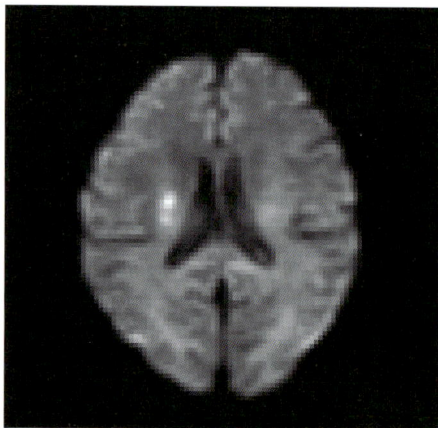

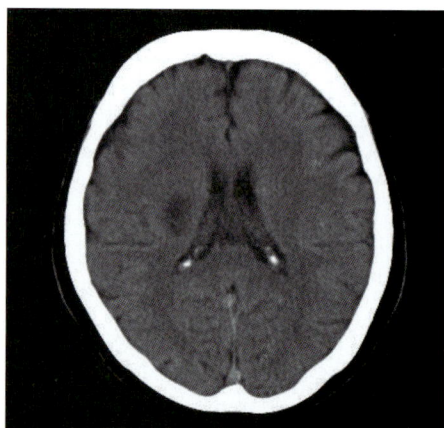

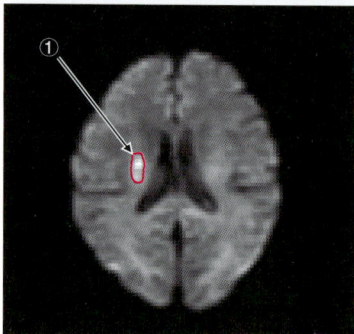

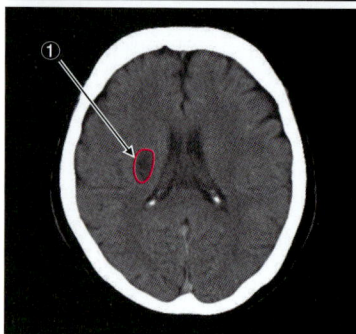

发病当天的弥散加权像

发病后第 5 天的头颅 CT 平扫

右放射冠下部的梗死导致左侧偏瘫，发病当天的弥散加权像显示梗死病灶长径为 14 mm，运动障碍轻微，但运动障碍逐渐加重，发病后第 5 天头颅 CT 平扫显示梗死病灶的直径已扩大到 19 mm

部位	状态	症状
①放射冠下部	梗死	运动障碍，感觉障碍

图 5-24　BAD（豆纹动脉区域）

脉络丛前动脉区域梗死
不要忽视高级脑功能障碍

脉络丛前动脉区域梗死导致的障碍

脉络丛前动脉供应杏仁核和内囊（膝部、后肢、豆状核后部）（参见第91、92页）。该区域的梗死可引起运动障碍、感觉障碍和同向性偏盲，即Monakow综合征（又称Abbie综合征）。此外，因杏仁核和丘脑辐射受损而出现认知功能障碍的病例也很多（图5-25）。

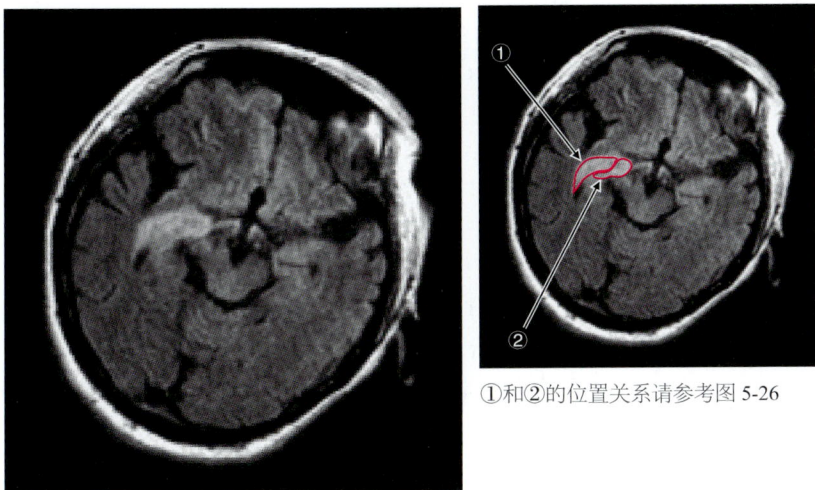

①和②的位置关系请参考图5-26

图5-25　BAD（脉络丛前动脉区域）

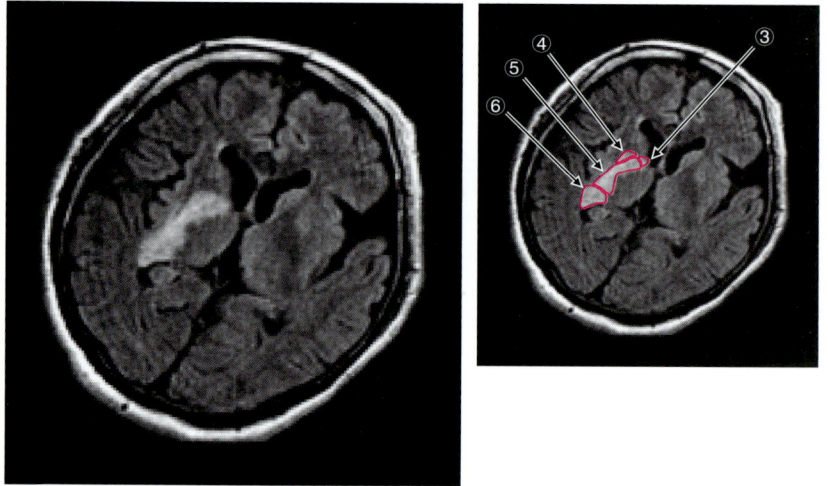

MRI FLAIR 像

内囊后肢的梗死病灶很容易看到，但仔细阅读影像，杏仁核等与高级脑功能相关的区域也有损伤

部位	状态	症状
① 杏仁核	梗死	情感障碍
② 海马旁回	梗死	记忆障碍
③ 内囊膝	梗死	执行功能障碍，记忆障碍，情感障碍
④ 苍白球	梗死	肌张力控制障碍，决策障碍
⑤ 内囊后肢	梗死	运动障碍，感觉障碍
⑥ 内囊豆状核后部	梗死	视野缺损

图 5-25（续）　BAD（脉络丛前动脉区域）

图 5-25 由船桥市康复医院（当时）加边宪人氏提供

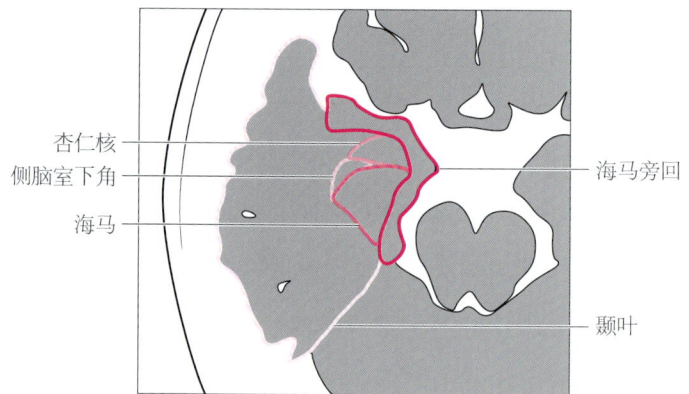

杏仁核和海马位于海马旁皮质下方

图 5-26　海马旁回、海马、杏仁核和侧脑室下角之间的位置关系

幕下脑梗死
了解椎-基底动脉系统的解剖

小脑和脑干的供应动脉

供应小脑和脑干的动脉如下。

①从基底动脉上部发出，供应脑桥上外侧、小脑上脚、小脑上部的小脑上动脉。

②从基底动脉下部发出，供应脑桥下外侧、小脑中脚、小脑前下部（包括小结）的小脑下前动脉。

③从左右椎动脉发出，供应延髓外侧、小脑下脚、小脑后下部（包括绒球）的小脑下后动脉。共3条动脉（图5-27）。

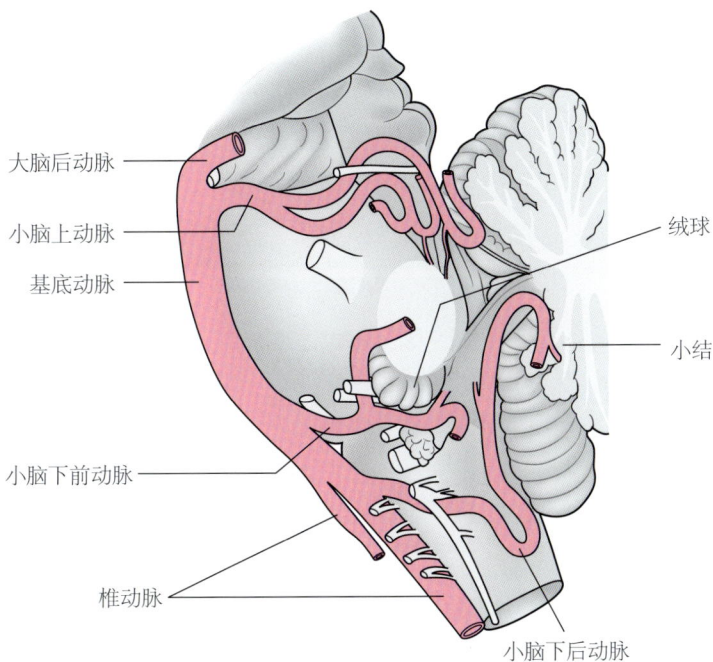

大脑后动脉

小脑上动脉

基底动脉

小脑下前动脉

椎动脉

绒球

小结

小脑下后动脉

图 5-27　小脑与脑干的供应动脉

小脑梗死引起的损伤和障碍

小脑上动脉区域梗死的主要症状是小脑性共济失调，眩晕或小脑性认知情绪综合征较少见。这是因为前庭小脑的绒球和小结分别由小脑下前动脉和小脑下后动脉供血，与认知障碍密切相关的小脑半球后部由小脑下后动脉供血。此外，伴有脑桥上外侧梗死时，还存在对侧痛温觉障碍和下肢严重的触觉和深感觉障碍。

小脑下前动脉区域梗死的症状除了包括由小脑前下部（包括小结）损伤引起的同侧的小脑性共济失调或眩晕之外，还包括由脑桥下外侧的面神经和前庭蜗神经受损引起的面神经麻痹、耳聋、耳鸣等。

小脑下后动脉区域梗死的症状除了包括由小脑后下部（包括绒球）损伤引起的同侧的小脑性共济失调、眩晕、小脑性认知情绪综合征之外，包括由延髓外侧的脊髓丘脑侧束、脊髓丘脑前束、脑干网状结构、前庭神经核、疑核、孤束核、迷走神经背核、交感神经下行纤维、三叉神经脊束核和小脑下部损伤引起的Wallenberg综合征（参见第149页；图5-28）。

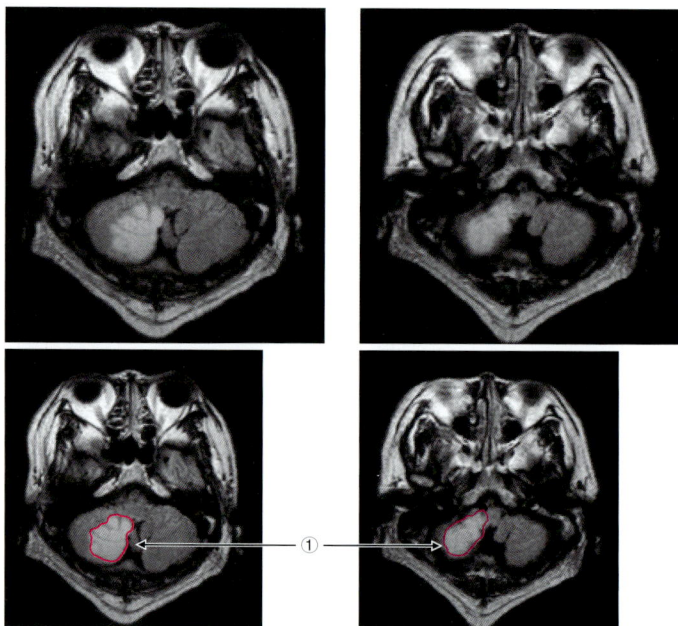

MRI FLAIR 像

部位	状态	症状
① 右侧小脑半球中部	梗死	右侧上下肢共济失调，小脑性认知情绪综合征

图 5-28　小脑下后动脉区域脑梗死

供应中脑的动脉

中脑上部主要由大脑后动脉的分支供应，中脑下部主要由小脑上动脉的分支供应，此后可进一步分为供应大脑脚和被盖部内侧的旁正中动脉、供应被盖外侧的短旋动脉及供应中脑顶盖部的长旋动脉（图5-29）。

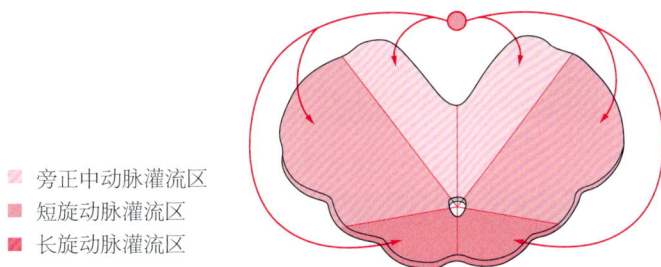

旁正中动脉灌流区
短旋动脉灌流区
长旋动脉灌流区

图 5-29　脑干的血管支配

中脑梗死引起的损伤和障碍

中脑大脑脚的损伤表现为对侧肢体的运动障碍，并伴有动眼神经损伤引起的同侧眼球运动障碍（weber综合征）。当大脑脚损伤较轻并伴有红核损伤时，会发生不自主运动（Benedikt综合征）。背盖内侧病变主要表现为小脑上脚损伤引起的小脑性共济失调或动眼神经、滑车神经、内侧纵束损伤引起的眼球运动障碍（图5-30）。被盖外侧部损伤导致内侧丘系或脊髓丘脑束损伤，从而引起躯体感觉障碍。上丘障碍表现为垂直凝视麻痹和Parinaud 综合征（上丘障碍导致的调节反射和辐辏反射消失）。图5-30中右枕叶和颞叶的病灶往往引人注目，但中脑被盖部损伤导致的小脑性共济失调和眼球运动障碍在临床上也很重要。

供应脑桥的动脉

供应脑桥的动脉包括供应脑桥上外侧的小脑上动脉和供应脑桥下外侧的小脑下前动脉，以及从基底动脉发出的脑桥动脉。脑桥动脉分为供应基底部内侧的旁正中动脉、供应基底部外侧的短旋动脉，以及供应基底部和小脑中脚的长旋动脉（图5-31）。

V

缺血性脑血管病的影像阅读

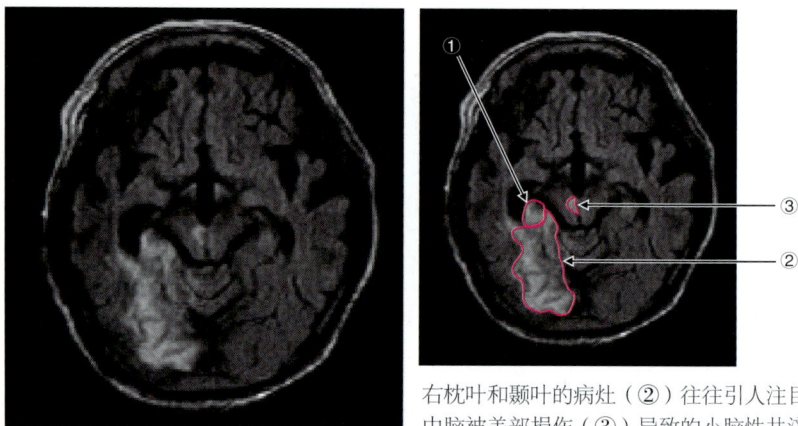

MRI FLAIR 像

右枕叶和颞叶的病灶（②）往往引人注目，但中脑被盖部损伤（③）导致的小脑性共济失调和眼球运动障碍在临床上也很重要

部位	状态	症状
① 海马	梗死	记忆障碍
② 颞叶和枕叶的内侧（包括视辐射上部）	梗死	视野缺损（左上方视野），街道情景失认，相貌失认
③ 中脑被盖（小脑上脚交叉、动眼神经）	梗死	上下肢小脑性共济失调（双侧），右侧动眼神经麻痹

图 5-30　中脑梗死

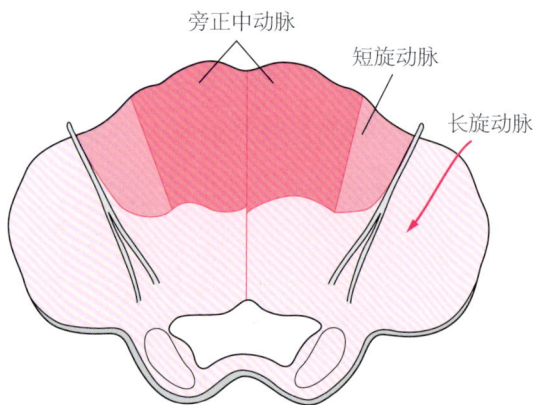

图 5-31　供应脑桥的血管

脑桥基底部梗死引起的障碍

脑桥基底部梗死除了表现为对侧运动障碍外，还可能表现为双侧小脑性共济失调。此外，考虑到脑神经的位置，需要注意三叉神经、展神经、面神经、前庭蜗神经的损伤（图5-32、5-33）。三叉神经位于脑桥中部，展神经、面神经和前庭蜗神经位于脑桥下部（参见第81页）。

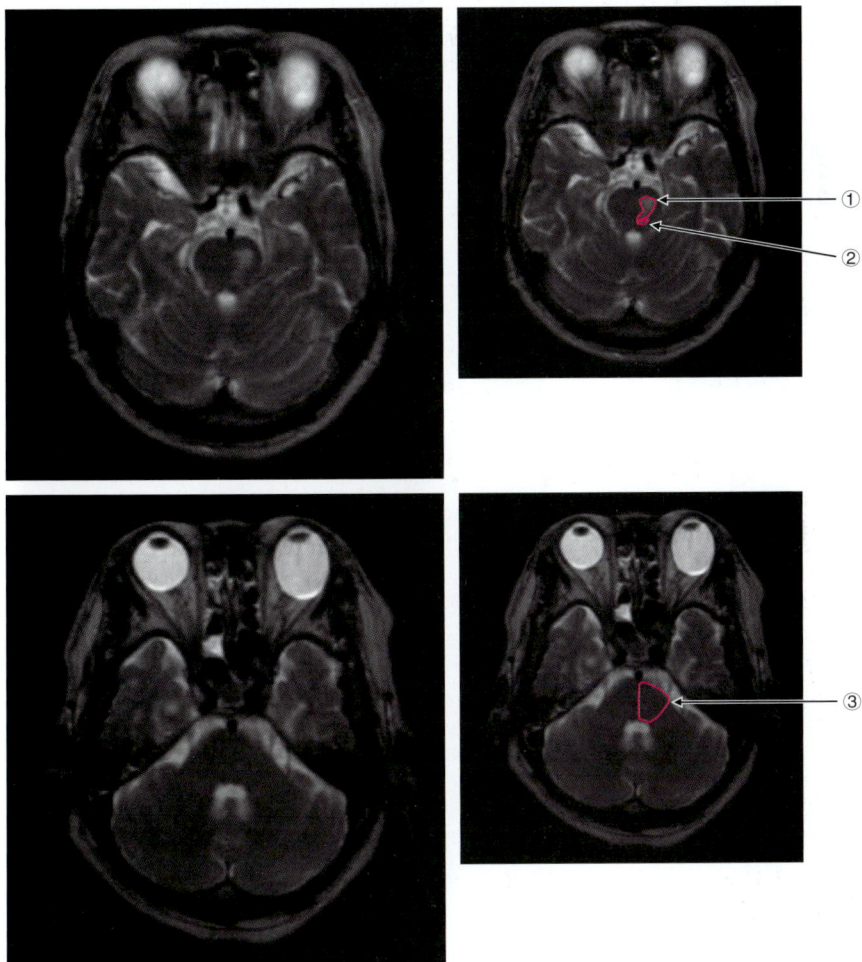

MRI T2 加权像

部位	状态	症状
①左脑桥上部的基底部	梗死	右侧共济失调性偏瘫
②左脑桥上部的被盖部	梗死	右侧感觉障碍，左侧小脑性共济失调
③左脑桥中央	保留	三叉神经保留

由于三叉神经从脑桥中央发出，所以在脑桥上部损伤时，三叉神经被保留

脑桥被盖部梗死时，由于来自小脑上脚的神经纤维受损，可引起同侧肢体小脑性共济失调

图 5-32　脑桥上部梗死（BAD）

147

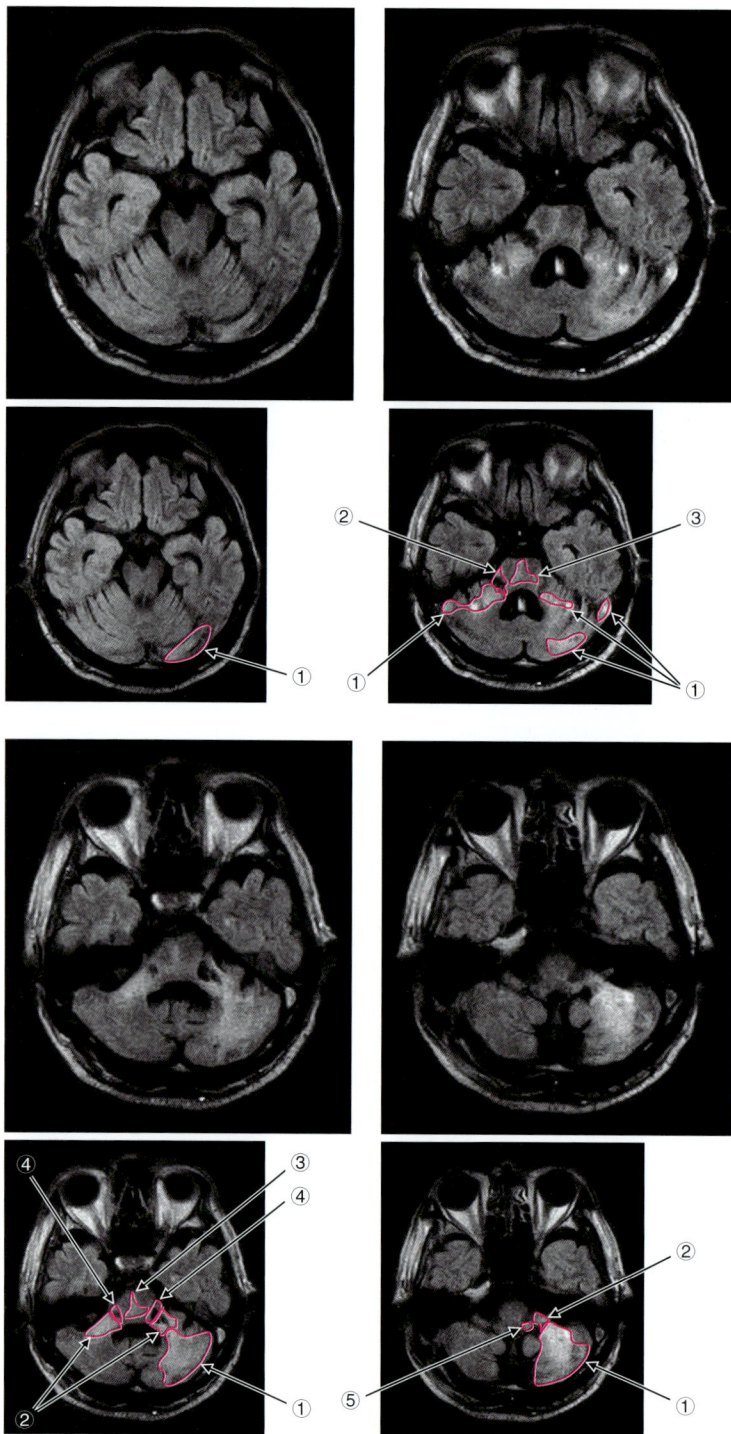

MRI FLAIR 像

| 基底动脉闭塞引起的双侧脑干、小脑下部梗死 | ➡ | 四肢瘫痪、共济失调、小脑性认知情绪综合征、假性延髓麻痹等 |
| 脑桥基底部轻微高信号，不完全损伤 | ➡ | 被认为是不全麻痹 |

部位	状态	症状
① 小脑半球	梗死	同侧（左）小脑性共济失调，小脑性认知情绪综合征
② 小脑中脚	梗死	同侧（本例为双侧）小脑性共济失调，小脑性认知情绪综合征
③ 双侧脑桥基底部	梗死	四肢瘫痪、小脑性共济失调（双侧），假性延髓麻痹
④ 双侧脑桥中外侧	梗死	小脑性共济失调（双侧），三叉神经麻痹
⑤ 小脑下脚	梗死	姿势控制障碍（横向冲撞现象等）

图 5-33　基底动脉闭塞引起的脑干、小脑梗死

供应延髓的血管

供应延髓的动脉包括供应延髓外侧的小脑下后动脉、供应下橄榄核的椎动脉、供应延髓内侧的脊髓前动脉，以及供应延髓后部的脊髓后动脉（图5-34）。

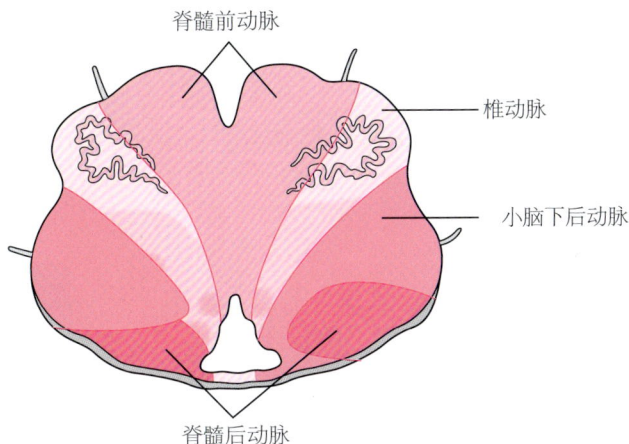

图 5-34　延髓的血管供应

延髓梗死引起的障碍

术语解释

***1 交叉性瘫痪**

病灶侧上肢和对侧下肢的功能障碍。

延髓外侧梗死的症状被称为Wallenberg综合征（图5-35）。延髓内侧梗死时，由于锥体、内侧丘系和舌下神经受损，导致病变侧舌下神经麻痹、对侧颈部以下偏瘫，以及触觉和深感觉障碍，这被称为Dejerine综合征（图5-36和表5-1）。

▶ 锥体交叉高度与肢体功能障碍的差异

在锥体下部可见锥体交叉，与支配上肢的纤维比较，支配下肢的纤维在尾部交叉[2]。因此，在延髓内侧下部梗死中，因病灶的高度不同可能表现为四肢瘫痪、三肢瘫痪和交叉性瘫痪*1（图5-37）。

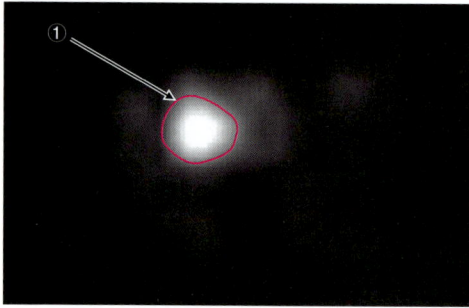

MRI 弥散加权像

（在 DWI 中，病灶可能看起来比较大）

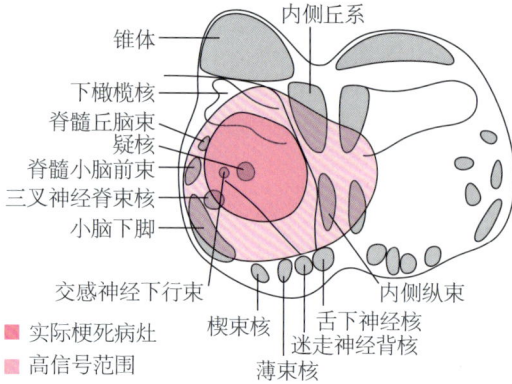

- 锥体
- 内侧丘系
- 下橄榄核
- 脊髓丘脑束
- 疑核
- 脊髓小脑前束
- 三叉神经脊束核
- 小脑下脚
- 交感神经下行束
- 楔束核
- 舌下神经核
- 迷走神经背核
- 内侧纵束
- 薄束核

■ 实际梗死病灶
■ 高信号范围

右延髓外侧损伤

↓

Wallenberg 综合征
症状
- 对侧颈部以下痛温觉障碍
- 同侧共济失调、面部痛温觉障碍
- 窗帘征
- 构音障碍、吞咽困难、眩晕、眼球震颤
- 味觉障碍、恶心、呕吐、Horner 综合征

部位	状态	症状
① 延髓外侧	梗死	Wallenberg 综合征

图 5-35　延髓外侧梗死

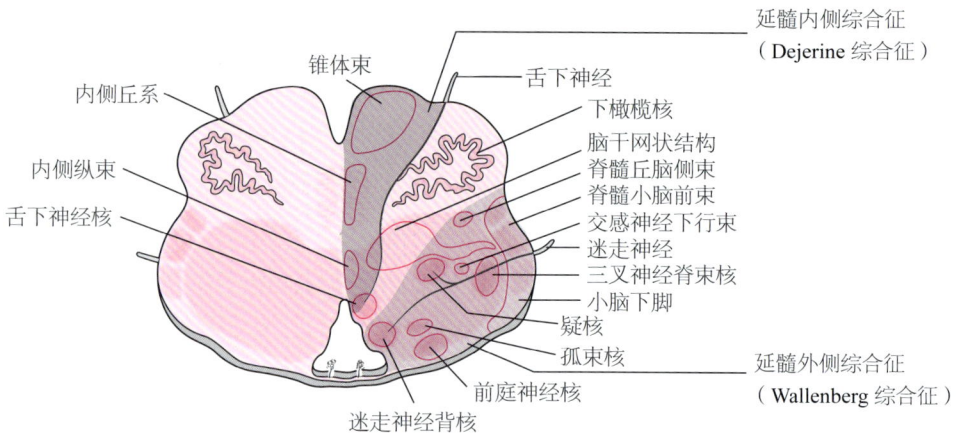

- 锥体束
- 内侧丘系
- 内侧纵束
- 舌下神经核
- 舌下神经
- 下橄榄核
- 脑干网状结构
- 脊髓丘脑侧束
- 脊髓小脑前束
- 交感神经下行束
- 迷走神经
- 三叉神经脊束核
- 小脑下脚
- 疑核
- 孤束核
- 前庭神经核
- 迷走神经背核
- 延髓内侧综合征（Dejerine 综合征）
- 延髓外侧综合征（Wallenberg 综合征）

图 5-36　Wallenberg 综合征与 Dejerine 综合征

表 5-1 Wallenberg 综合征和 Dejerine 综合征的特点

Wallenberg 综合征	由于是延髓外侧的障碍，所以通过延髓内侧的锥体束（运动系统通路）和内侧丘系（深感觉通路）不受累	损伤同侧	呕吐、恶心、眩晕、眼球震颤｛前庭神经核［前庭蜗神经（Ⅷ）感觉核］的障碍｝
			延髓性麻痹（吞咽困难、构音障碍、声音嘶哑），窗帘征｛疑核［舌咽神经（Ⅸ）、迷走神经（Ⅹ）运动核］的障碍｝
			味觉障碍｛孤束核［舌咽神经（Ⅸ）、迷走神经（Ⅹ）感觉核］的障碍｝
			上下肢小脑性共济失调（小脑下脚障碍）
			Horner 综合征（交感神经下行束障碍）
			面部痛温觉障碍（三叉神经脊束核障碍）。面部痛温觉从三叉神经沿三叉神经脊束下行，交叉到对侧然后上行。三叉神经脊束核在交叉至对侧之前一旦受损，就会出现同侧面部痛温觉障碍
		损伤对侧	躯干、颈部以下和上下肢的痛温觉障碍（脊髓丘脑侧束障碍）。颈部以下的痛温觉神经元进入脊髓后，会在该水平向对侧交叉并上行，如果延髓的脊髓丘脑侧束损伤，就会产生对侧颈部以下的痛温觉障碍
Dejerine 综合征	通过内侧的舌下神经核、锥体束和内侧丘系（深感觉通路）受损		

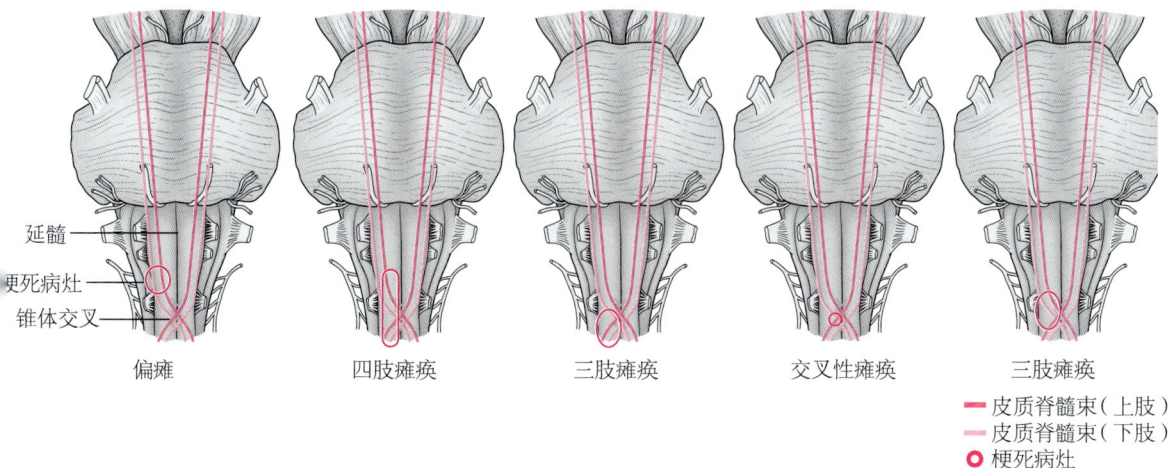

延髓
梗死病灶
锥体交叉

偏瘫　　　　　四肢瘫痪　　　　三肢瘫痪　　　交叉性瘫痪　　　三肢瘫痪

— 皮质脊髓束（上肢）
— 皮质脊髓束（下肢）
○ 梗死病灶

图 5-37 锥体交叉高度与障碍的关系

影像的相关性

你有没有认为"不会说话的病例 = 失语症"?

　　一看到"不会说话的病例",会不会马上想到为"失语症"?尤其是伴有右侧偏瘫的病例,这种倾向更明显。

　　但是,在这种病例中观察脑影像,有时会发现语言区并没有完全损伤。例如图5-38,中脑和语言区的T2加权像显示语言区未受累,但是双侧中脑大脑脚的锥体束受损。这种损伤引发了假性延髓麻痹(参见第170页),进而导致咽喉部肌肉麻痹,使患者出现说话困难。本例患者的瘫痪表现为完全右侧偏瘫和不完全左侧偏瘫,乍一看,就像是左大脑损伤所致的右侧偏瘫和失语症病例。但是,此病例的语言区并没有受到损伤。因此,"听"功能保持正常;虽然要考虑动眼神经麻痹引起的复视,但"阅读"功能基本正常。另外,随着左上肢的功能恢复,可能会获得"书写"功能。即使不能书写,也可以通过使用通信设备等通信辅助工具来表达意愿,通过努力可充分进行语言交流。

　　同样是"不能说话的病例",失语症和发声障碍所采取的沟通方式也有很大差异。另外,同样是失语症,理解障碍较轻的运动性失语症病例,有的能用"是/否"回答问题,有的可用点头或摇头来回答问题;理解障碍较重的运动性失语症病例必须利用非语言手段进行交流。此时,医疗人员或家属必须改变应对方法。

　　对于"不能说话的病例"不能一概而论,寻找对应各种类型障碍的交流方法时,脑影像是重要的信息来源。

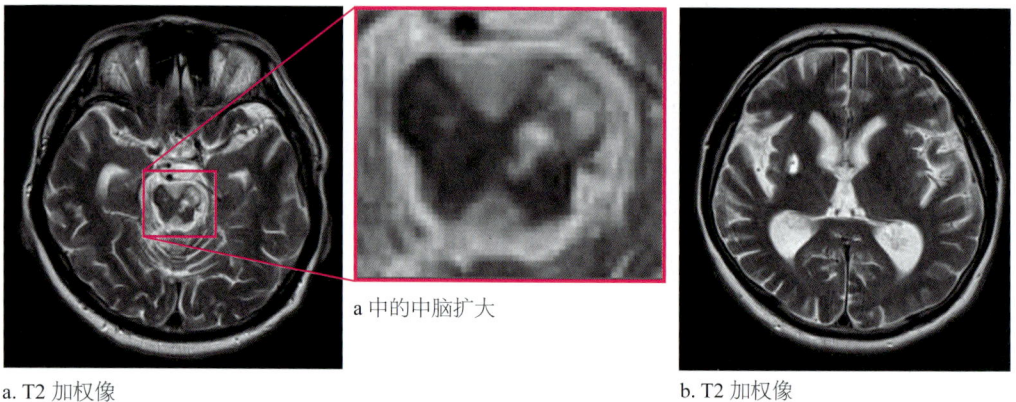

a 中的中脑扩大

a. T2 加权像

b. T2 加权像

图 5-38　中脑大脑脚和豆状核的高信号

中脑水平的T2加权像(a):右中脑大脑脚的一部分、左中脑整个大脑脚、部分被盖部可见高信号的梗死病灶,表现为严重左侧肢体瘫痪、假性延髓麻痹、左动眼神经麻痹等

语言区水平的T2加权像(b):除了右侧豆状核(壳核、苍白球)可见高信号的梗死病灶之外,未见其他病灶,左侧大脑半球的语言区功能未受累

确认血管状态

09

通过 MRA 评估血管

如前所述，脑梗死的症状取决于血管阻塞的部位。可以通过 MRA确认主干动脉的闭塞部位（图5-39）。MRA 还可检测动脉硬化引起的血管狭窄，也可用于评估动脉粥样硬化性脑梗死的发病风险（图5-40）。

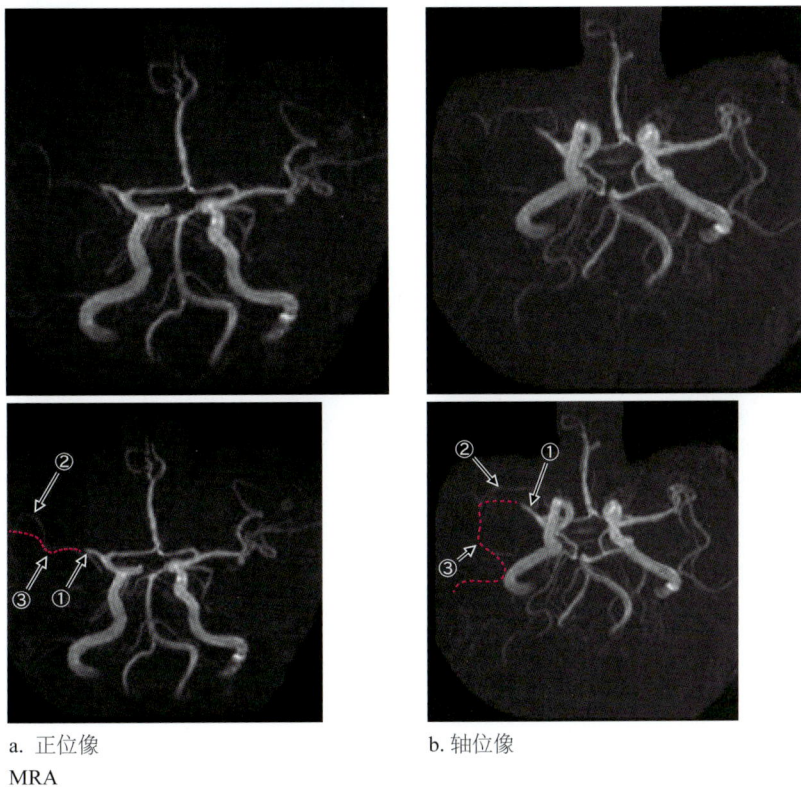

a. 正位像
MRA

b. 轴位像

图 5-39　右大脑中动脉闭塞

从右大脑中动脉起始部（①）开始分为前外侧支（②）和后外侧支（③），前外侧支和后外侧支的血流被中断。由此可以推测，在大脑中动脉区域中，额叶的梗死范围会缩小

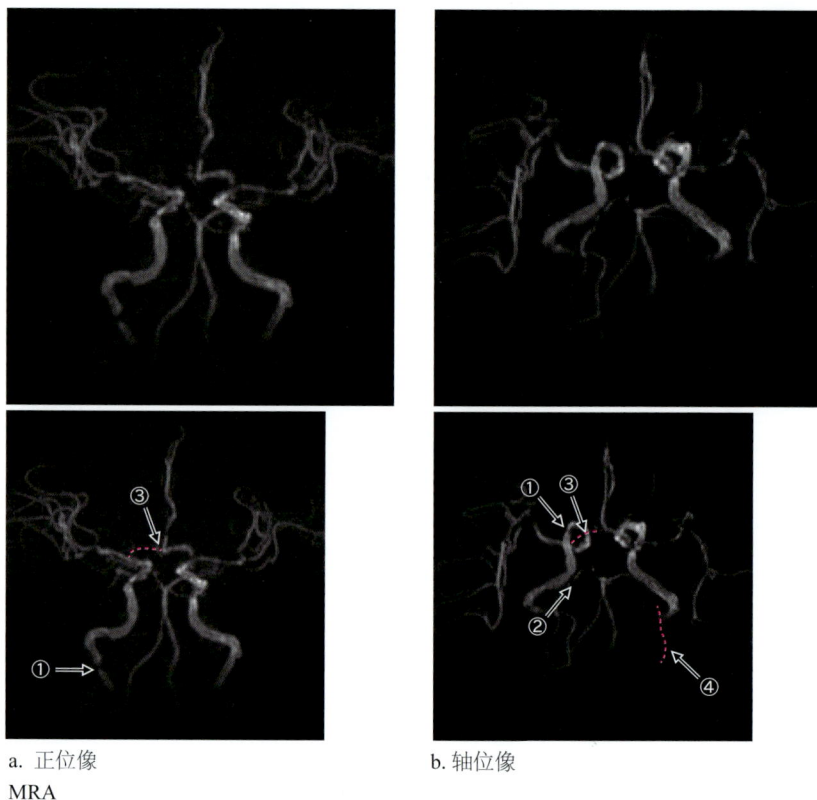

a. 正位像　　　　　　　　　b. 轴位像

MRA

图 5-40　动脉硬化、右大脑前动脉缺如、左大脑后动脉闭塞

可见右颈内动脉（①）和右大脑后动脉（②）狭窄。右大脑前动脉（③）起始未见显影，但不一定是脑梗死，因为有相同部位缺失的类型。左大脑后动脉远端（④）血流中断，推测大脑后动脉区域（不包括丘脑）梗死

参考文献

[1]　Sakoh M, Ostergaard L, Rohl L et al: Relationship between residual cerebral blood flow and oxygen metabolism as predictive of ischemic tissue viability sequent.a2 multi tracer positron emission tomography scanning of middle cerebral artery occlusion during the critical first 6 hours after stroke in pigs. J Neurosurg 93: 647-657, 2000.

[2]　高橋昭喜，日向野修一：6. 脳幹・脳神経. 高橋昭喜（編集）；脳 MRI 1. 正常解剖 第2版. 秀潤社，p.169-202. 2005.

出血性脑血管病的
影像阅读

VI

血肿、CT 分类、功能预后

了解如何估计血肿体积

血肿的多少有助于衡量脑出血的严重程度。可以使用下面的公式来估计血肿的量。

$$血肿量（ml）= 最大长轴（cm）\times 最大短轴（cm）\times CT层厚（cm）\times CT层数 \times \frac{1}{2}$$

▶ **让我们计算一下！**

血肿的最大长轴为 4.9 cm，最大短轴为 3.6 cm（图6-1）。CT 层厚为1.0 cm，在7个扫描层中，b~f 5个扫描层存在血肿。因此，血肿量（ml）= $4.9 \times 3.6 \times 1.0 \times 5 \div 2 = 44.1$。

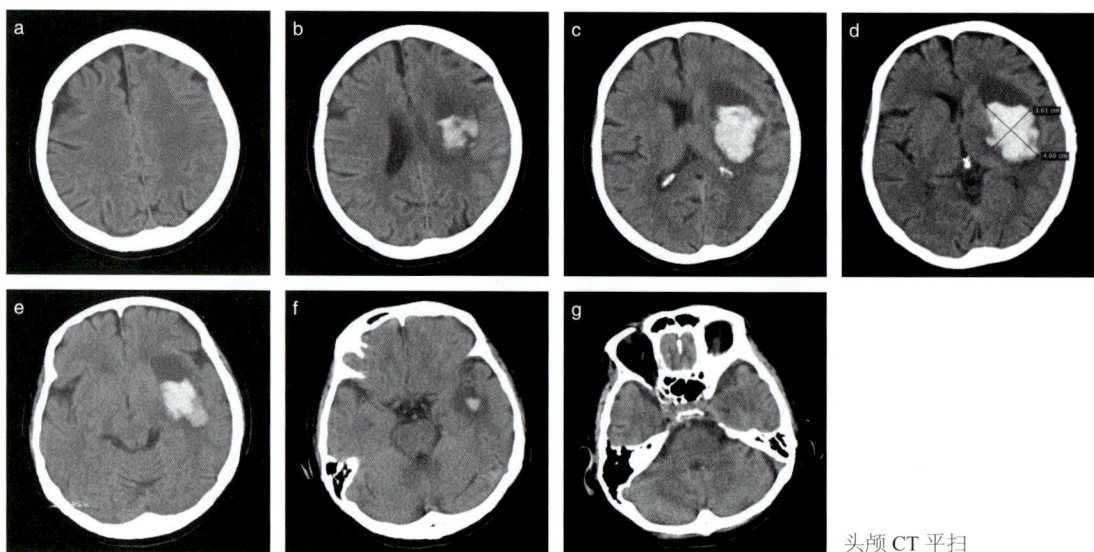

头颅 CT 平扫

图 6-1 病例影像

了解脑卒中外科研究会的 CT 分类

经常通过脑卒中外科研究会的CT分类对壳核出血和丘脑出血的影像学表现进行分类。治疗师不仅要记住此分类，还要理解与功能障碍之间的相关性。

壳核出血的 CT 分类（图6-2）中的Ⅲ、Ⅳ、Ⅴ型，由于通过锥体束和感觉径路所在的内囊后肢受损，会出现运动障碍或感觉障碍症状。特别是Ⅴ型，血肿穿透内囊后肢，表明存在严重的运动障碍和感觉障碍。Ⅱ、Ⅳ型，累及了额桥束或丘脑前辐射所在的内囊前肢，提示可能出现由于大脑−小脑和基底神经节连接中的认知回路受损引起的执行功能障碍。脑内出血不仅破坏脑组织还可延伸至脑室，破入脑室时出血量会变多，变成重症或伴有脑积水的风险，而且损伤壳核和脑室之间的放射冠会引起严重的症状（运动障碍等）。出血量少于20 ml为轻症，40 ml左右为中度障碍，60 ml以上为重症，常常危及生命。

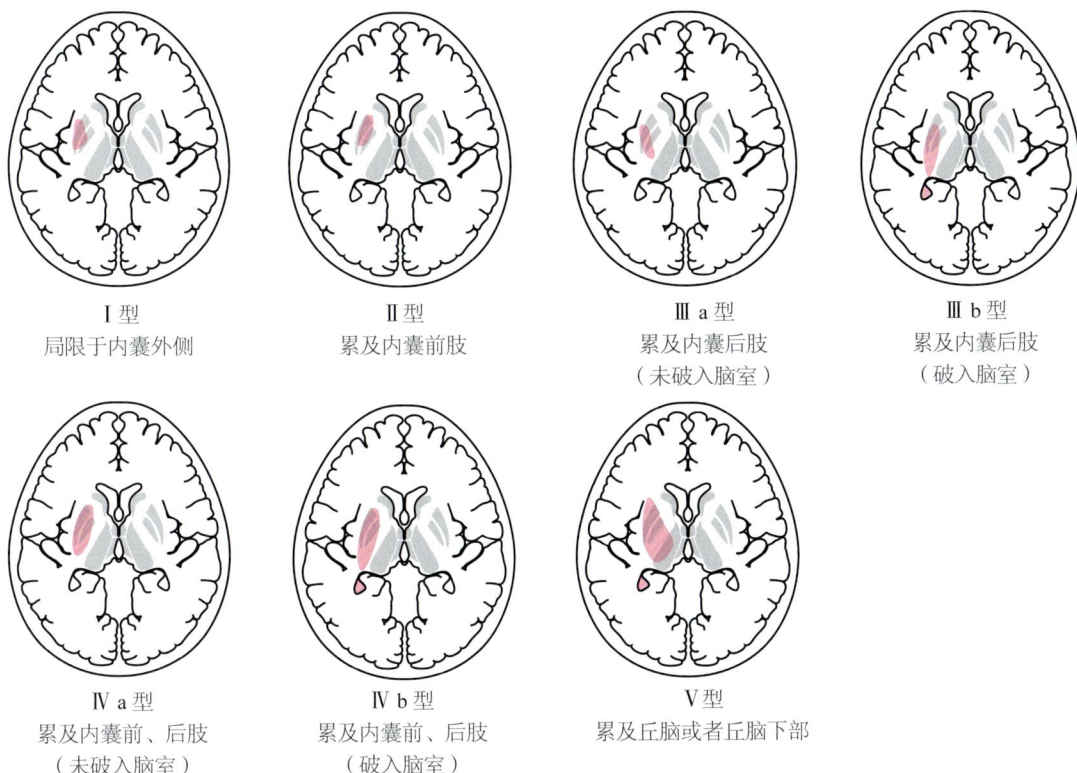

Ⅰ 型
局限于内囊外侧

Ⅱ 型
累及内囊前肢

Ⅲ a 型
累及内囊后肢
（未破入脑室）

Ⅲ b 型
累及内囊后肢
（破入脑室）

Ⅳ a 型
累及内囊前、后肢
（未破入脑室）

Ⅳ b 型
累及内囊前、后肢
（破入脑室）

Ⅴ 型
累及丘脑或者丘脑下部

（引自金谷春之，湯川英機，伊藤善太郎ほか：高血圧性脳出血における新しい Neurological Grading および CT による血腫分類とその予後について．高血圧性脳出血の外科 Ⅲ．第 7 回脳卒中の外科研究会，p.265-270, 1978 より改変）

图6-2　壳核出血的 CT 分类

在丘脑出血的CT分类（图6-3）中，Ⅱ型累及内囊后肢，这表明会出现运动障碍和感觉障碍。Ⅲ型累及丘脑下部或者中脑，这表明会出现严重的意识障碍或生命危险。破入脑室提示出血量多，病情比较严重，并且有发生非交通性脑积水的风险。出血量超过10 ml则为重症。

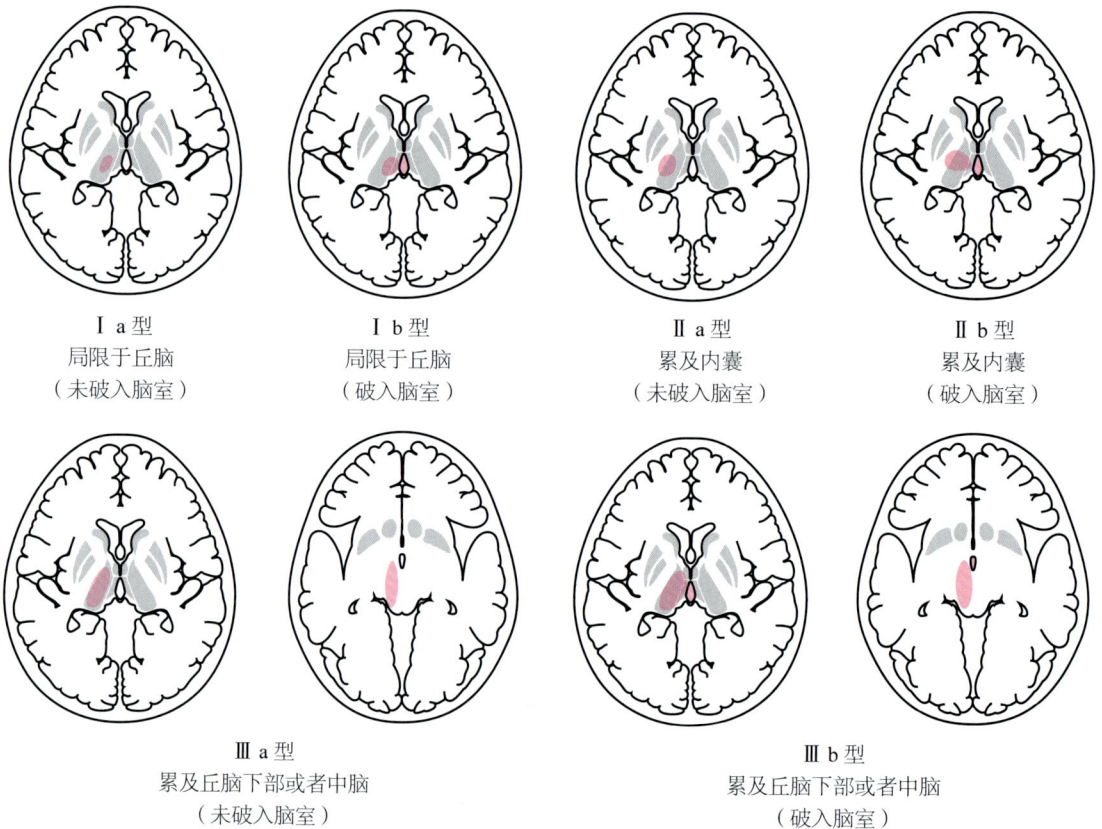

Ⅰa型
局限于丘脑
（未破入脑室）

Ⅰb型
局限于丘脑
（破入脑室）

Ⅱa型
累及内囊
（未破入脑室）

Ⅱb型
累及内囊
（破入脑室）

Ⅲa型
累及丘脑下部或者中脑
（未破入脑室）

Ⅲb型
累及丘脑下部或者中脑
（破入脑室）

（引自金谷春之，湯川英機，伊藤善太郎ほか：高血圧性脳出血における新しい Neurological Grading および CT による血腫分類とその予後について . 高血圧性脳出血の外科 Ⅲ . 第 7 回脳卒中の外科研究会，p.265-270, 1978 より改変）

图6-3　丘脑出血的 CT 分类

理解血肿量、CT 分类与功能预后的关系

笔者在康复医院对壳核出血患者进行了功能预后调查，其结果如图6-4和6-5所示，血肿量增加和破入脑室使得行走能力恢复差。此外，后藤等关于脑血管病的治疗和预后〔ADL Ⅰ：回归社会；ADL Ⅱ：部分回归社会（独立生活）；ADL Ⅲ：生活需要护

理；ADL Ⅳ：有意识但卧床不起；ADL Ⅴ：植物人状态；死亡〕的多中心联合研究结果见图6-6～6-11（为了更容易理解康复与功能预后之间的关系，创建的图标中不包括死亡）。这些信息也有助于预测预后。但是，正如本书开头（第3、4页）所提到的，年龄等因素在功能预后中也起着重要作用，因此还需要根据脑影像以外的信息进行综合预测。

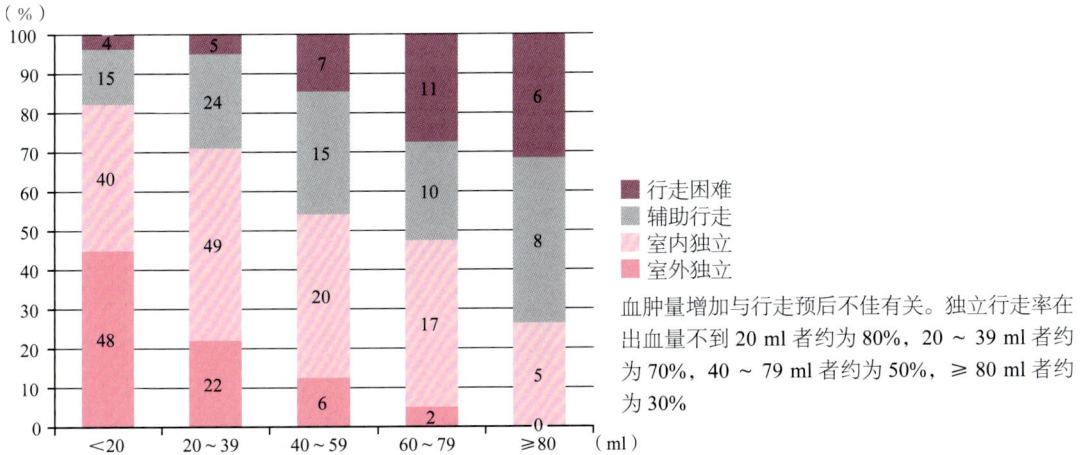

（％）

	<20	20～39	40～59	60～79	≥80 (ml)
行走困难	4	5	7	11	6
辅助行走	15	24	15	10	8
室内独立	40	49	20	17	5
室外独立	48	22	6	2	0

- 行走困难
- 辅助行走
- 室内独立
- 室外独立

血肿量增加与行走预后不佳有关。独立行走率在出血量不到20 ml者约为80%，20～39 ml者约为70%，40～79 ml者约为50%，≥80 ml者约为30%

图6-4 血肿量与行走预后（壳核出血）

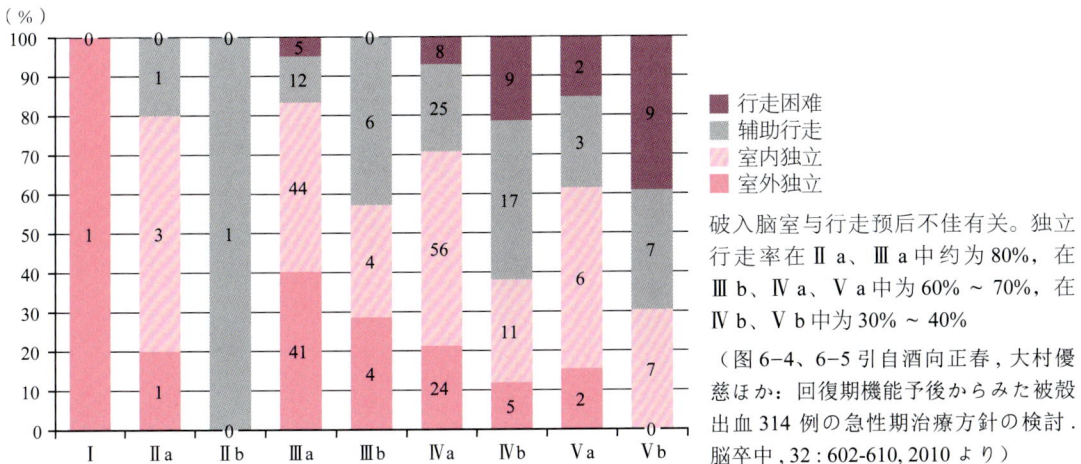

（％）

	Ⅰ	Ⅱa	Ⅱb	Ⅲa	Ⅲb	Ⅳa	Ⅳb	Ⅴa	Ⅴb
行走困难	0	0	0	5	0	8	9	2	9
辅助行走		1		12	6	25	17	3	7
室内独立	1	3	1	44	4	56	11	6	7
室外独立	1	1	0	41	4	24	5	2	0

- 行走困难
- 辅助行走
- 室内独立
- 室外独立

破入脑室与行走预后不佳有关。独立行走率在Ⅱa、Ⅲa中约为80%，在Ⅲb、Ⅳa、Ⅴa中为60%～70%，在Ⅳb、Ⅴb中为30%～40%

（图6-4、6-5引自酒向正春，大村優慈ほか：回復期機能予後からみた被殻出血314例の急性期治療方針の検討. 脳卒中，32：602-610，2010より）

图6-5 CT分类与行走预后（壳核出血）

Ⅵ

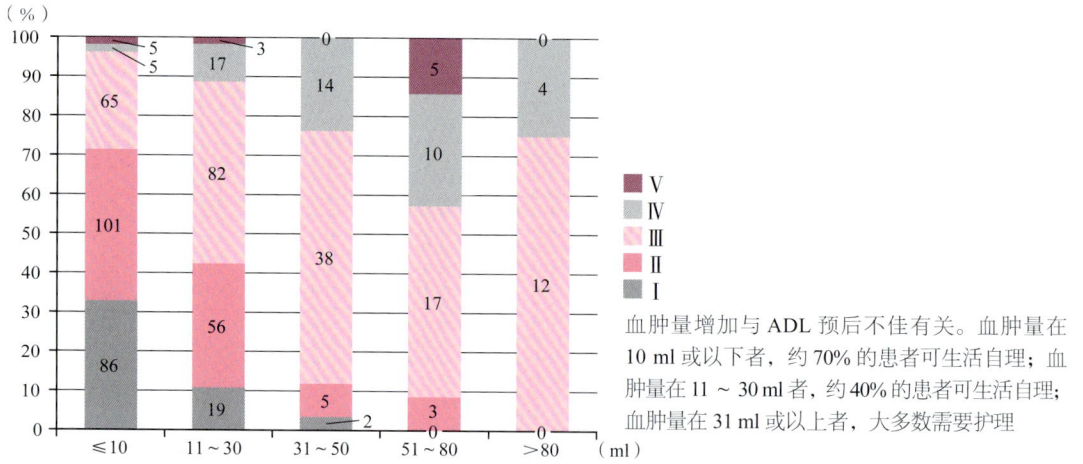

血肿量增加与 ADL 预后不佳有关。血肿量在 10 ml 或以下者，约 70% 的患者可生活自理；血肿量在 11 ~ 30 ml 者，约 40% 的患者可生活自理；血肿量在 31 ml 或以上者，大多数需要护理

图 6-6　血肿量与 ADL 预后（壳核出血）

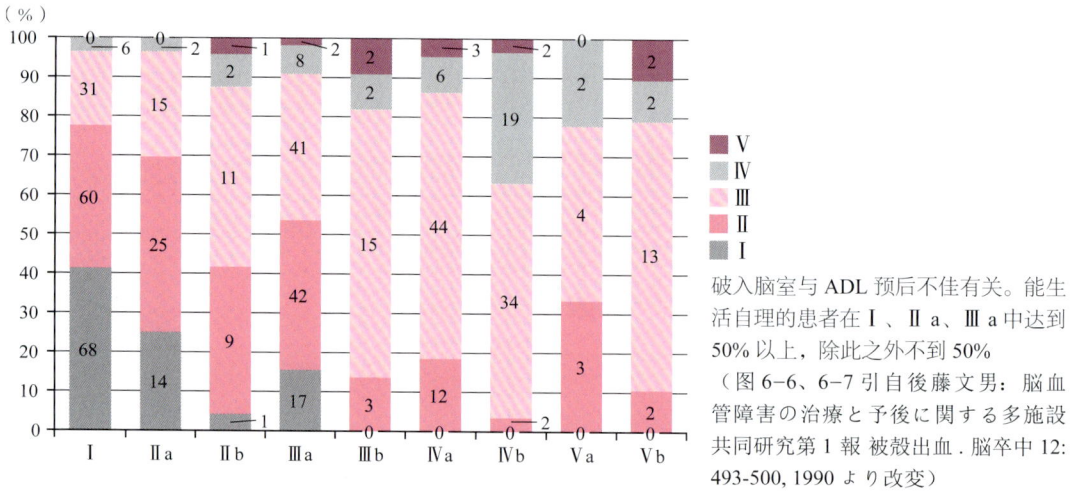

破入脑室与 ADL 预后不佳有关。能生活自理的患者在 Ⅰ、Ⅱa、Ⅲa 中达到 50% 以上，除此之外不到 50%

（图 6-6、6-7 引自後藤文男：脳血管障害の治療と予後に関する多施設共同研究第 1 報 被殻出血．脳卒中 12: 493-500, 1990 より改変）

图 6-7　CT 分类与 ADL 预后（壳核出血）

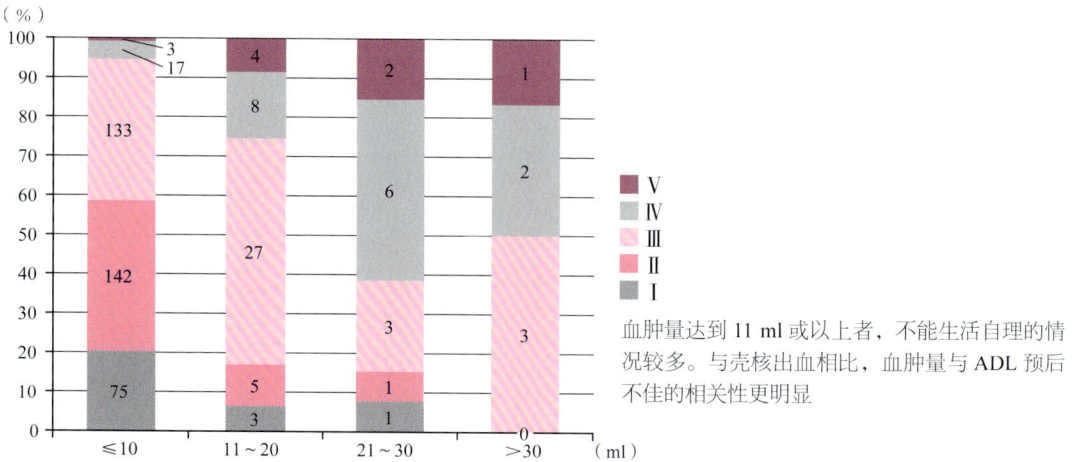

血肿量达到 11 ml 或以上者，不能生活自理的情况较多。与壳核出血相比，血肿量与 ADL 预后不佳的相关性更明显

图 6-8　血肿量与 ADL 预后（丘脑出血）

160

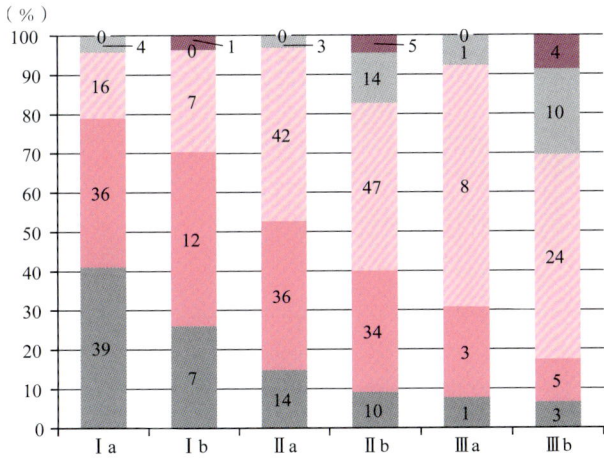

图 6-9　CT 分类与 ADL 预后（丘脑出血）

随着血肿累及范围的扩大，ADL 预后越来越差

（图 6-8、6-9 引自後藤文男，福内靖男：脳血管障害の治療と予後に関する多施設共同研究 第 2 報 視床出血．脳卒中 14：72-78, 1992 より改変）

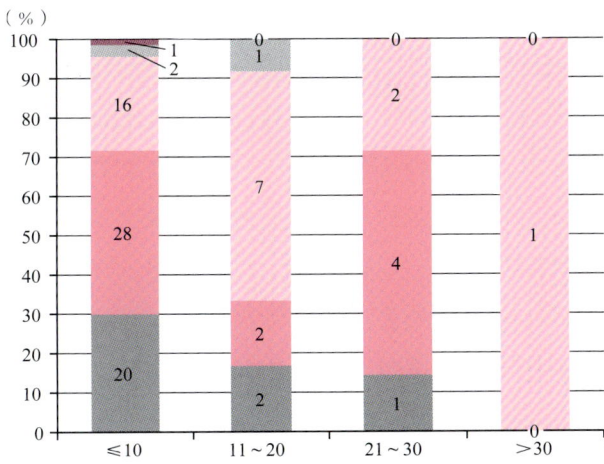

图 6-10　血肿量与 ADL 预后（小脑出血）

血肿量与 ADL 预后不一定相关（但是，死亡率随着血肿量增加而上升）

（引自後藤文男，福内靖男：脳血管障害の治療と予後に関する多施設共同研究 第 3 報 小脳出血．脳卒中 14：487-494, 1992 より改変）

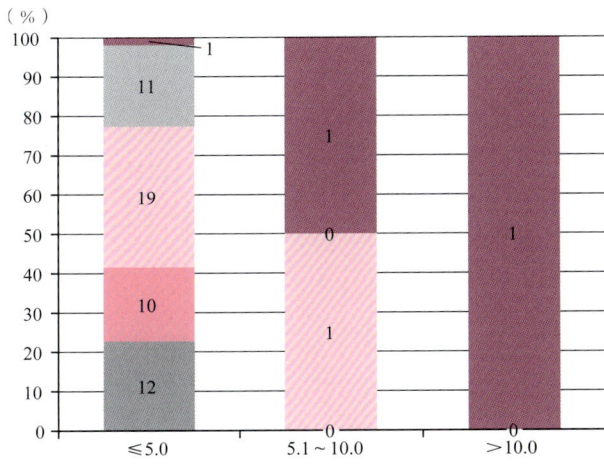

图 6-11　血肿量与 ADL 预后（脑桥出血）

脑出血超过 5 ml 的患者，大多 ADL 预后不佳（死亡率也很高）

（引自後藤文男，福内靖男：脳血管障害の治療と予後に関する多施設共同研究 第 4 報 橋出血．脳卒中 15：310-316, 1993 より改変）

壳核出血
关注周围神经纤维的损伤

重点是壳核周围的神经纤维受损

在壳核出血中，比起壳核损伤引起的症状，周围结构损伤引起的症状更容易成为问题（图6-12、图6-13和表6-1）。如前所述，如果血肿累及内囊前肢，就会造成额桥束或丘脑前辐射的损伤，导致执行功能障碍；如果累及内囊后肢，就会造成锥体束或感觉径路的损伤，导致运动障碍或感觉障碍。如果血肿累及内囊的豆状核后部，就会造成视辐射的损伤，导致视野缺损。另外，还要注意血肿向上累及造成的放射冠或者上纵束损伤，以及向外累及造成的外囊、屏状核、最外囊损伤。上纵束把枕叶、颞叶和顶叶的信息传送到额叶（参见第71页），在非优势半球中是偏侧空间忽略，在优势半球中是观念运动性失用的责任病灶神经纤

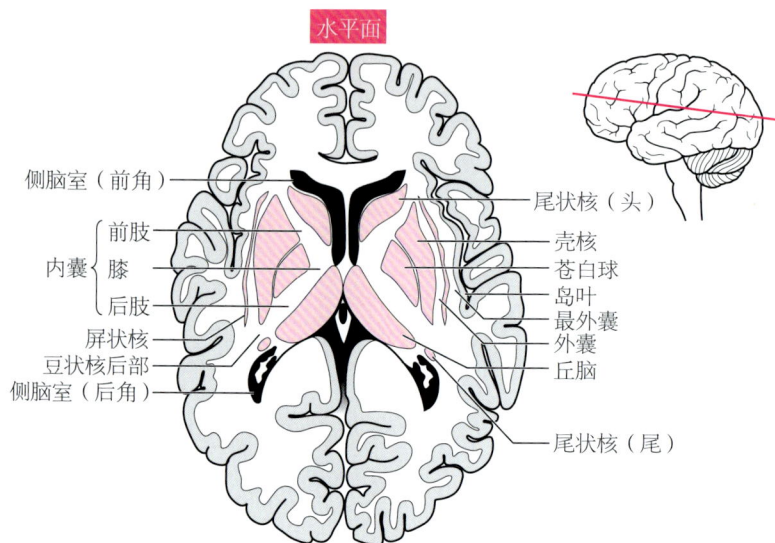

图 6-12　壳核的周围结构（水平面）

维。此外，外囊中存在与记忆功能有关的从脑桥基底部到大脑皮质的神经纤维，最外囊中存在连接Broca区和Wernicke区的纤维以及连接岛叶和其他区域的纤维。屏状核的功能尚不清楚。

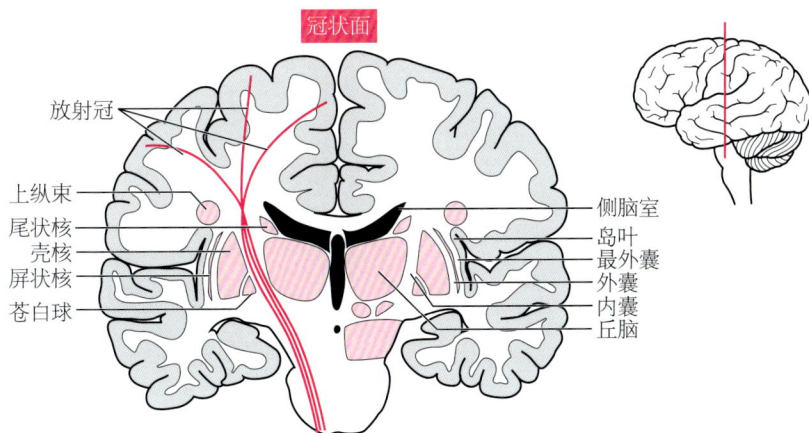

图 6-13　壳核的周围结构（冠状面）

表 6-1　壳核出血的主要损伤部位和症状

损伤区域	预测症状
① 壳核、苍白球	帕金森综合征（多为单侧障碍）、学习障碍、决策障碍
② 内囊前肢	执行功能障碍
③ 内囊后肢	运动障碍、感觉障碍
④ 内囊的豆状核后部	视野障碍
⑤ 放射冠	②~④中的一种（取决于损伤区域）
⑥ 上纵束	偏侧空间忽略（顶叶、枕叶、颞叶与额叶的联系纤维被切断，通常在右脑）；观念运动性失用（左顶叶、枕叶、颞叶和运动前区的联系纤维被切断）；传导性失语症（Wernicke区和Broca区的联系纤维被切断）
⑦ 外囊、屏状核、最外囊	外囊：记忆障碍 屏状核：未知 最外囊：传导性失语（Wernicke区和Broca区的联系纤维被切断）；Pusher现象（岛叶和周围结构的联系纤维被切断，通常在右脑）；病态失认（右岛叶和周围结构的联系纤维被切断）

通过影像获得的信息

让我们一起阅一下病例影像（图6-14）。首先，根据血肿量的计算方法（第156页），计算血肿量为44.1 ml，判断严重程度为中度障碍。CT分类：血肿累及内囊后肢，但未累及内囊前肢或丘脑，且未破入脑室，故为Ⅲa型。脑室内的高信号区是脉络丛的生理性钙化，第三脑室后部的高信号区是松果体的生理性钙化，请不要误认为是血肿。

其次，为了确认受压表现（参见第20页），在侧脑室前角水平的影像中确认中线移位不到5 mm（实际为3.28 mm），在中脑水平的影像上确认基底池也仅轻度受压，可见周围组织受压并不严重，不必担心脑疝。

从受损的大脑区域来看，在侧脑室体部水平，由于放射冠和上纵束的损伤，可能表现为运动障碍、感觉障碍和观念运动性失用（第71页）。在侧脑室前角水平，除壳核外，内囊后肢和岛叶皮质下也出现了血肿，可能表现为运动障碍、感觉障碍、传导性失语、记忆障碍和Pusher现象。此外，在额叶皮质下观察到水肿，可能出现一过性的额叶功能障碍（注意力障碍等）。在侧脑室下角水平，颞叶前部可见血肿和水肿，提示情感障碍和右上方视野缺损（视辐射损伤，见第57页）。

影像的相关性

观念运动性失用患者的行动指南
考虑到观念运动性失用实现轮椅替代行走的病例

图6-14中的病例表现为观念运动性失用，由于优势半球的上纵束损伤，来自Wernicke区的口头指令信息或来自枕叶的视觉信息无法到达支配运动系统的运动前区，因此无法按照口头指令或模仿要求完成相应的动作。本病例左侧肢体不能协调地驱动轮椅，即使治疗师演示驱动方法并口头指示"请一边用手向前走，一边用脚掌舵"，然而患者还是会出现混乱，很难掌握轮椅驱动。

针对本病例，负责左侧上下肢运动和感觉的右脑运动区和感觉区完好无损，治疗师通过被动移动左侧肢体指导驾驶方法。只需要一次指导，就可以实现左侧肢体协调驱动轮椅。在对观念运动性失用病例的动作指导中，所谓的"手把手教"的方法大多是有效的，这种方法可用于指导手杖操作等各种情况。

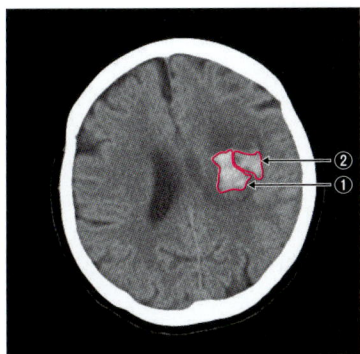

部位	状态	症状
①左放射冠中部至后部	血肿	右侧偏瘫（中度），感觉障碍
②左上纵束	血肿	偏侧空间忽略（以右脑多见），观念运动性失用

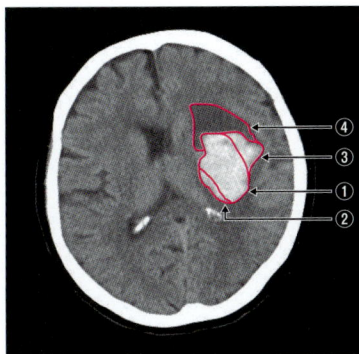

部位	状态	症状
①左豆状核	血肿	肌张力控制障碍，学习障碍，决策障碍
②左内囊后肢	血肿	右侧偏瘫（中度），感觉障碍
③左岛叶皮质下	血肿	传导性失语，记忆障碍，Pusher现象
④左额叶白质	水肿	注意障碍（一过性）

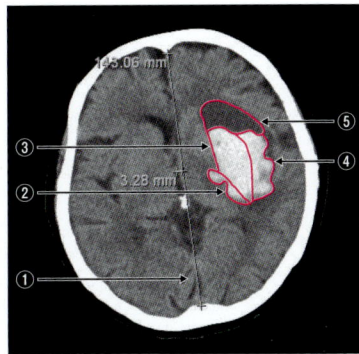

部位	状态	症状
①中线	移位小于5 mm	没有明确的提示
②左内囊后肢	血肿	右侧偏瘫（中度），感觉障碍
③左豆状核	血肿	肌张力控制障碍，学习障碍，决策障碍
④左岛叶皮质下	血肿	传导性失语，记忆障碍，Pusher现象
⑤左额叶白质	水肿	注意障碍（一过性）

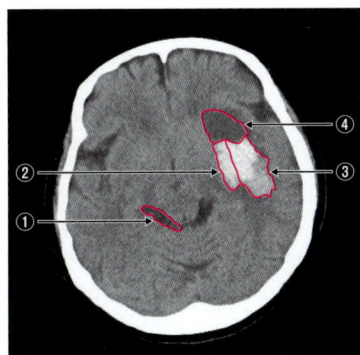

部位	状态	症状
①右环池	压迫（轻度）	没有明确的提示
②左豆状核	血肿	肌张力控制障碍，学习障碍，决策障碍
③左颞叶白质	血肿	右上方视野缺损
④左岛叶皮质下	水肿	传导性失语，记忆障碍，Pusher现象（一过性）

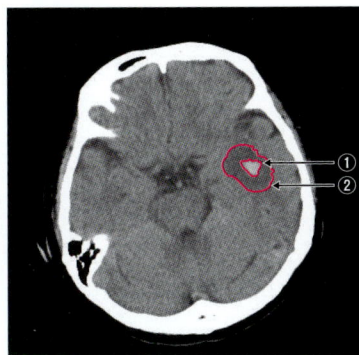

部位	状态	症状
①左额叶前部	血肿	情感障碍
②左额叶前部	水肿	情感障碍（一过性）

头颅 CT 平扫

图 6-14　病灶与功能障碍

丘脑出血
关注丘脑亚核与周围结构的损伤

丘脑亚核的各种功能

对于丘脑出血，要考虑丘脑损伤引起的症状和丘脑周围结构损伤引起的症状。丘脑由多个功能不同的丘脑亚核组成（参照第67页），不同的丘脑亚核受损，出现的症状也不同。

丘脑周围结构的损伤和障碍

此外，还需注意血肿向内囊后肢、中脑、下丘脑等周围结构累及的情况。内囊后肢损伤会导致运动障碍，中脑损伤会因脑干网状结构受损而导致意识障碍，红核损伤会导致不自主运动，动眼神经损伤会导致眼球运动障碍。如果中脑出现血肿，丘脑底核很可能会受损，容易出现不自主运动。作为自主神经系统中枢的下丘脑，在横断面影像中，可以在前联合后方的第三脑室两

诊断陷阱

丘脑与失调

众所周知，丘脑是躯体感觉的中继核，但丘脑还有其他许多功能（第67页）。丘脑出血通常会导致共济失调，那么此症状是小脑性共济失调还是深感觉性共济失调？由于在丘脑亚核中，和小脑系统相关的腹外侧核与和深感觉系统相关的腹后外侧核相近，因此很难从脑影像中确定哪个部位损伤更重。因此，从实际看到的临床症状进行评估很重要。如果只是小脑系统的问题，由于深感觉检查正常，所以

很容易判断。相反，如果只是深感觉系统的问题，在共济失调检查项目之一的指鼻试验中，被检查者触摸手指时有视觉代偿，因此观察不到共济失调症状。此外，当患者触摸自己的鼻子时，由于视觉代偿不足，会出现共济失调症状。虽然用上述方法可以查明共济失调的原因，但实际上，小脑系统和深感觉系统都出现问题的情况也很多。

侧识别。另外，由于丘脑与第三脑室和侧脑室相邻，血肿容易破入脑室，为了治疗脑积水有时可进行脑室引流（图6-15、6-16）。

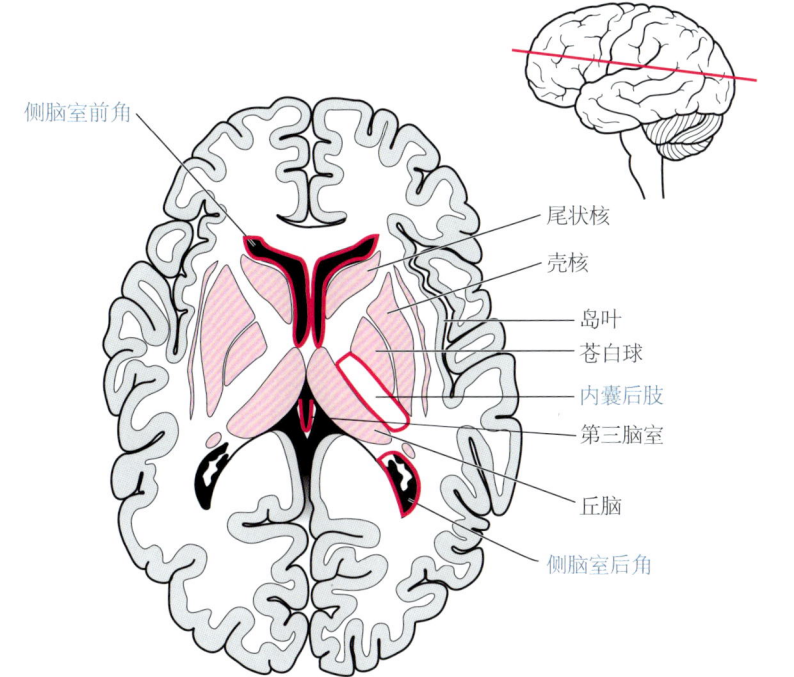

侧脑室前角

尾状核
壳核
岛叶
苍白球
内囊后肢
第三脑室
丘脑
侧脑室后角

a. 横断面

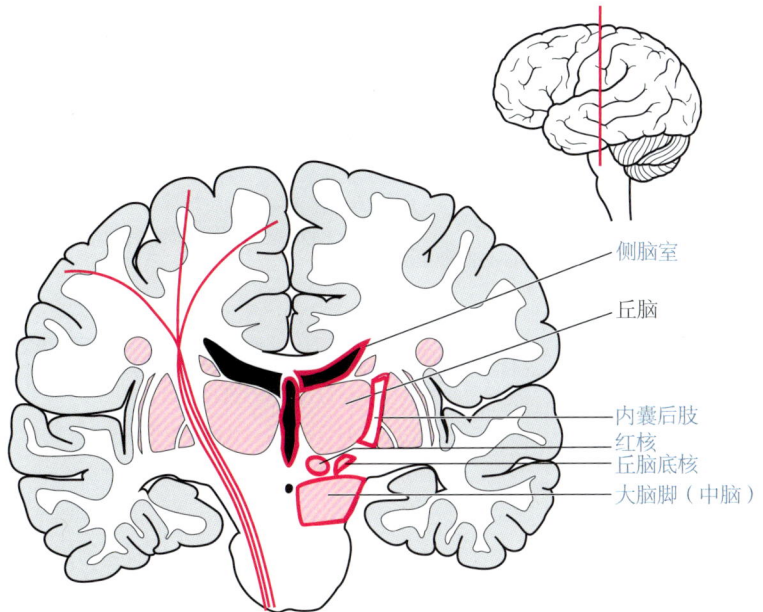

侧脑室
丘脑
内囊后肢
红核
丘脑底核
大脑脚（中脑）

b. 冠状面

图 6-15　丘脑的周围结构

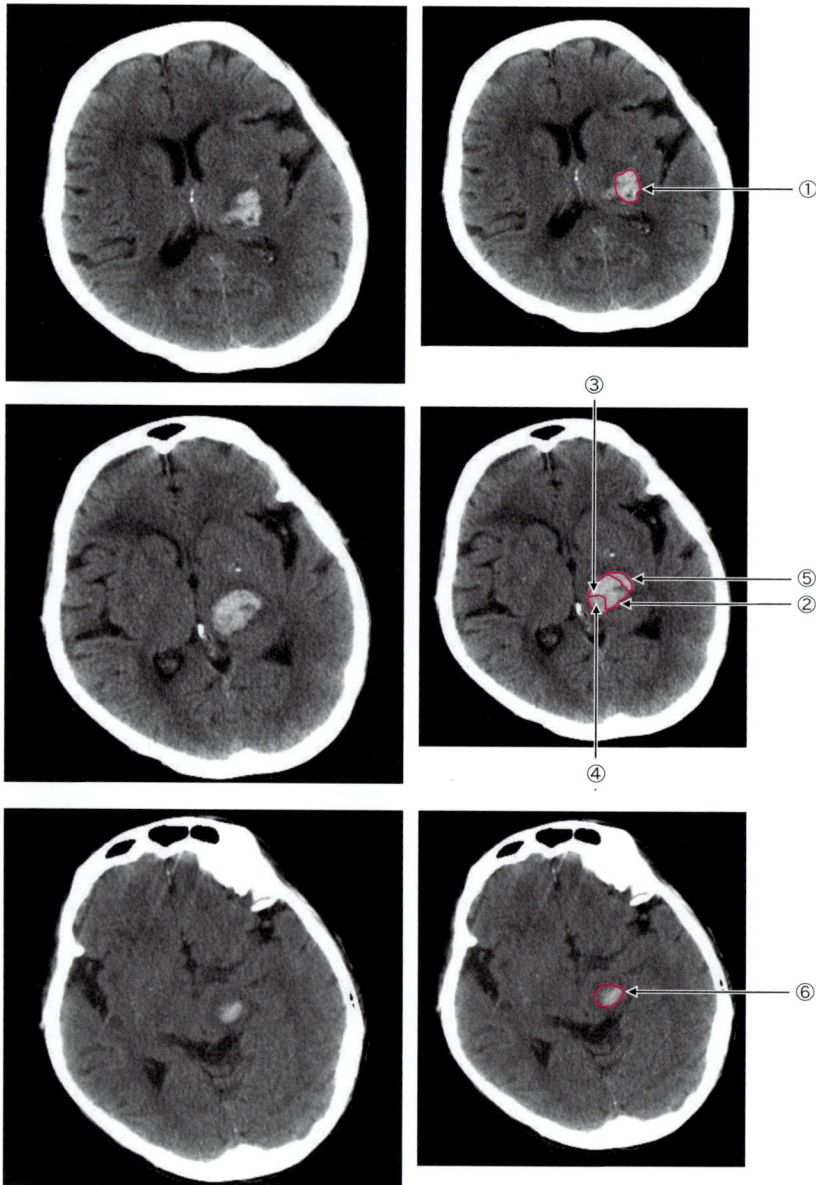

头颅 CT 平扫

部位	状态	症状
① 左放射冠下部	血肿	右侧偏瘫（运动障碍、感觉障碍）
② 左丘脑腹外侧核	血肿	右侧小脑性共济失调（如果运动障碍严重则不明显）
③* 左丘脑板内核	血肿	意识障碍
④ 左丘脑背内侧核	血肿	执行功能障碍（注意力障碍、工作记忆障碍等）
⑤ 左内囊后肢中部	血肿	右侧偏瘫（运动障碍）
⑥ 左中脑大脑脚	血肿	右侧偏瘫，左动眼神经麻痹

*③是②和④的交界区

运动障碍严重时共济失调不明显，但随着运动障碍的改善，丘脑腹外侧核损伤引起的小脑性共济失调症状可能会逐渐出现

图 6-16　丘脑出血（血肿量 10.5 ml，CT 分类Ⅲ a）

脑干出血

关注锥体束、脑桥纤维、脑神经核

脑桥的解剖学特征

脑干出血经常发生在脑桥。脑桥具有以下特点：

① 左右锥体束靠近；

② 富含与小脑相连的脑桥横行纤维；

③ 存在与颜面部运动、感觉相关的脑神经核。

① 左右锥体束靠近

由于左、右锥体束在脑桥中相互靠近，因此脑桥出血会导致双侧锥体束同时受损，从而导致四肢瘫痪。如果锥体束损伤严重，就会表现为闭锁综合征，眼球运动和睁闭眼以外的运动功能减弱。锥体束损伤较轻时，四肢运动障碍较轻，但会出现偏瘫患者中很少出现的假性延髓麻痹和躯干功能低下。这是因为控制咽、喉和躯干的脊髓前角细胞受两侧大脑皮质的控制，两侧锥体束损伤成为瘫痪的条件。

② 富含与小脑相连的脑桥横行纤维

在锥体束周围，有连接到小脑的脑桥横行纤维（第81页），这些纤维的损伤会导致共济失调。由于脑桥横行纤维在脑桥交叉至对侧，即使一侧脑桥受伤，也可能会出现左右肢体共济失调。

③ 存在与颜面部运动、感觉相关的脑神经核

脑桥的中部有三叉神经，下部有面神经。这些神经核的损伤会导致同侧面部的运动障碍和感觉障碍。病灶同侧面部的运动障碍和对侧上下肢的运动障碍称为交叉性瘫痪（图6-17）。

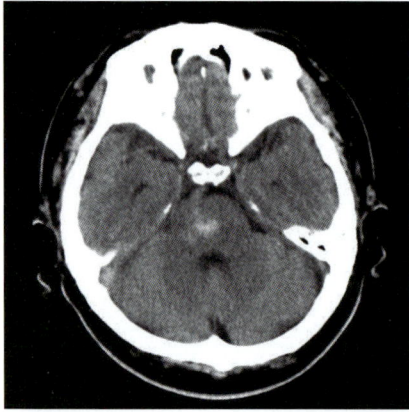
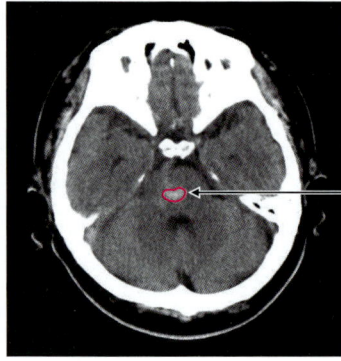
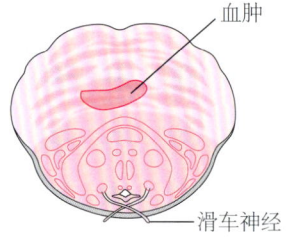

血肿

滑车神经

a. 脑桥上部

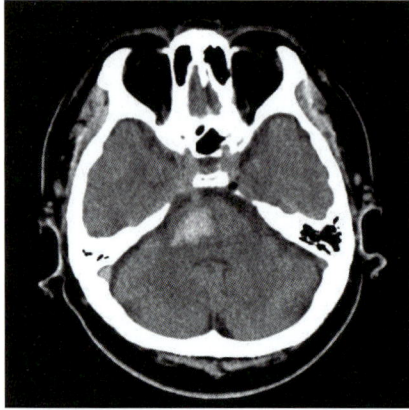
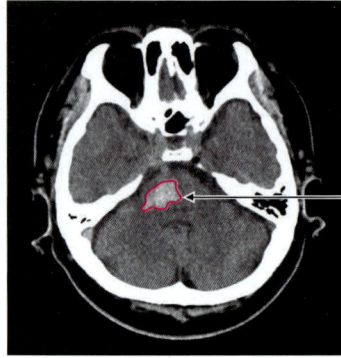
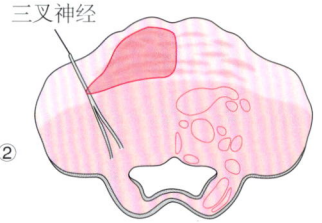

三叉神经

②

b. 脑桥中部

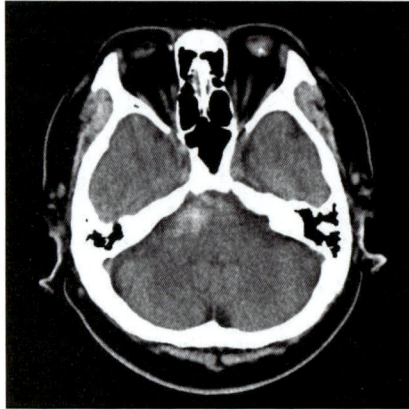
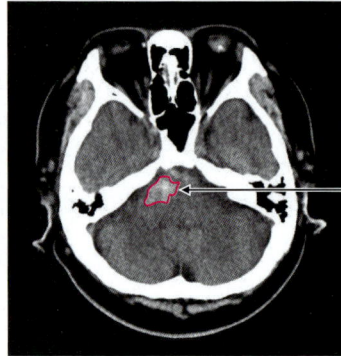
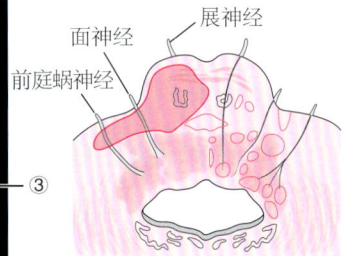

面神经   展神经

前庭蜗神经

③

c. 脑桥下部

头颅 CT 平扫

部位	状态	症状
① 脑桥上部的底部（双侧）	血肿	四肢运动障碍和小脑性共济失调，假性延髓麻痹，躯干功能障碍
② 脑桥中部的底部（右）	血肿	左侧偏瘫和双侧小脑性共济失调，右侧三叉神经麻痹（咀嚼肌障碍、面部感觉障碍）
③ 脑桥下部的底部（右）	血肿	左侧偏瘫和双侧小脑性共济失调，右侧展神经麻痹，右侧面神经麻痹（表情肌瘫痪），右侧前庭蜗神经麻痹（耳鸣、耳聋、眩晕）

右侧面部和左侧上下肢运动障碍明显，但右侧上下肢也可出现轻度运动障碍和小脑性共济失调，有必要进行检查。还可能出现双侧性障碍特有的假性延髓麻痹和躯干功能障碍

图 6-17　脑干出血（血肿量 7 ml）

05 小脑出血
了解不同出血根源的症状差异

来自齿状核或蚓部

　　小脑出血常发生于齿状核。齿状核是参与大脑-小脑连接的神经核，与四肢的协调运动有关。因此，齿状核出血会导致同侧上下肢共济失调。然而，由于血肿累及蚓部的情况也不少，因此还应从影像上观察躯干共济失调的可能性。蚓部出血会引起躯干共济失调，而不是肢体共济失调。前庭小脑功能障碍会引起眩晕、呕吐（图6-18）。

　　对于高级脑功能障碍，有可能会出现执行功能障碍、视觉空间认知障碍、语言障碍、情感障碍等小脑性认知情绪综合征，尤其是蚓部损伤更容易出现情感障碍。

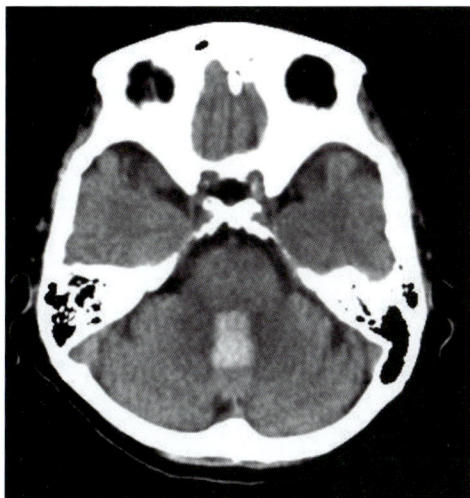

头颅 CT 平扫

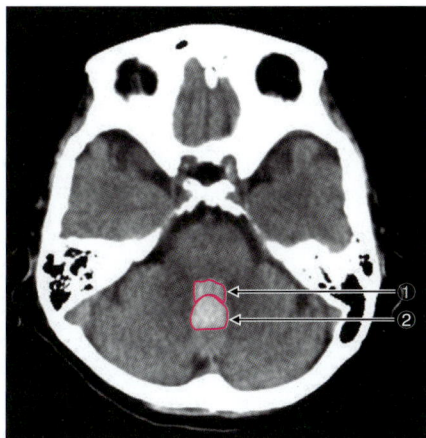

小脑蚓部②可见呈高信号（白色）的血肿。
血肿已破入第四脑室①。未见肢体共济失调，但有躯干共济失调、眩晕和情感障碍

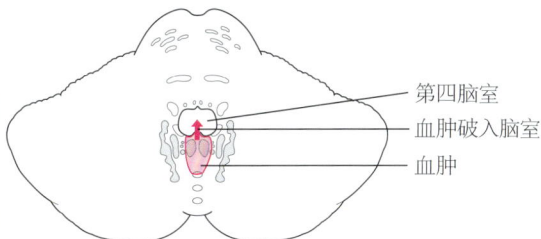

第四脑室
血肿破入脑室
血肿

部位	状态	症状
① 第四脑室	血肿破入脑室	可能出现急性脑积水
② 小脑蚓部	血肿	躯干共济失调，眩晕，小脑性认知情绪综合征

图6-18　小脑出血（血肿量3ml）

皮质下出血
了解功能定位与神经纤维

掌握神经纤维的位置

经皮质性失语

Broca 失语、Wernicke 失语等一般性失语难以复述，能够复述的失语称为经皮质性失语。经皮质性失语的特点是保留了 Wernicke 区、上纵束和 Broca 区等与复述功能相关的区域。额叶病变（不包括 Broca 区）可能导致经皮质性运动失语或经皮质性感觉失语，颞叶病变（不包括 Wernicke 区）可能导致经皮质性感觉失语。

皮质下出血的症状因血肿的位置和范围而异。血肿的位置和症状如表6-2所示。在理解皮质下出血的症状的基础上，理解大脑皮质的功能定位很重要，也不能忽视对神经纤维的理解。

额叶和顶叶交界处的出血，不仅会导致中央前回、中央后回皮质下的损伤而出现运动障碍和感觉障碍，而且还会导致上纵束的损伤，在非优势半球出现偏侧空间忽略，在优势半球出现观念运动性失用。

在颞叶皮质下出血中，除了会发生视觉失认、Wernicke失语外，还会因传递上方视野信息的视辐射受损而出现上象限盲。图6-19和6-20显示的是病例的影像。

图6-19和6-20所示血肿都比较大，但由于没有锥体束损伤，所以无运动障碍，主要表现为高级脑功能障碍。大血肿并不意味着瘫痪很严重。

预防所有高血压性脑出血的基础是将收缩压控制在120 mmHg左右。

表6-2　皮质下出血的血肿部位及症状

血肿部位	症状
额叶前部	执行功能障碍 优势半球损伤：Broca 失语，经皮质性（感觉或运动）失语
额叶和顶叶交界处（包括上纵束损伤）	运动障碍、感觉障碍、Pusher 现象 非优势半球损伤：偏侧空间忽略 优势半球损伤：观念运动性失用
顶叶后部	非优势半球损伤：偏侧空间忽略、穿着失用、构音障碍 优势半球损伤：观念运动性失用、Gerstmann 综合征、构音障碍
枕叶	视野缺损、视觉失认
颞叶（包括视辐射损伤）	上象限盲 非优势半球损伤：相貌失认（双侧损伤更严重）、街道情景失认 优势半球损伤：Wernicke 失语、经皮质性感觉失语、物体失认

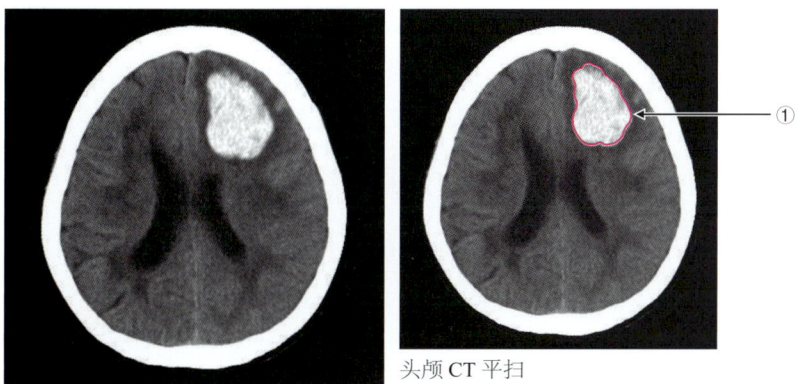

头颅 CT 平扫

部位	状态	症状
① 左额前区 （不包括 Broca 区）	血肿	执行功能障碍（注意障碍、作业记忆障碍等）， 经皮质性（感觉或者运动）失语

图 6-19 额叶皮质下出血（血肿量 42 ml）

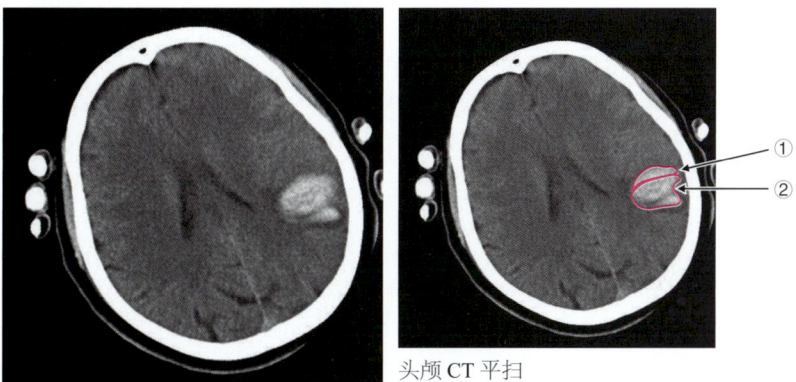

头颅 CT 平扫

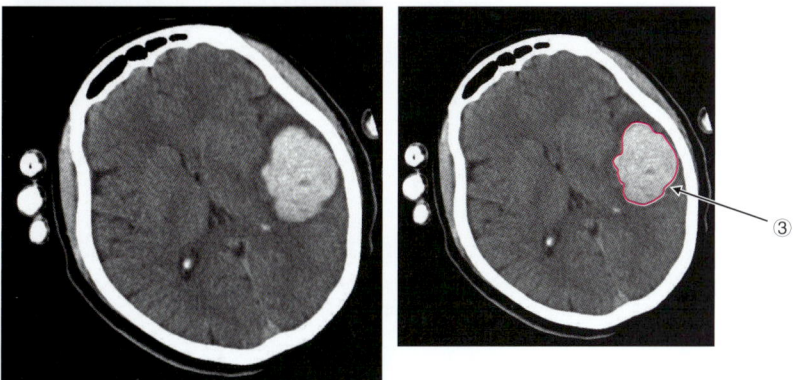

部位	状态	症状
① 左缘上回	血肿	观念运动性失用，构音障碍
② 左角回	血肿	Gerstmann 综合征，情感障碍
③ 左颞上回	血肿	Wernicke 失语

图 6-20 颞叶皮质下出血（血肿量 52 ml）

蛛网膜下腔出血
了解出血和并发症引起的症状

出血引起的症状

术语解释

*1 脑膜刺激征

蛛网膜下腔出血或脑膜炎刺激脑膜时出现的症状称为脑膜刺激征。包括畏光、头痛、呕吐、颈部僵硬、Kernig 征、Brudzinski 征等。

蛛网膜下腔出血的症状分为出血引起的症状和并发症引起的症状。蛛网膜下腔出血本身的症状包括颅内压增高（参见第20页）和脑膜刺激征[*1]。此外，Willis环周围有视神经、动眼神经、滑车神经、三叉神经和展神经，是动脉瘤的好发部位，若动脉瘤破裂引起蛛网膜下腔出血，可能会出现视觉障碍或者眼球运动障碍。动脉瘤破裂不仅可以发生在Willis环，还可以发生在大脑前动脉远端和大脑中动脉。这种情况常并发脑出血，并伴有运动障碍、失语等脑实质损伤的症状。

蛛网膜下腔出血是脑卒中的一种，但其发病机制与脑梗死、脑出血等其他脑卒中不同。也就是说，脑梗死和脑出血是由于脑血管破裂，脑组织在脑内部被自毁。而蛛网膜下腔出血是脑表面的出血从脑外部破坏脑组织，这是一种类似于头部外伤的情况。

并发症引起的症状

蛛网膜下腔出血的并发症包括脑血管痉挛导致的脑梗死和脑脊液吸收障碍导致的正常压力性脑积水。出血量越大越容易出现并发症。脑血管痉挛常在发病后4~14天出现，正常压力性脑积水常在发病后1~2个月出现。脑血管痉挛表现为与梗死病灶相对应的局灶性症状，正常压力性脑积水表现为步态障碍、痴呆和尿失禁（参见第108页）（图6-21、6-22）。

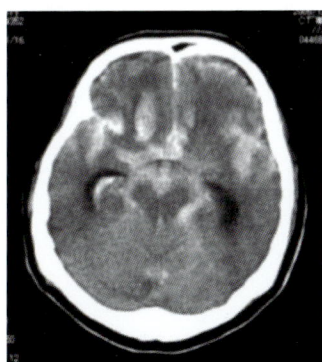

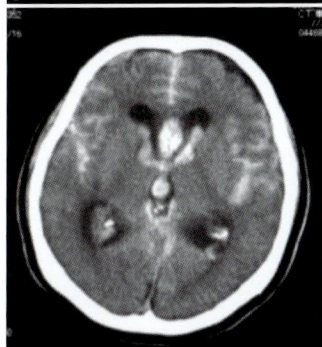

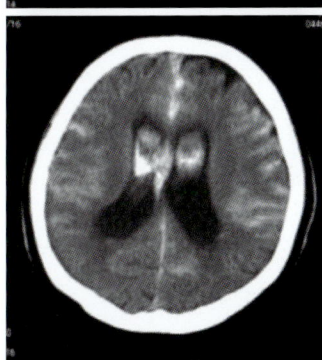

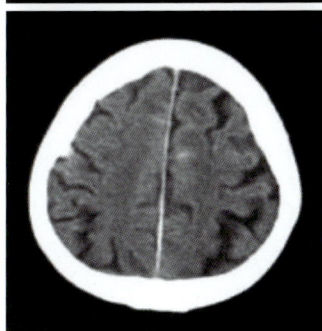

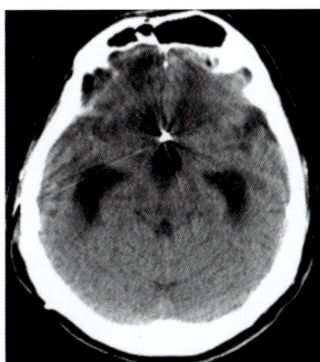

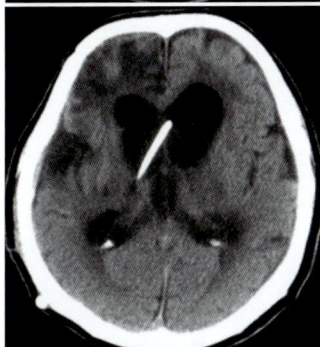

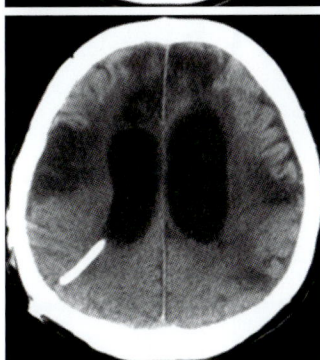

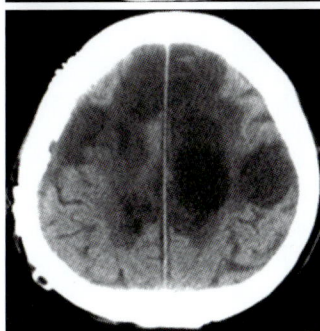

前交通动脉瘤弹簧圈栓塞术后的伪影

侧脑室中的柱状高信号是引流管，用于排出潴留的脑脊液以治疗脑积水

双侧大脑半球可见多发性脑梗死，推测存在四肢瘫痪、意识障碍及高级脑功能障碍

头颅 CT
平扫

血管造影影像

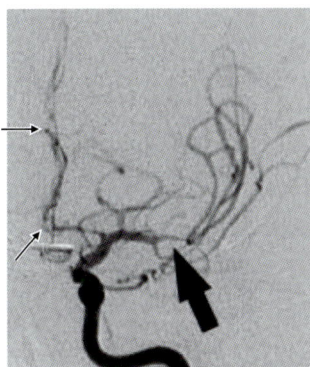

在蛛网膜下腔如基底沟和外侧沟发现呈高信号的血液。此外，脑室内也可见呈高信号的血液，提示大量出血
在额叶底部与侧脑室前角之间的大脑纵裂发现血肿，提示前交通动脉的动脉瘤破裂

左侧大脑中动脉和大脑前动脉痉挛导致多发性动脉狭窄（↑）

图 6-21　蛛网膜下腔出血和并发症：脑血管痉挛

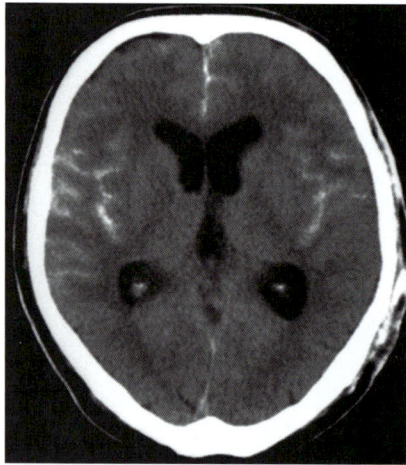

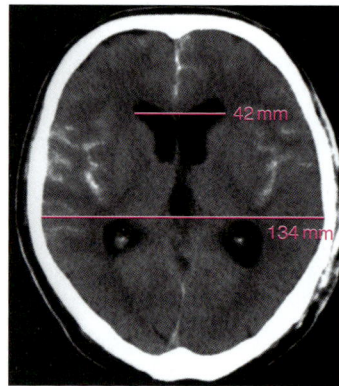

蛛网膜下腔出血
急性脑积水（轻度）

↓

脑膜刺激征
颅内压增高

Evans 指数
= 42/134 ≈ 0.31

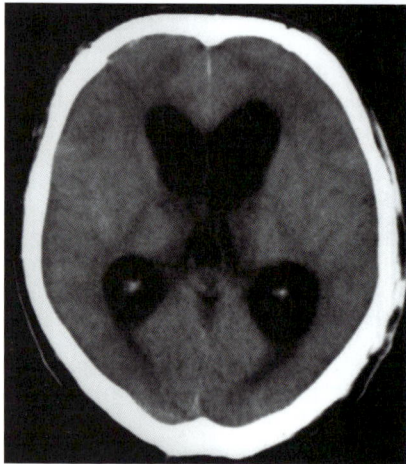

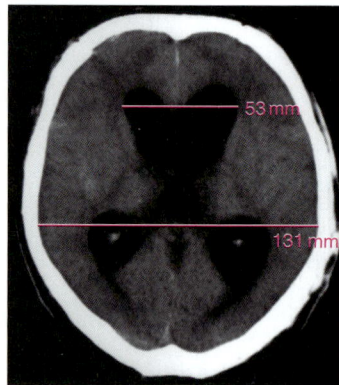

正常压力性脑积水

↓

痴呆
步态障碍
尿失禁

Evans 指数
= 53/131 ≈ 0.40

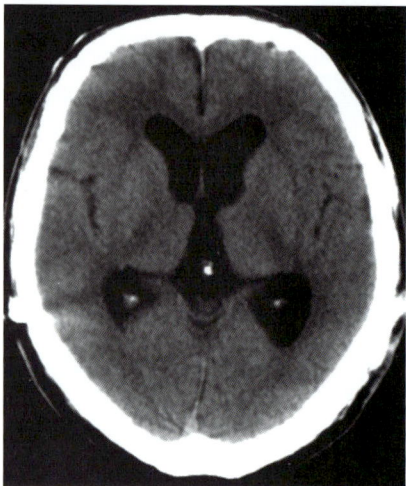

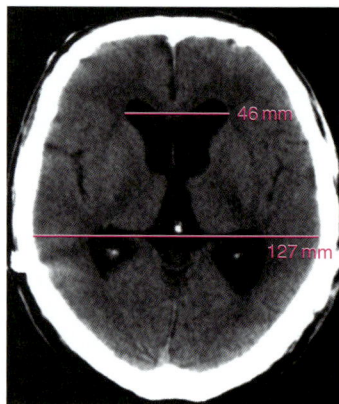

腰大池腹腔分流
术后

↓

症状改善

Evans 指数
= 46/127 ≈ 0.36

头颅 CT 平扫

图 6-22　蛛网膜下腔出血和并发症：脑积水

头部外伤的影像阅读

VII

01 头部外伤

头部外伤的分类

　　头部外伤可分为急性硬膜外血肿、急性硬膜下血肿、慢性硬膜下血肿、外伤性蛛网膜下腔出血、脑挫伤和弥漫性轴索损伤。

　　头部外伤是脑外部的力量破坏脑组织的一种病态，其特征是造成弥漫性损伤，而不是对脑的一部分造成损伤。除了运动障碍之外，还可能有共济失调、精神障碍及高级脑功能障碍等症状。

头部外伤的影像学特征

▶ 急性硬膜外血肿

　　急性硬膜外血肿在 CT 上呈凸透镜型高信号（图7-1）。如果不伴有脑挫伤且及早清除血肿，预后良好。这是因为出血发生在保护脑组织的硬脑膜外。此外，出血多发生在击打侧（直击损伤）。

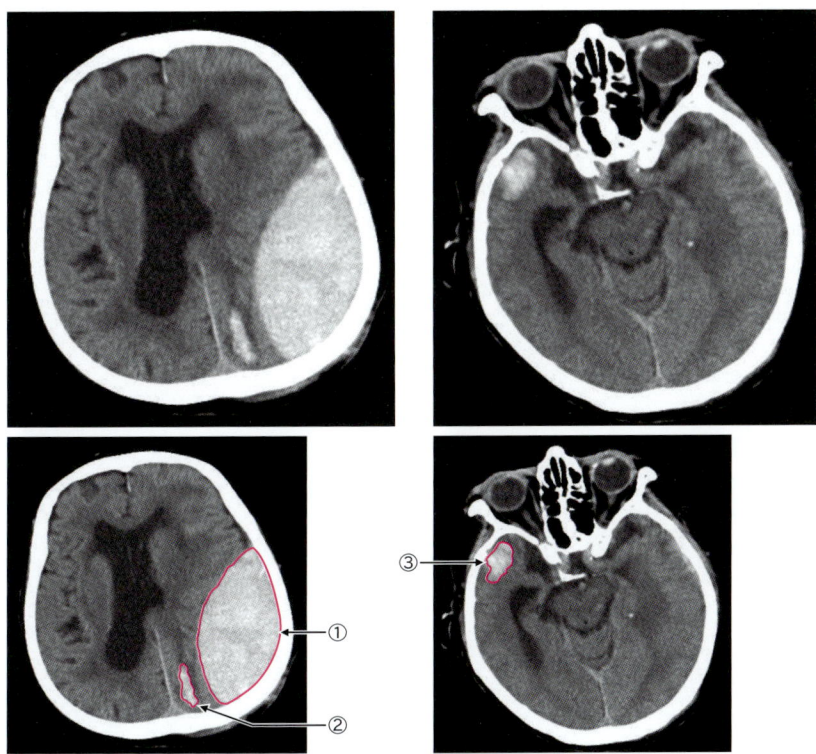

头颅 CT 平扫

部位	状态	症状
① 覆盖左顶叶、枕叶、颞叶的硬膜外	血肿	颅内压增高
② 左枕叶（楔叶）	脑挫伤	视觉失认
③ 右颞极	脑挫伤	情感障碍

①是直击损伤，③是击打相反侧的反冲损伤

图 7-1 急性硬膜外血肿

▶急性硬膜下血肿

急性硬膜下血肿在CT上呈新月形高信号（也有混有脑脊液呈混杂信号的情况）（图7-2）。由于出血发生在硬脑膜下，血肿直接压迫并破坏脑组织，因此与急性硬膜外血肿相比，脑损伤更容易发生，且预后较差。发生小脑幕切迹疝时，大脑脚被挤压至对侧小脑幕上而受损（参见第21页），可能会出现偏瘫或危及生命的情况。此外，出血多发生在击打相反侧（反冲损伤）。

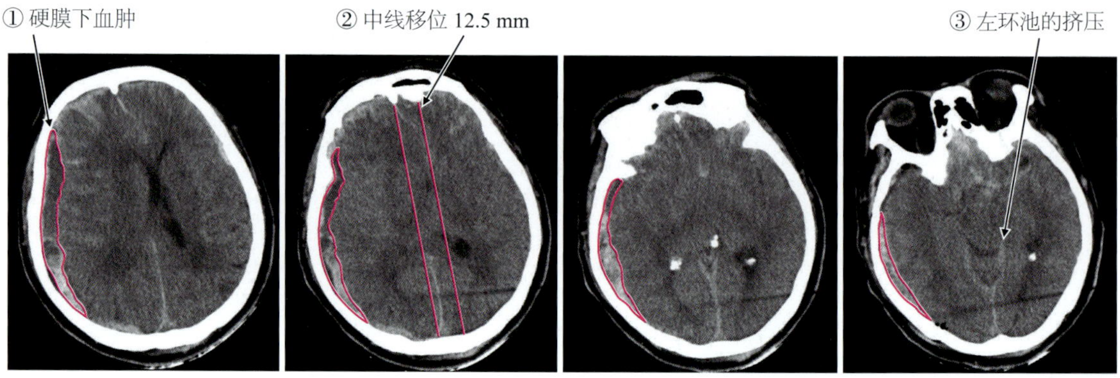

① 硬膜下血肿　　② 中线移位 12.5 mm　　③ 左环池的挤压

头颅 CT 平扫　　　　　　　　　　　　紧急运送

部位	状态	症状
① 硬膜下	血肿	颅内压增高
② 中线	移位（严重）	颅内压增高
③ 左环池	挤压	颅内压增高

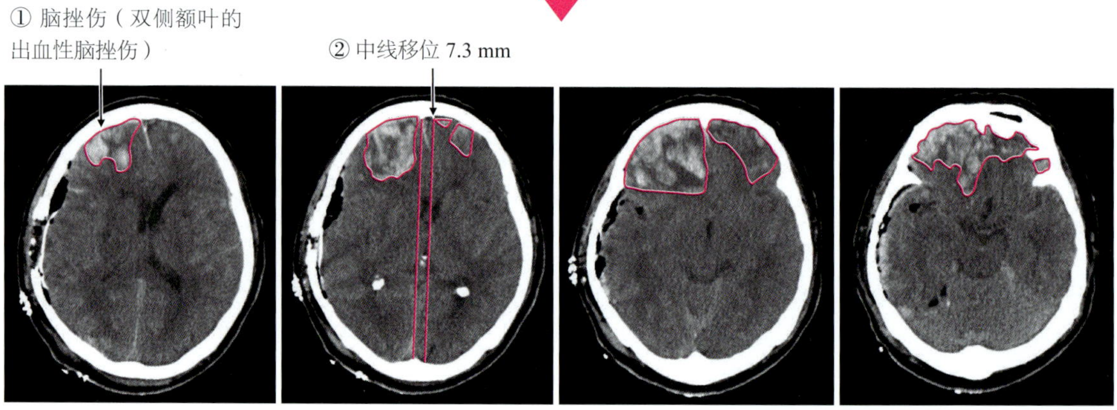

① 脑挫伤（双侧额叶的出血性脑挫伤）　　② 中线移位 7.3 mm

头颅 CT 平扫　　　　　　　　　　4 小时后（开颅血肿清除术后）

部位	状态	症状
① 额叶下部	脑挫伤	低落状态，社会行为障碍
② 中线	移位（中度）	颅内压增高

图 7-2　急性硬膜下血肿、脑挫伤

▶ 慢性硬膜下血肿

在CT上可以看到新月形的血肿，但并不像急性硬膜下血肿那样一定呈高信号，由于血肿是经过数月逐渐形成的，也有可能呈混杂信号（图7-3）。及早手术，预后良好。

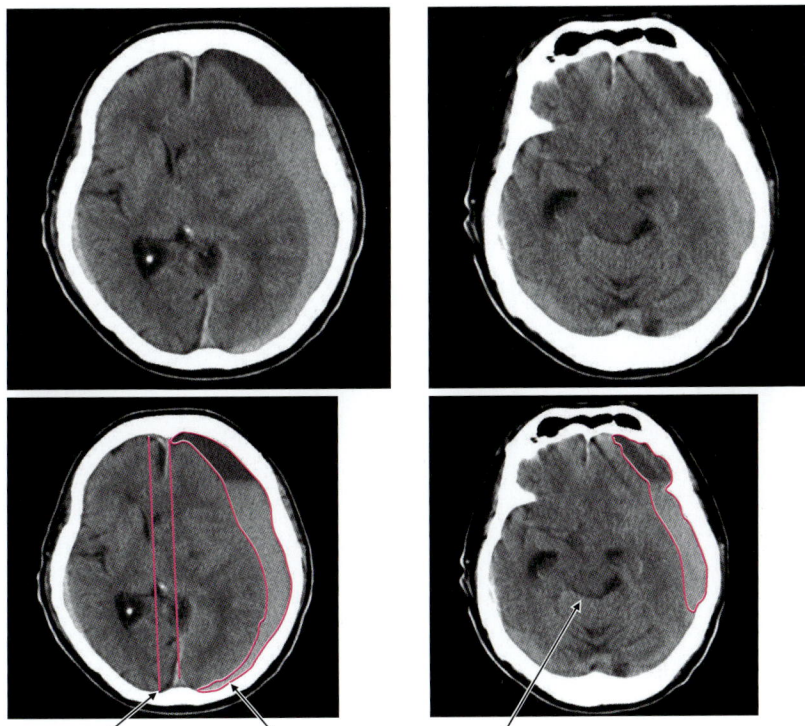

① 中线偏移 12.2 mm ③ 新月形血肿 ② 右环池变狭小

头颅 CT 平扫

部位	状态	症状
① 中线	移位（严重）	颅内压增高
② 右环池	狭小	颅内压增高
③ 硬膜下腔	血肿	颅内压增高

图 7-3　慢性硬膜下血肿

▶外伤性蛛网膜下腔出血

在外侧沟和脑池可以看到呈高信号的血液。基本上可自行消失，预后良好。

▶脑挫伤

脑挫伤可由击打侧的直击损伤或击打相反侧的反冲损伤引起，常发生于额叶眶部、颞叶前部等凸出部位。轻微的脑挫伤可能是多发性的，也是导致性欲低下、勃起功能障碍或情绪低落的原因（图7-1、7-2）。

▶弥漫性轴索损伤

弥漫性轴索损伤最常见于大脑皮髓质交汇处、胼胝体和脑干。虽然通过CT难以确认，但通过DWI、T2WI、FLAIR有时可以确认高信号病灶。此外，30%～50%的弥漫性轴索损伤伴有微出血，这种情况下，T2*加权像可见低信号的病灶，因此，近年来，T2*加权像对于脑挫伤的诊断是必不可少的（图7-4）。

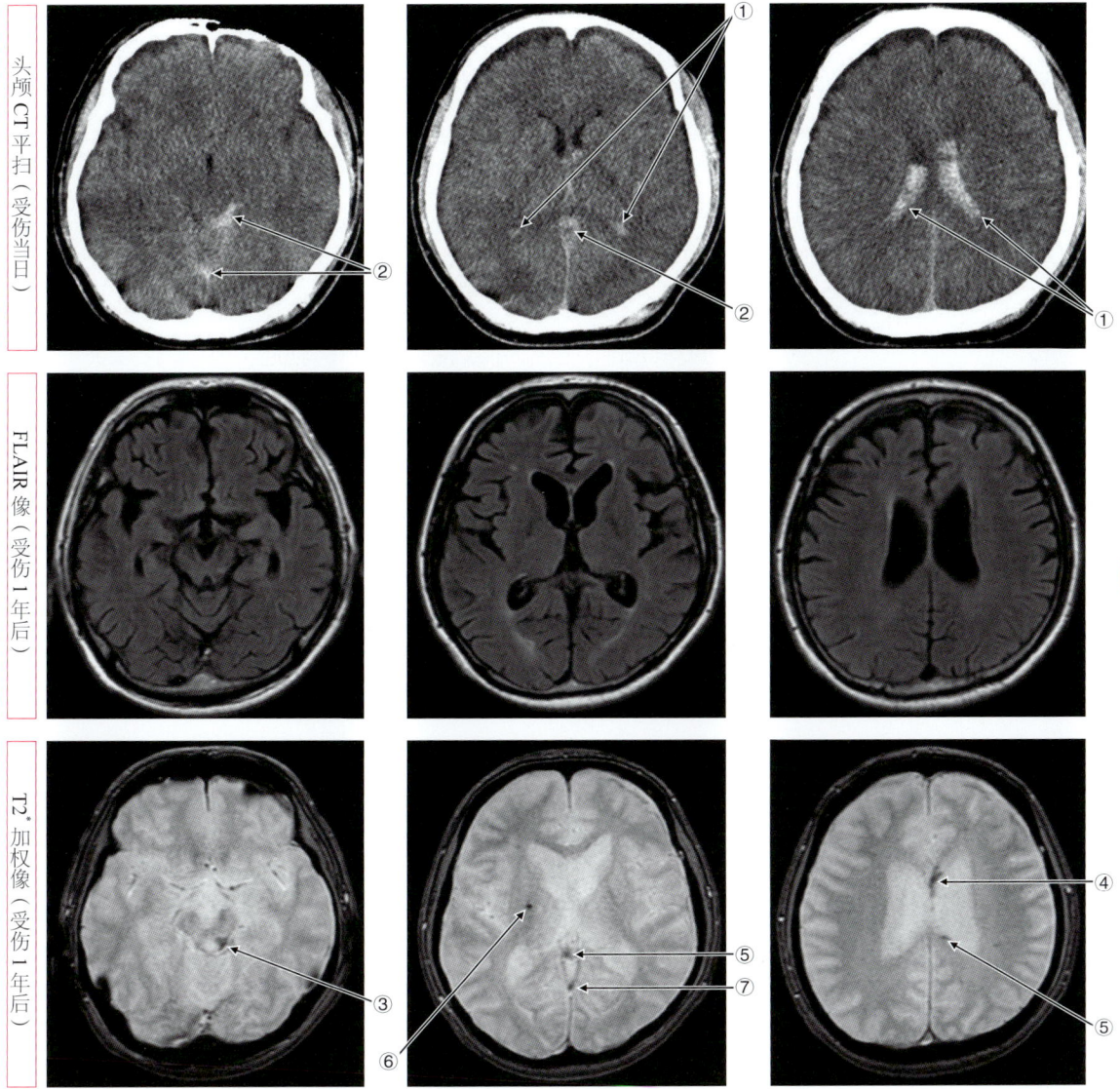

头颅CT平扫（受伤当日）

FLAIR像（受伤1年后）

T2*加权像（受伤1年后）

VII

头部外伤的影像阅读

脑挫伤会导致脑室内和蛛网膜下腔出血，但似乎不会对脑实质造成显著损伤。

1年后，FLAIR像仅观察到轻度的脑萎缩和脑室扩大，但在T2*加权像中可见多发性低信号微出血痕迹，考虑为弥漫性轴索损伤

部位	状态	症状
① 侧脑室	出血	脑积水风险
② 脑沟（蛛网膜下腔）	出血	脑积水风险
③ 左中脑被盖（脊髓丘脑束）	脑挫伤、微出血	痛温觉障碍
④ 胼胝体膝	脑挫伤、微出血	胼胝体断离症状，智力下降
⑤ 胼胝体体部	脑挫伤、微出血	胼胝体断离症状，胼胝体性失用，胼胝体性共济失调
⑥ 苍白球	脑挫伤、微出血	肌张力控制障碍，决策障碍
⑦ 扣带回后部	脑挫伤、微出血	记忆障碍，空间认知障碍

图7-4 弥漫性轴索损伤、外伤性蛛网膜下腔出血、脑室内出血

183

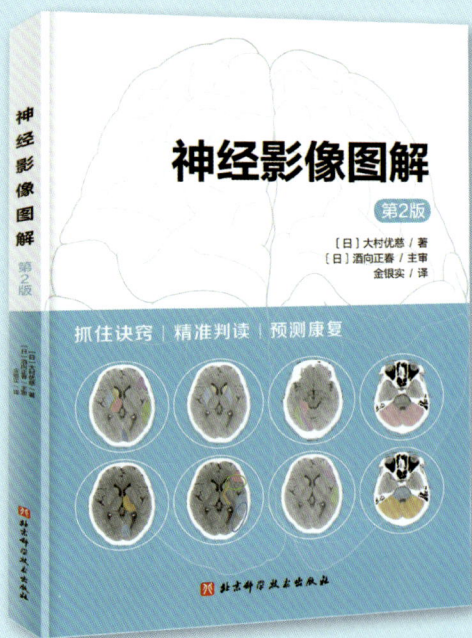

神经影像图解
第2版

〔日〕大村优慈 / 著
〔日〕酒向正春 / 主审
金银实 / 译

抓住诀窍 | 精准判读 | 预测康复

北京科学技术出版社

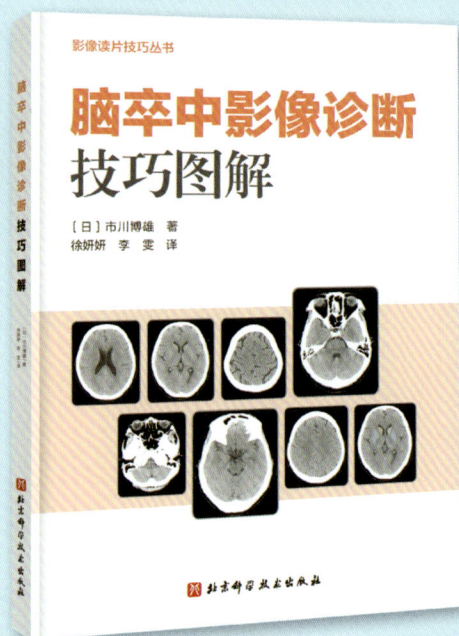

影像读片技巧丛书

脑卒中影像诊断
技巧图解

〔日〕市川博雄 著
徐妍妍 李雯 译

北京科学技术出版社